实用中医肛肠诊疗技术

SHIYONG ZHONGYI GANGCHANG ZHENLIAO JISHU

■ 康 健 程 跃 主 编

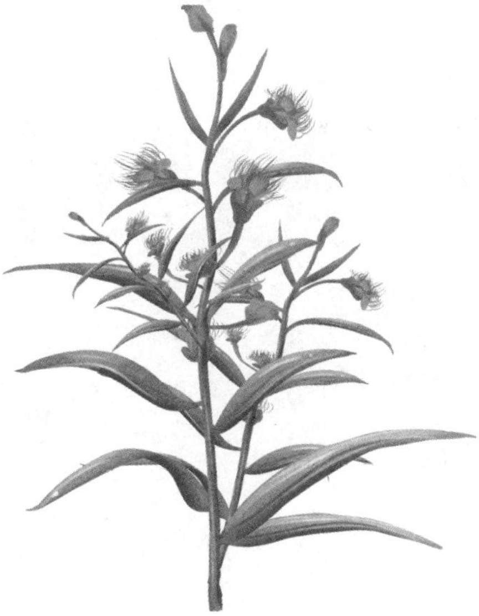

四川科学技术出版社

图书在版编目（CIP）数据

实用中医肛肠诊疗技术 / 康健，程跃主编．-- 成都：四川科学技术出版社，2025. 8. -- ISBN 978-7-5727-1807-6

Ⅰ. R266

中国国家版本馆 CIP 数据核字第 2025W1L884 号

实用中医肛肠诊疗技术

SHIYONG ZHONGYI GANGCHANG ZHENLIAO JISHU

主　　编　康　健　程　跃

出 品 人　程佳月
营销编辑　刘　成
责任编辑　胡小华
责任出版　欧晓春
出版发行　四川科学技术出版社
　　　　　成都市锦江区三色路 238 号　　邮政编码 610023
　　　　　官方微信公众号 sckjcbs
　　　　　传真 028-86361756
成品尺寸　185 mm × 260 mm
印　　张　14
字　　数　280 千
印　　刷　雅艺云印（成都）科技有限公司
版　　次　2025 年 8 月第 1 版
印　　次　2025 年 8 月第 1 次印刷
定　　价　68.00 元

ISBN 978-7-5727-1807-6

邮　　购：成都市锦江区三色路 238 号新华之星 A 座 25 层　邮政编码：610023
电　　话：028-86361770

《实用中医肛肠诊疗技术》编委会

主　编　康　健　程　跃

副主编　陈　敏　陈小朝　代述东　付　皓　李胜军　何宝珍

顾　问　曹吉勋

编　委（排名不分先后）

曹　倩　陈富军　杜勇军　范丁文　郝亮亮
何涛宏　侯艳梅　黄付仙　蒋　玲　蓝海波
李红燕　李　磊　刘鸿畅　卢本银　卿　勇
饶　佳　任叔阳　唐太春　王　秀　杨　顺
袁学刚　尹裕涛　张　兵　张亮亮　张　宁
赵美珠　周　策　周　晋　周兴华　白清华

绘　图　陈卓睿

前言

QIANYAN

近年来，中医肛肠学科发展很快，国内很多医疗单位都建立了肛肠外科或肛肠专业小组，专业人员不断增加。但对于肛肠疾病的诊治，各个地方的医疗水平参差不齐。本书编写的宗旨，是为肛肠科学习者及工作者提供一本内容新颖、实用性强的参考读物。

本书主编所在的成都中医药大学附属医院肛肠科，于1957年由我国著名的肛肠病学专家曹吉勋教授创建，其后不断发展壮大，先后被评为国家中医药管理局“十二五”重点专科及重点学科建设单位、国家区域肛肠疾病诊疗中心、四川省重点专科及重点学科、西南西北肛肠疾病防治中心、四川省中医肛肠疾病医疗质量控制中心，获得成都中医药大学附属医院“突出贡献奖”和“区域影响力”荣誉称号，现已成为全国肛肠方向著名的临床、教学和科研基地。

本书系统阐述了中医肛肠外科基础知识（如直肠肛门的解剖、生理病理、专科检查、麻醉、术前准备和术后处理、术后并发症的预防和处理），以及肛管直肠常见疾病（如痔、肛裂、肛周脓肿、肛瘘、骶尾部疾病、肛周坏死性筋膜炎、直肠脱垂、肛门直肠肿瘤、便秘病、炎症性肠病、肛门皮肤病）的诊治。本书资料丰富，内容新颖，特别是对曹吉勋教授的肛肠学术思想进行了整理，归纳总结了曹吉勋教授关于肛肠外科的诊疗理念及临床疗效很好的各种方法、技巧。本书反映了当前国内肛肠外科的发展水平，具有较高的学术价值和实用价值。

由于本书作者众多，写作风格有所不同，书中难免有疏漏和错误，诚恳地希望各院校师生及相关专业的同行在阅读和使用本书后给我们提出宝贵的修改意见，以便日后不断改进。

康健　陈跃

2024年7月

目录 MU LU

第一章

四川肛肠学科发展沿革

肛肠病学是一门古老而又新兴的学科，亦为中医外科学中独具特色的专业领域，是中华民族珍贵的文化遗产。在中医药传承之乡、中药草本之都的四川，涌现出众多肛肠病学领域的权威专家，他们为全国肛肠病学的蓬勃发展贡献良多。

在清朝时期，中国的医学，包括肛肠学科，是以传统的中医为主。在这一时期，肛肠疾病的治疗主要依赖于中医的经络疗法和草药疗法。到了民国时期，由于西方医学的引入，肛肠学科开始接受一些新的观念和治疗方法，但仍然保持与中医相结合的特点。中华人民共和国成立后，随着医疗体系的改革和现代化进程，肛肠学科逐渐发展为一个独立的医学分支。

20 世纪末到 21 世纪初，四川肛肠学科得到了显著的发展。这个时期的关键事件之一是成都中医药大学附属医院肛肠科的建立，这标志着肛肠学科在四川地区得到了更系统的研究和临床应用。曹吉勋教授在这一时期作为肛肠领域的杰出专家，对全国肛肠事业做出了重要贡献。

曹吉勋，1928 年出生于山东省乳山市，中共党员，大学本科学历，成都中医药大学附属医院主任医师，教授，享受国务院政府特殊津贴专家，四川省第二届十大名中医，曾任四川省中医药学会肛肠分会主任委员及成都中医药学会肛肠分会主任委员、西南地区肛肠学会顾问。现仍担任中医药高等教育学会临床教育研究会肛肠分会终身名誉会长、中华中医药学会肛肠分会顾问、《中国肛肠病杂志》副主编等职务。曹吉勋于 1944 年参加革命，曾任八路军某部手术队护士。1949 年毕业于中国医科大学外科系，1956 年成都中医学院成立时即加入，于 1957 年创建了附属医院肛肠科，担任外科主任、肛肠科主任，是四川省和成都市肛肠学科的奠基人，也是全国肛肠学科的重要奠基人之一。在其领导下，科室不断发展壮大，现在成都中医药大学附属医院肛肠科已成为国家中医药管理局“十二五”重点专科建设单位及重点学科，是全国肛肠临床药理基地，多次获得各级科技进步奖，先后为医药单位验证新药十余项，承担国家级、省部级等科研项目共几十项。成都中医药大学附属医院肛肠科是全国较早招收中医肛肠专业硕士研究生的科研基地之一，为四川省培养了大量肛肠专业人员，目前已成为全国著名的肛肠学科教学、临床和科研基地之一。曹吉勋教授至今仍坚守临床工作，为广大肛肠疾病患者诊治，是 20 世纪 50 年代全国知名的十多位肛肠病专家中目前唯一仍坚守在临床岗位者。曹吉勋教授从医以来继承传统医学，积极吸收现代医学，从事肛肠科医疗、教学、科研工作 60 余年，对治疗常见肛门大肠疾病有独特、丰富的经验，尤其是脱肛、骶前囊肿、骶尾部畸胎瘤、先天后天肛门会阴畸形等疑难杂症，成绩斐然。他发明了腰俞穴麻醉法，此方法简便安全，已成为肛肠科的主要麻醉方法，被编入高等医药院校教材。他于 1950 年率先提出切开挂线疗法、管道切缝挂线法，既可减轻患者痛苦，又可缩短疗程，提高了治愈率，此成果于 1979 年获四川省政府重大科技成果奖。1966 年他研制出黄连脱肛液，总结出双层注射加肛门紧缩术的疗法，治疗成人直肠脱垂，1978 年获得卫生部三等科技成果奖。1980 年在肛瘘括约肌保护手术研究方面，他设计出内口闭锁药捻脱管术式，解决了肛门失禁的难题，1991 年该项目获四川省中医药管理局科学技术成果三等奖。他主持研制的痔瘘口服液（痔康舒）销往全国，1996 年获中医药科学技术进步三等奖。他提出的用血宁冲剂治疗内痔出血的研究，1990 年获四川省中医药管理局科学技术成果三等奖。为更好地推动我国肛肠事业的发展，从 20 世纪 50 年代起曹吉勋教授就自编讲义，著有《中国痔瘘学》《新编中国痔瘘学》等肛肠病学专著 10 余部，发表论文 60 余篇，主要著作有：《中国痔瘘学》（主编，四川科学技术出版社，1985 年）、视听教材《中国肛肠病学》（主编，中华医学音像出版社，1992 年）、《中国肛肠病学》（副主编，山东科学技术出版社，1995 年）、《中国医学百科全书·中医外科学》（副主编，上海科学技术出版社，1990 年）、《新编中国痔瘘学》（主编，四川科学技术出版社，2015 年）等。曹吉勋教授曾受到国家领导人的亲切接见和高度赞扬，先后被派遣到马来西亚、印度尼西亚、泰国、新加坡、朝鲜等国家指导讲学。曹吉勋教授桃李满天下，培养出来的肛肠专科人才遍布全国各省市。

21 世纪初至今，四川肛肠学科不断演变和细化，形成了多个分支，包括肛门直肠外科、结直肠肿瘤、肛肠功能性疾病、肛肠微创手术等。肛门直肠外科主要关注肛门和直肠的各种外科手术，包括痔疮、肛瘘、肛裂等常见疾病的手术治疗。随着微创技术的发展，许多传统的开放手术逐渐被微创手术所取代，患者的术后恢复时间大大缩短。例如，四川的多家医院在结直肠癌的筛查、手术治疗和综合治疗方面，特别是在腹腔镜和机器人辅助手术方面都取得了显著的进展。微创手术技术的引入和发展是肛肠学科的一大进步，开发了多种微创手术技术，如经肛门内镜微创手术和经肛门内镜显微手术等。

影像学技术在肛肠疾病的诊断和治疗中起到了至关重要的作用。四川的多家医院引进了先进的影像设备，如高分辨率磁共振成像（MRI）、计算机断层扫描（CT）和超声波成像（US），用于肛肠疾病的早期诊断和术前评估。内镜技术的应用极大地提高了肛肠疾病的诊治水平。通过内镜，可以进行直肠和结肠的全面检查，发现早期病变，并进行微创手术治疗。分子生物学技术在肛肠肿瘤的研究中发挥了重要作用。通过基因测序和分子标志物的检测，可以更准确地进行肿瘤的分型和个体化治疗。微创手术器械的发展使得许多复杂的肛肠手术可以通过微创方式完成，减少了手术创伤和术后并发症，提高了患者的生活质量。

四川肛肠学科的研究成果被广泛应用于临床实践，显著提高了肛肠疾病的诊治水平。通过先进的诊断技术和微创手术，许多患者得到了及时有效的治疗，术后恢复快，生活质量显著提高。四川的多家医学院校在肛肠学科的教育和培训方面做出了重要贡献。通过开设专业课程和培训项目，培养了大批优秀的肛肠科医生和研究人员，为学科的发展提供了人才保障。四川肛肠学科与国内外多家科研机构和医院建立了合作关系，通过联合研究和学术交流，共同推动学科的发展。

第二章

直肠肛管实用解剖

第一节　直肠

一、直肠的形态特征和生理学结构

直肠的长度为 12 ~ 15 cm，上端平第 3 骶椎平面，与乙状结肠相连，穿盆膈，下端在齿线处与肛管相连。

（一）直肠乙状部

乙状结肠下端 2 ~ 3 cm 这一段解剖结构与直肠上端类似，二者无明显的分界线，为直肠与乙状结肠的过渡区，称直肠乙状部。该部分乙状结肠系膜消失；无结肠带、结肠袋、脂肪垂；肠腔狭小，黏膜皱襞明显改变为平滑黏膜。

（二）直肠的弯曲

直肠沿骶骨、尾骨前面下行，形成 2 个生理性的弯曲（图 2 - 1）。上部形成一个突向后方的弯曲，称为直肠骶曲，距离肛门 7 ~ 9 cm。直肠继续下行，经过尾骨尖，转向后下方，形成一个弓向前的弯曲，称为直肠会阴曲，距离肛门 3 ~ 5 cm。临床上做乙状结肠镜检查时，要顺应这两个弯曲进镜，不要盲目暴力推进，以免损伤肠壁，造成黏膜损伤甚至穿孔。

（三）直肠肛管角

直肠肛管角又称肛直角，是直肠会阴曲与肛管上部形成的一个近 90°的夹角。由于耻骨直肠肌呈“U”形肌攀，将肛门直肠交界处向前上方牵引而形成。排便时，耻骨直肠肌松弛，肛直角增大，使粪便顺利排出；需要控制大便时，耻骨直肠肌收缩，肛直角变小，从而阻止粪便通过。

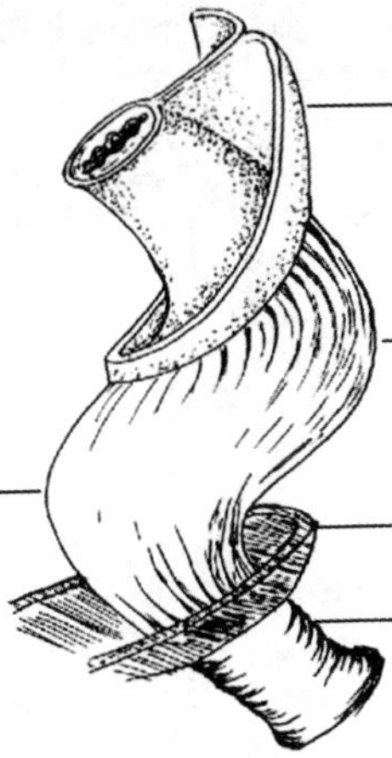

图 2 -1　直肠的形态与弯曲

（四）直肠壶腹

直肠上端与乙状结肠交界处管腔较细，是结肠最狭窄的部分，下端狭窄是平时禁闭的肛管，中间肠腔显著膨大，称为直肠壶腹，其具有储存大便的生理功能。

（五）直肠瓣

直肠腔内有三个直肠横襞，称为直肠瓣（Houston 瓣），由黏膜及环形肌构成。直肠瓣一般为三个（图 2 -2），最上方的直肠横襞接近直肠乙状结肠交界处，位于直肠左壁，距离肛门约 11 cm，偶见该襞环绕肠腔一周，会导致肠腔出现不同程度的狭窄；中间的直肠横襞大而明显，位置恒定，常位于直肠壶腹稍上方直肠右前壁上，距离肛门约 7 cm，相当于直肠前壁腹膜反折的水平；最下方的直肠横襞位置不恒定，一般多位于直肠左壁上，距离肛门约 5 cm，当直肠充盈时，最下方的横襞常消失。直肠瓣具有阻挡粪便下移的作用。了解三个直肠瓣的位置，对直肠镜和乙状结肠镜检查有一定的临床意义。在乙状结肠镜检查中，确定肿瘤与腹膜腔的位置关系，常以中直肠瓣为标志。若直肠瓣过于肥大，可能导致粪便通过不畅而引起排便困难。

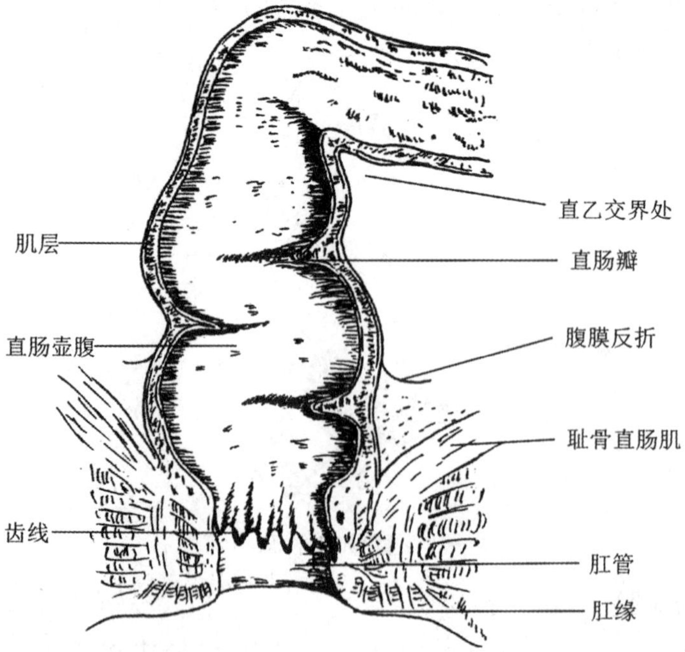

图2-2 直肠肛管的额面图

二、直肠的黏膜与肌层

直肠的黏膜上皮为柱状上皮，黏膜较厚且血管丰富，表面光滑，黏膜下层疏松，容易与肌层分离而脱垂，临床上形成直肠黏膜内脱垂或直肠脱垂。直肠肌层内层为环肌，外层为纵肌。

三、直肠的覆盖和毗邻

（一）直肠的覆盖

直肠的上1/3在前面和外侧面有腹膜覆盖；中1/3只有前方被腹膜覆盖，在此处反折形成直肠膀胱凹陷（男）或直肠子宫凹陷（女），腹膜反折这一位置是腹膜的最低点，男性较女性高，直肠膀胱凹陷距肛缘约7.5 cm，直肠子宫凹陷距肛缘5.5 cm；直肠下1/3全部在腹膜外。

（二）直肠的毗邻

直肠的前方，男性有前列腺、精囊、输尿管、膀胱、直肠膀胱凹陷；女性有阴道、子宫颈、子宫、直肠子宫凹陷；后方有骶骨、尾骨，骶骨凹内有骶血管和腹下神经丛；两侧有坐骨、髂内动脉、坐骨神经和输尿管。在女性，直肠前壁与阴道后壁组成直肠阴道隔，直肠阴道隔由一层致密的结缔组织构成。在生产后或绝经前后期，直肠阴道隔的结缔组织发生萎缩，其松弛、薄弱、弹性降低，减弱了对直肠后壁和阴道后壁的支撑作用，排便时，直肠因内压作用，将直肠前壁突向阴道，形成直肠前突，造成出口梗阻性便秘。

第二节 肛 管

一、概述

直肠末端称之为肛管，来源于泄殖腔膜的腹侧面，胚胎第 7 周时，先是在肛门部形成一个外胚层凹陷，称为原肛或肛凹，原肛期初由肛门肌肉围成环状，继而中央形成肛管，借肛膜与原始直肠相隔。肛膜上方为内胚层，下方为外胚层。大约在胚胎发育第 8 周时肛膜才破裂，原肛与直肠相通，即成为正常的肛管和直肠。

肛管上段与直肠相连，下端开口于肛门缘，长 3 ~4 cm，为黏膜、皮肤、肌肉围成的一个管状结构，肛管平时呈紧闭状态，前壁比后壁稍长，向下、向后与直肠形成一近 90°的角。排便时，肛管可扩张呈管状，直径约 3 cm，长度变短。肛管的上界平面，在男性与前列腺尖齐高。肛管外由内括约肌、外括约肌、肛提肌及联合纵肌围绕肛管的长轴指向脐部，肛管和直肠壶腹之间形成向后开放的夹角，称为肛管直肠角，又称肛直肠角、肛直角，其夹角多为 90° ~100°。肛管的前方与会阴体接壤。在男性借会阴体与尿道膜部、尿道球和生殖隔后缘相邻；在女性借会阴体与阴部前庭、阴道下 1/3 部相邻。肛管后方借肛尾韧带连于尾骨，两侧为坐骨直肠窝。

二、外科肛管和解剖肛管

肛管有解剖学肛管与外科学肛管之分（图 2 -3）。

解剖肛管：是指由肛门上皮所覆盖的部分，即从肛门缘到齿线，长 2 ~3 cm。因管腔内覆以移行皮肤，又称皮肤肛管。

外科肛管：是指由肛门括约肌所围绕的部分，即从肛门缘到肛管直肠环上缘平面，长约 4 cm。因管壁由内外括约肌包绕，又称括约肌性肛管。

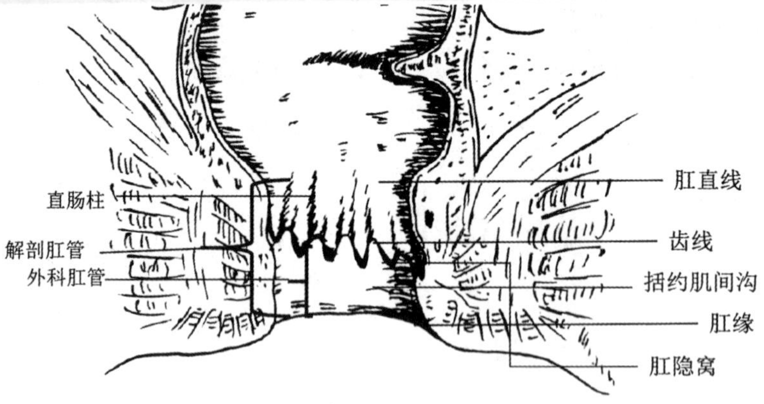

图2-3　肛管的解剖结构

三、“四线”“三带”等重要解剖标志

肛管“四线”“三带”等重要解剖标志见图2-4。

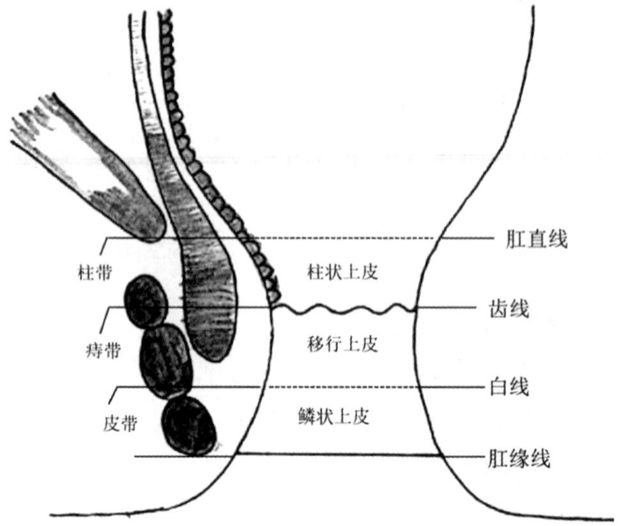

图2-4　肛管“四线”“三带”示意图

（一）肛管的“四线”

1. 肛缘线　即肛门皮肤线，是消化道最低的界线。

2. 白线　相当于内括约肌下缘与外括约肌皮下部的分界线，位于肛缘与齿线之间，距肛缘上方1 cm左右，指诊时可扪到一环状沟，故实际上就是括约肌间沟。因该处血管分布较少，有的人该处可略呈灰白色。

3. 齿线　又名梳状线，是内、外痔核的分界线。由于上下方组织、血管、神经等分布的不同，具有重要的临床意义。

4. 肛管直肠线　简称肛直线，为肛管直肠环上缘的水平线，位于齿状线的上方，距齿线上约 1.5 cm，是肛管直肠环上端假想的连线。

（二）肛管的“三带”

1. 柱带　肛管直肠线到齿线的环带区域。因括约肌收缩，黏膜形成的皱襞呈柱状，表面覆盖有单层柱状上皮。

2. 痔带　齿线至肛门白线的环状区域，因内括约肌收缩而成环形隆起，是黏膜与皮肤的移行部分，此处表面平滑光亮，自上而下由单层柱状上皮变复层立上皮及复层扁平上皮。

3. 皮带　肛门白线到肛门缘的环状区域，为外括约肌皮下部环绕，表面为角化的复层扁平上皮。

四、齿线

齿线是皮肤与直肠黏膜交界处，肛瓣边缘和直肠根部组成锯齿状的环形线，距肛缘 2 ~3 cm。它是直肠（黏膜）与肛管（皮肤）的分界线，上是直肠，发生于内胚层；下是肛管，发生于外胚层；约 80% 的肛肠疾病起源于此。齿线是内、外痔核的分界线，呈锯齿状。位于齿状线以上者为内痔，位于齿状线以下者为外痔，若跨越齿状线上、下者融合一体为混合痔（表 2 -1）。

齿线的意义：齿线无论在解剖上还是临床上都有很重要的意义。齿线以上的直肠属内胚层，齿线以下的肛管属外胚层，两者来源和本质不同，故其上下组织结构、血管神经分布和淋巴回流方向均不同。

表 2 -1　齿线上下结构对比

	齿线以上	齿线以下
组织来源	复层立方上皮，属内胚层	复层扁平上皮，属外胚层
动脉	直肠上动脉（肠系膜下动脉的分支） 直肠下动脉（髂内动脉的分支）	肛门动脉（阴部内动脉的分支）
静脉回流	肠系膜下静脉（属门静脉系统））	阴部内静脉（属下腔静脉系）
淋巴回流	入肠系膜下淋巴结	入腹股沟淋巴结
神经支配	内脏神经（交感与副交感） 痛觉不敏锐	躯体神经 痛觉敏感

齿线附近的解剖结构有：

（一）肛柱

齿线以上的黏膜，由于括约肌收缩，出现 6～10 个纵行皱襞，称为肛柱，又名直肠柱，长 1～2 cm。当括约肌松弛，直肠扩张时，肛柱即消失，这可以认为是直肠的贮藏容积。

（二）肛瓣

与肛柱相连的半月形黏膜皱襞称为肛瓣。

（三）肛窦

肛窦又称肛隐窝，是由相邻的两个肛柱与肛瓣围成的袋状小窝，口上底下，像一个漏斗，深 3～5 mm，底部有肛腺的开口。肛窦一般有 3～9 个，若肛窦受损伤易引起肛隐窝炎。发生感染后，炎症易向肛腺蔓延，甚至引起脓肿。

（四）肛乳头

肛乳头位于肛瓣下方、肛柱上端，沿齿线排列，呈锥形的小乳头状隆起，有 2～8 个。

（五）肛腺

肛腺是位于齿线附近皮肤或黏膜下的腺体，借肛腺导管开口于肛窦，大多集中在肛管后壁。肛腺和肛窦被认为是感染入侵肛周组织的门户，95% 的肛周脓肿和肛瘘源于肛腺感染。

第三节　肛管直肠肌肉

肛管直肠的肌肉包括肛门内括约肌、肛门外括约肌、肛提肌、耻骨直肠肌、联合纵肌等。

一、肛门内括约肌

肛门内括约肌是直肠下端增厚的环肌层，属平滑肌（图 2－5），由自主神经支配，属于不随意肌，可适度紧张，起着维持肛门自制、协助排便和随意关闭肛门的作用。肛门内括约肌上界平肛管直肠环平面，下界达括约肌间沟，包绕肛管的上 2/3 部，肌束呈椭圆形，厚 2～3 mm，肛管指检时可在括约肌沟的上方触及肛门内括约肌的圆形下缘。因其属平滑肌特点，在遇到有害刺激时，容易过度性痉挛，引起排便困难和痉挛性疼痛，如肛裂。

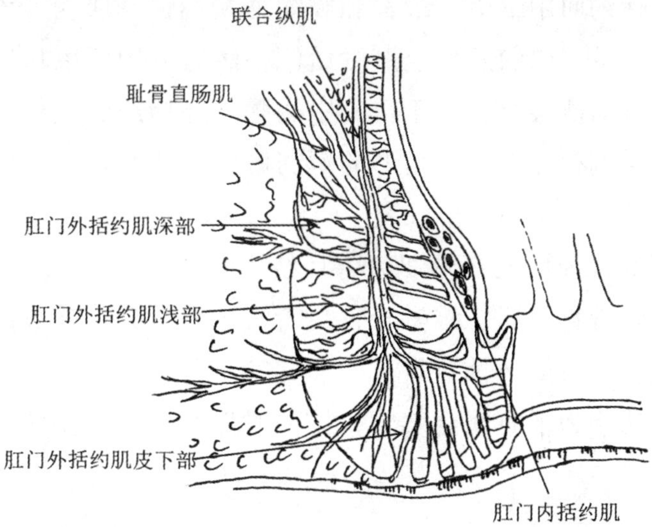

图 2-5　肛门内括约肌、外括约肌、联合纵肌

二、肛门外括约肌

肛门外括约肌是横纹肌，属于随意肌，由脊神经支配，因直肠纵肌和提肛肌纤维穿过而被分为皮下部、浅部和深部三层，这三层肌肉各有不同的形状（图 2-6）。

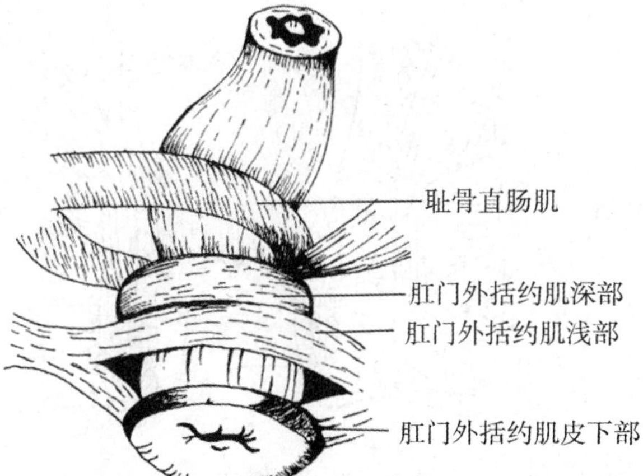

图 2-6　肛门外括约肌三肌襻示意图

肛门外括约肌皮下部：由环形肌束构成，位于肛缘皮下，围绕肛管下部，其上缘与内括约肌的下缘相邻，两者之间有联合纵肌纤维构成的肛门肌间隔穿行至肛管皮下，与括约肌间沟相应，指诊时可触及。

肛门外括约肌浅部：为扁平肌束，位于皮下部的外上方，外括约肌浅部和深部之间，是外括约肌中最大、最长和收缩力量最强的肌肉。该肌肉起于尾骨下部后面及肛尾韧带，向前延伸至肛管后侧，然后分为两束从肛管左右两侧包绕内括约肌至肛管前侧会合，止于会阴中心腱。外括约肌浅部在肛管的两侧肌肉较丰厚，在前后侧存在近似三角形的薄弱区，导致肛管前后侧肌肉支持比两侧薄弱，故在肛管前后侧易发生肛裂。

外括约肌深部：为厚的环形肌束，环绕内括肌的上 1/3。其后部肌束的上缘与上方紧接的耻骨直肠肌纤维融合，二者常不易分开。前方游离，有些纤维交叉向外延伸附着于对侧坐骨结节。

外括约肌的功能为平时闭合肛管，排便时舒张，帮助排便；排便后又使肛门立即闭合。

三、肛提肌

肛提肌是直肠周围在盆底肌群的总称，是肌性骨盆的重要组成部分，是位于肛管最上方的肌肉。它宽大而薄，呈漏斗状，主要由耻骨尾骨肌及髂骨尾骨肌构成（图 2 −7）。

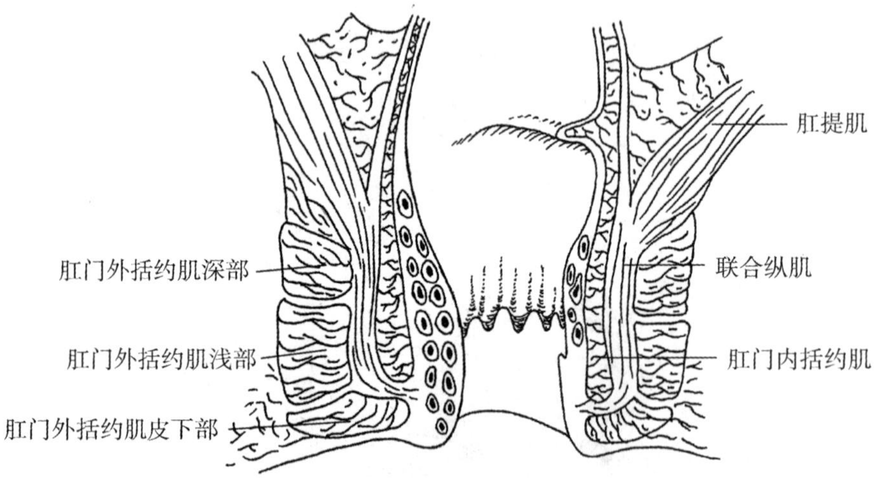

图 2 −7　肛提肌

耻骨尾骨肌：为肛提肌的重要组成部分，男性称为耻骨前列腺肌，女性称为耻骨阴道肌。该肌肉起于耻骨后部和肛提肌腱弓前部，肌纤维向内下后方走行，内侧部肌纤维经前列腺或阴道和尿道两侧形成 U 形襻，一部分纤维止于其壁上，另一部分止于会阴中心腱。外侧部肌纤维，向后止于尾骨尖及两侧缘的骶骨前韧带及肛尾韧带。

髂骨尾骨肌：位于耻骨直肠肌的外侧，起于坐骨棘内面和肛提肌腱弓后部，肌纤维向下后内方向走行，止于尾骨侧缘和肛尾缘，封闭会阴后半部的肛门三角，防止直肠等内脏脱出。

肛提肌属随意肌，对于承托盆腔内脏器、固定通道内器官及协助排便有着重要作用。

四、耻骨直肠肌

位于耻骨尾骨肌内侧部下面，联合纵肌的外侧，外括约肌深部的上缘。起于左、右耻骨下支背面及闭孔筋膜，沿直肠肛管交界向背侧延伸，与对侧相应肌束形成U形襻，像一条吊带将肛管直肠交界处向前、向上牵引而形成肛管直肠角，悬吊至耻骨（图2－8）。

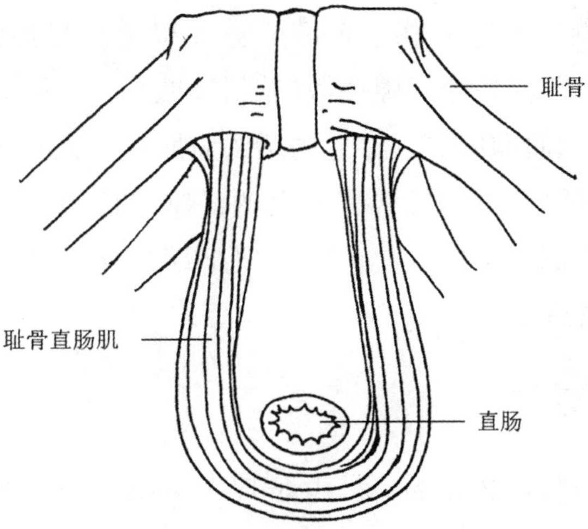

图2－8　耻骨直肠肌示意图

耻骨直肠肌是横纹肌，肌纤维与直肠纵肌层相交织形成联合纵肌下降，介于内、外括约肌之间，其肌纤维内、外括约肌交结。其神经支配由会阴神经及肛门神经完成，对于维持肛门的位置、括约肌功能及肛门的节制功能有着极其重要的作用。在排便时，耻骨直肠肌放松，肛管直肠角增大，直肠与肛管开放呈漏斗状，以利粪便排出；耻骨直肠肌收缩时，肛管直肠角减小呈锐角，使局部形成一机械性高压，阻止粪便下行，起到控制排便的作用。若因耻骨直肠肌病变发生痉挛甚至肥厚，排便时肛直角不能增大甚至反而缩小，将引起耻骨直肠肌痉挛或肥厚性排便困难（便秘）。

五、联合纵肌

联合纵肌是直肠穿过盆膈（肛管直肠交界处）时，其纵肌层与肛提肌（耻骨直肠肌）及筋膜互相交错汇合，走行于内、外括约肌之间，包绕肛管，止于皮肤，形成一个筒状纤维肌性复合体。其肌束既有平滑肌纤维，又有少量横纹肌纤维，更有大量弹力纤维。在齿线平面以上，以平滑肌和横纹肌为主，由齿线向下，这两种纤维逐渐减少，至内括约肌下缘平面以下，除少量纤维为平滑肌外，绝大部分已被结缔组织纤维所代替，形成中央腱。此中央腱位于纵肌鞘的下端与外括约肌皮下部之间的环行间隙内，并分出许多小的纤维隔，向内止于肛管皮肤，向外进入坐骨直肠窝，向下穿过外括约肌皮下部，止于肛周皮肤。

联合纵肌像网一样穿插分布于内外括约肌之间，具有维持肛管位置和肛门功能、支撑肛垫和固定痔血管丛的重要作用。其穿入内外括约肌和肛提肌的肌纤维组成结缔组织网，是肛周感染扩散的重要渠道，当括约肌间隙有感染时，感染灶可沿着联合纵肌向各个间隙播散形成脓肿。

Treitz 肌是联合纵肌向内侧，穿过内括约肌肌层进入黏膜下纤维，形成的一层有平滑肌、胶原纤维和弹力纤维相混合的纤维肌性组织。其主要来自联合纵肌穿经内括约肌接合部纤维及其绕内括约肌下端的逆行纤维，也有内括约肌和直肠环肌的迷离纤维参加。

六、肛管直肠环

肛管直肠在直肠肛管交界部，是由耻骨直肠肌，外括约肌深部、浅部，联合纵肌，内括约肌等包绕肛管直肠连接处所形成的肌环，呈 U 形。肛管直肠环的后方及两侧比较发达，前方肌肉纤维较少，在肛门指诊时可在肛管后方及两侧触及肌环。

肛管直肠环对维持肛门括约肌功能和协助排便有重要的作用。如果术中切断肛直环，可能导致肛门失禁，故手术中应尽量避免对肛管直肠环的损伤。

第四节　肛管、直肠周围间隙

由于盆筋膜在盆腔内和会阴区构成许多间隙，这些外科解剖间隙中含有脂肪组织，被许多纤维肌性膈将其分成许多小房，任何原因引起的肛隐窝感染或炎症都可以波及邻近组织，沿这些间隙扩散，脂肪很快液化坏死，且再生恢复慢，因此影响组织的愈合。故这些间隙对肛管直肠周围炎症的发生、扩散及手术处理都有重要意义。以肛提肌为界，这些间隙分为肛提肌上间隙和肛提肌下间隙。

一、肛提肌上间隙

肛提肌以上的间隙是就腹膜与盆膈之间广大区域而言，主要是指骨盆直肠间隙和直肠后间隙（图2－9）。

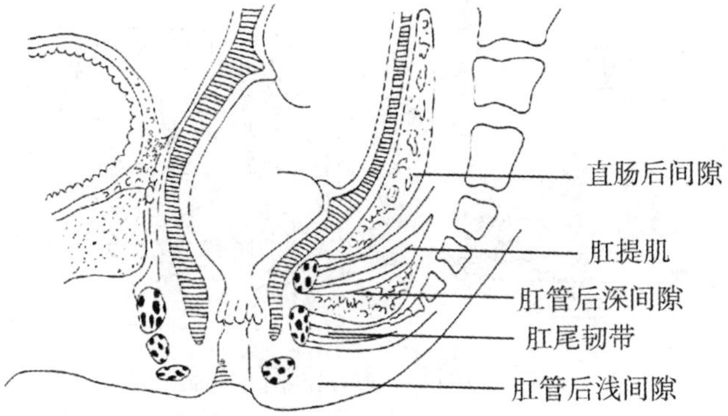

图2－9　骨盆直肠间隙和直肠后间隙

（一）骨盆直肠间隙

位于提肛肌上方，腹膜下方，男性前有膀胱、前列腺，女性前有子宫、阴道和阔韧带，后有直肠与侧韧带。两侧左右各一。此间隙容积很大，位置又高且深，而且顶部和内侧为软组织，一旦积脓，即有大量毒性物质被吸收，从而出现明显的全身感染中毒症状，而局部症状则不明显，故易误诊。在专科检查中，行肛门指检时，可以触之直肠侧壁饱满，触痛明显。

（二）直肠后间隙

直肠后间隙又称骶前间隙，位于直肠后方、骶骨及骶前筋膜的前方。上界于骶骨岬处直接与腹膜后间隙相通，下界至盆膈上筋膜，前方为直肠侧韧带与骨盆直肠间隙相隔。直肠后间隙内有骶神经丛、交感神经及骶中与痔中血管等，如果肛门直肠手术损伤这些神经节，可能引起盆腔器官的功能失调。由于直肠后间隙上方是开放的，发生感染时，可向腹膜后间隙扩散。该间隙积脓后，主要表现为全身感染症状，直肠内常有重坠感，骶尾部可有钝痛，并向下放射，同时出现高热、血象增高，直肠指检时，直肠后方肠壁饱满，压痛，有波动感。

二、肛提肌下间隙

肛提肌下间隙是指盆膈下筋膜与会阴皮肤之间的间隙（图2－10）。

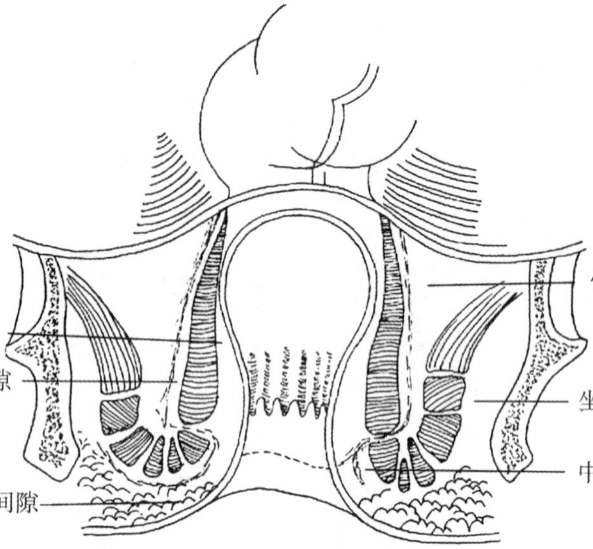

图2－10　肛提肌下间隙

（一）肛周皮下间隙

肛周皮下间隙位于外括约肌皮下部与肛周皮肤之间，环绕肛管下部一周，其内上为外括约肌皮下部，下为肛周皮肤，内为肛缘内面，外侧为坐骨直肠窝，内有痔外静脉丛、皱皮肌、浅淋巴管、神经丛和脂肪组织。皮下间隙借助中央腱的纤维隔向上与中央间隙相通，向内与黏膜间隙相通，向外与坐骨直肠间隙相连。

（二）坐骨直肠间隙（或称为坐骨直肠窝间隙）

肛门直肠两侧各一，呈楔状，其尖部向上。上端为盆膈下筋膜与闭孔筋膜的交汇处，下端为肛门与坐骨结节间的皮肤和筋膜；前有会阴浅横肌及会阴筋膜；后有臀大肌和骶结节韧带；外侧壁为坐骨结节、闭孔内肌筋膜；内侧壁为肛管、内外括约肌、提肛肌、尾骨肌和盆膈筋膜。

坐骨直肠间隙前后径一般为6～8 cm，宽2～4 cm，深6～8 cm，是肛提肌下最大的间隙，容量可为60～90 ml。窝内充满脂肪，血流缓慢，抵抗力差，容易发生感染。如果脓液过多导致坐骨直肠间隙内压力过高时，脓液可穿破肛提肌，进入骨盆直肠间隙，若提肛肌上下两个间隙内的脓肿较大而连通的瘘管较细，就可形成哑铃形脓肿。坐骨直肠窝与皮下间隙直接交通，还可沿联合纵肌的中央腱纤维隔与中央间隙相通，通过纵肌外侧隔或括约肌间外侧隔或外括约肌浅部肌束间间隙相通，也可向前延伸至尿生殖膈以上；向后经肛管后深间隙与对侧的坐骨直肠间隙相通，最后形成错综复杂的感染病灶。

（三）黏膜下间隙

黏膜下间隙位于肛管齿线以上的黏膜与内括约肌之间，向上与直肠的黏膜下层连接。黏膜下间隙内有痔内静脉丛、淋巴管丛、黏膜下肌、弹性纤维结缔结织。该间隙的脓肿容易穿破直肠黏膜而引流，很少形成巨大的脓肿。

（四）括约肌肌间隙

括约肌肌间隙位于联合纵肌三层之间。共有 4 个：最内侧间隙位于内侧纵肌与内括约肌之间，借穿行内括约肌的纤维与黏膜下间隙相通；最外侧间隙位于外侧纵肌与外括约肌之间，借穿行于外括约肌浅部的纤维与坐骨直肠间隙相通；内侧纵肌和中间纵肌之间的间隙向上与骨盆直肠间隙直接相通，外侧纵肌与中间纵肌之间的间隙向外上方与坐骨直肠窝的上部交通。括约肌肌间隙成为肛管直肠周围间隙感染蔓延的主要途径，从而形成多间隙脓肿。

（五）肛管后浅间隙

肛管后浅间隙位于肛尾韧带的浅面，一般感染只限于局部皮下组织。常是肛裂引起皮下脓肿的部位，穿破后形成皮下瘘管。间隙内因含有骶神经后支的扣环神经末梢，故发生肛裂时此处特别疼痛。

（六）肛管前浅间隙

肛管前浅间隙位于会阴体的浅面，一般感染限于局部。

（七）肛管后深间隙

肛管后深间隙位于肛尾韧带的深面，与两侧坐骨直肠窝交通。发生感染时，脓液可由一侧的坐骨直肠窝经此通道流至对侧，形成马蹄形脓肿或瘘道。

（八）肛管前深间隙

肛管前深间隙位于会阴体的深面，较肛管后深间隙小。

（九）中央间隙

中央间隙位于联合纵肌下端与外括约肌皮下部之间，环绕肛管下部一周。间隙内有联合纵肌的中央腱，中央间隙借中央腱的纤维隔直接或间接地与其他间隙相通：向下通皮下间隙；向上通括约肌肌间隙并经此间隙与骨盆直肠间隙相通；向外通坐骨直肠间隙；向内通黏膜下间隙。中央间隙与肛周感染蔓延扩散关系密切，是脓液向其他间隙蔓延的通道。

第五节 肛管直肠血管

一、肛管直肠动脉

肛管直肠动脉主要有直肠上动脉、直肠下动脉、肛门动脉和骶中动脉 4 支。直肠上动脉和骶中动脉是单支，直肠下动脉和肛门动脉是左右成对排列（图 2 - 11）。

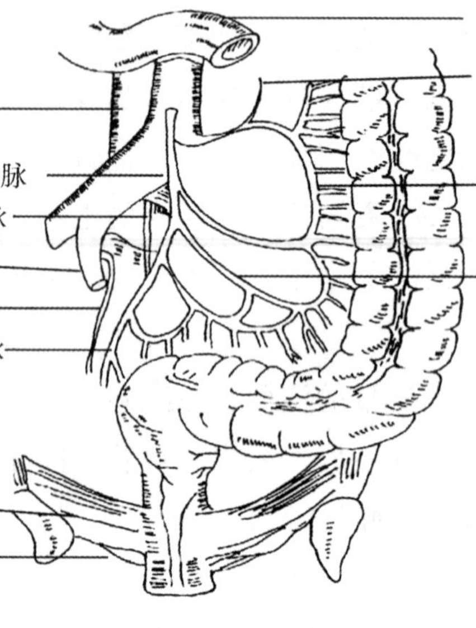

图 2 - 11 肛管直肠动脉

（一）直肠上动脉

直肠上动脉（又称为痔上动脉）是肠系膜下动脉跨越左髂总动脉以下的部分，为肠系膜下动脉末段，为直肠血供的最大动脉，分布于直肠上部各层及全部直肠黏膜。约起于第一骶椎平面，主干经乙状结肠系膜的两层间进入盆腔，平第三骶椎在直肠后壁的中央部分为左右 2 支，在直肠两侧下行，并斜向前至直肠下部，再分数支穿直肠壁至黏膜下，至齿线处又分为许多小支并相互吻合，与直肠下动脉和肛门动脉的分支亦有吻合。在直肠下段的右前、右后和左侧（即截石位 3、7、11 点）有其主要分支，指检时常可扪及动脉搏动，为内痔硬化注射的区域，亦是术后出血的好发部位。

（二）直肠下动脉

直肠下动脉（又称痔中动脉）是髂内动脉的分布，在腹膜下向前内行，经直肠侧韧带达直肠下段前壁。它主要分布于直肠下部，在黏膜下与直肠上动脉和肛门动脉吻合，供应直肠前壁肌层和直肠下部各层。

（三）肛门动脉

肛门动脉（又称痔下动脉）起自阴部内动脉，经坐骨直肠窝外侧壁上的 Alcock 管至肛管，到提肛肌、内外括约肌、会阴皮肤和齿线以下肛管，在肛管黏膜下与直肠上动脉和直肠下动脉吻合。

（四）骶中动脉

骶中动脉起自腹主动脉分叉部上方 1 cm 处的动脉后壁，沿第四、五腰椎和骶尾骨前面下降，行于腹主动脉、左髂总静脉、骶前神经、痔上血管及直肠的后面。有细小分支到直肠，并与直肠上动脉和直肠下动脉有吻合。

二、肛管直肠静脉

直肠的静脉与同名动脉伴行，有直肠上静脉、直肠下静脉、肛门静脉和骶中静脉，主要来自黏膜下静脉丛和外膜下静脉丛。直肠上下静脉主要由痔内静脉丛汇集而成，肛门静脉由痔外静脉丛汇集而成（图 2－12）。

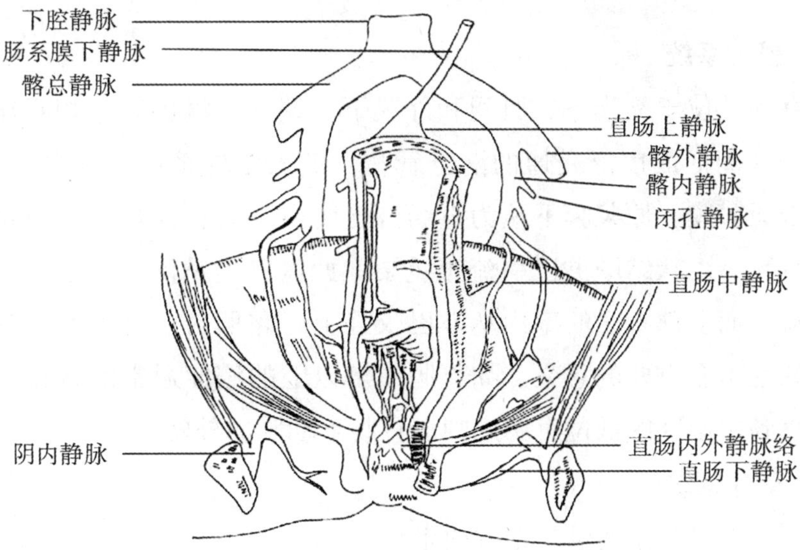

图 2－12 肛管直肠静脉

（一）黏膜下静脉丛

黏膜下静脉丛位于整个直肠的黏膜下层，静脉丛呈横行环状分布，其旁支穿经直肠肌层，在外膜下形成大量的斜行静脉，即外膜下静脉丛。

1. 痔内静脉丛　又名直肠上静脉，是齿线以上的黏膜下丛。起于黏膜下层微小静脉簇，汇集直肠黏膜的静脉，形成数支小静脉，至直肠中部穿过肌层，汇入直肠上静脉，入门静脉。这些静脉无瓣，穿过肌层时易受压迫而瘀血扩张，形成内痔。此静脉丛与动脉相应，在右前、右后和左侧三处较显著，为内痔原发部位，被称为母痔区。另有 3～4 个小支，是内痔继发部位，被称为子痔区。

2. 痔外静脉丛　又称肛门静脉丛、直肠下静脉丛或窦状静脉丛，是齿线以下的黏膜下丛，它沿外括约肌外缘形成边缘静脉干，汇集肛管的静脉。其上部汇入直肠下静脉，入髂内静脉；下部汇入肛门静脉，入阴部内静脉。

（二）外膜下静脉丛

外膜下静脉丛位于直肠肌层外，较黏膜下静脉粗大，由稀疏不规则的斜行静脉相互交织而成。

第六节　直肠、肛管淋巴

一、直肠淋巴

（一）壁内系统

直肠壁内丛位于黏膜下、肌间和外膜下。壁内各淋巴管丛相互连通，出肠壁后在直肠外面形成广泛交通的淋巴管丛，汇入壁外系统。以中直肠瓣为界，下部直肠因无腹膜，原浆膜下丛为直肠淋巴窦所代替，并与盆脏筋膜各部密切联系，对直肠、乙状结肠淋巴引流很重要。此区壁内丛淋巴可沿上、中、下三条途径回流，而上部直肠的壁内丛淋巴仅经上行路回流。这种差别对直乙部癌症的转移和手术有重要的意义。如直肠中瓣以上的癌症通常沿直肠上动脉向上转移，而直肠中瓣区的低位直肠癌则沿直肠下动脉向外转移。

（二）壁外系统

直肠壁外淋巴管主要沿三个方向走行。

1. 上行路　最重要的路径。引流上部直肠、乙状结肠和降结肠下部的淋巴，主要淋巴管和淋巴结沿肠系膜下血管及其分支排列。

2. 侧行路 淋巴管位于腹膜下沿血管神经向两侧走行。重要的淋巴结群位于血管的分歧处。

3. 下行路 引流末端直肠的淋巴向下穿行提肛肌，与坐骨直肠窝内的淋巴管相交通，入髂内淋巴结。

二、肛管淋巴

将齿线上下的淋巴分为两组。

（一）上组

上组包括肛管黏膜部与内外括约肌之间的淋巴网。向上与直肠淋巴网相连，向下与肛门周围淋巴网相连，其中直肠柱内的淋巴网最为密集。这组淋巴的走行亦分三个方向。

上方：多数沿直肠上血管向上行，汇入动脉起始部的淋巴结。

外上方：少数沿骶外侧动脉向外上方走行，入髂内淋巴结。

外侧：齿线稍上方的淋巴管向外行，沿肛门动脉经坐骨直肠窝入阴部内动脉周围的淋巴结。

（二）下组

下组包括肛周皮肤和肛管皮肤部的淋巴网。该网发出的淋巴管向前外经会阴及大腿内侧部的皮下组织，注入腹股沟浅淋巴结。

第七节 直肠、肛管、肛周的神经支配

一、直肠的神经

直肠的神经由植物神经即交感神经和副交感神经支配（图 2－13）。

（一）直肠的交感神经

直肠的交感神经由骶前神经和骶内脏神经而来。骶前神经在第四、五腰椎体和骶—椎体前方，分出一对腹下神经，在直肠两侧经侧韧带向下、向外到膀胱底后方盆丛，并与副交感神经相连，由此发出神经纤维，分布到直肠、肛门内括约肌、膀胱和外生殖器。直肠的交感神经有抑制肠蠕动并使内括约肌收缩

的作用。

（二）直肠的副交感神经

直肠的副交感神经由骶神经2～4神经节而来，组成盆从。伴随直肠下动脉分布到直肠、膀胱、阴茎血管、阴蒂和内括约肌。直肠的副交感神经有增加肠蠕动，促进分泌，使内括约肌松弛的作用。

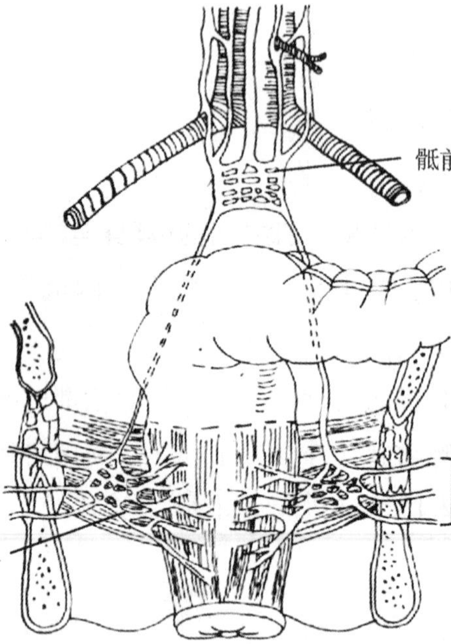

图2－13　肛管直肠神经

副交感神经对直肠的机能调节十分重要。直肠的痛觉，由盆内脏神经传入，与交感神经无关。它还是控制排便作用的感觉神经纤维，可以感知直肠被粪便充盈程度的胀满感及需要排便的紧迫感。在直肠内引起胀满感的感受器，其分布是由上到下，下面越来越多，故若切除直肠过多，容易导致控便不力，严重者发生肛门失禁。

二、肛管和肛周皮肤的神经

（一）植物神经

植物神经主要由盆丛和骶神经节而来，分布于肛管、肛周皮肤内的腺体、血管和皮肤。

（二）脊神经

脊神经主要由骶2～4神经和尾神经而来，合成肛门神经，支配齿线下肛管、肛周皮肤、外括约肌和提肛肌，也有神经纤维分布于会阴部和阴囊皮肤。

三、肛门内括约肌的神经支配

肛门内括约肌的交感神经来自下腹下神经；副交感神经来自骶2~4的盆内脏神经。肛门内括约肌的收缩主要是交感神经兴奋，副交感神经不影响其张力，但对维持张力有部分作用。

四、肛门外括约肌的神经

支配肛门外括约肌的神经主要是肛门神经，多数在外括约肌区穿入肌内；其次是会阴神经，它多在提肛肌区穿入肌内，下行一段后进入外括约肌。两者均有支配邻近外括约肌的提肛肌。支配外括约肌的神经还有骶4会阴支肛门尾骨神经。

五、提肛肌的神经支配

提肛肌主要由起自阴部丛的提肛肌神经支配。

六、耻骨直肠肌的神经支配

支配耻骨直肠肌的神经有提肛肌神经、盆脏神经和盆丛发出的直肠支。

第三章

肛门直肠生理病理

在中医学中，肛门直肠统属于大肠，对直肠的生理和病理论述较多。《素问·五脏别论篇》中说："夫胃、小肠、大肠、三焦、膀胱，此五者，天气之所生也，其气象天，故泻而不藏，此受五藏浊气，名曰传化之府，此不能久留输泻者也。魄门亦为五脏使，水谷不得久藏。所谓五脏者，藏精气而不泻也，故满而不能实。六腑者，传化物而不藏，故实而不能满也。所以然者，水谷入口，则胃实而肠虚；食下，则肠实而胃虚。故曰实而不满，满而不实也。"《灵枢·营卫生会篇》中记述："故水谷者，常并居于胃中，成糟粕，而俱下于大肠。"《千金要方·肛门论第三》中还说："肛门者，主大行道。肺、大肠候也，号为通事令史……应十二时。若脏伤热则肛门闭塞，大行不通，或肿缩入生疮；若腑伤寒则肛门开，大行洞泄，肛门凸出，良久乃入。"《本草纲目·脏腑虚实标本用药式篇》中说："大肠，属金，主变化，为传送之官。"这些论述高度概括了肛肠的传送、消化、吸收、分泌和排泄等生理功能，指出了其泻而藏、实而不满的特点及肛门为五脏之下窍，五脏之浊从此而出，肠胃之腐秽由此而泻的功能。说明大肠接受小肠来的食物残渣，在结肠内吸收水、钠、钾、葡萄糖、氨基酸以及经细菌消化合成的维生素等物质后，使之变化而成为近于固体状的粪便，再经过传送，经广肠（直肠）、魄门（肛门）排出体外，这就是大肠"传道之官，变化出焉"的功能表现过程。所以，肛门直肠的主要生理功能是排泄粪便，直肠还有一定的吸收和分泌的功能。

手阳明大肠经多气多血，与肺互为表里。大肠之所以能传送，全赖于气，而气为肺所主。故肺气肃降，则大肠传导正常，粪便排出通畅；若肺失肃降，津液不能下达，大肠传导失常，则可见大便困难；若大肠积滞不通，则又影响肺气的肃降。如大肠实热，腑气不通，可引起肺气不利，引起喘咳和胸满。同时，手阳明大肠经与足阳明胃经相接，为阳明胃所器使，故其病亦与胃经相同。所以，《杂病源流犀烛·大肠病源流》中说："大肠实，则病耳后、肩臑、肘臂处皆痛，脐腹或腹胀不通，气满，皮肤坚，便硬，肠风下血，宜泻白散。若虚，则耳鸣耳聋、虚热，或便闭不通，或腹痛而泄利肠鸣、脱肛，宜实肠散。"而脾与胃互为表里，脾主运化统摄而升清，胃主受纳腐熟而降浊，为"后天之本"。大肠与小肠、脾胃、三焦及膀胱相互依赖，相互制约，传化水谷，升清降浊，转味化粕，共同完成消化、吸收和排泄的生理功能。正如《素问·六节脏象论》中说："脾、胃、大肠、小肠、三焦、膀胱者，仓廪之本，营之居也，名曰器，能化糟粕，转味而出入者也。"一旦感受外邪或情志不调、饮食不慎等，则功能失常，就会出现一系列病理变化。如升运失调，消化吸收障碍，粪便在肠内运行过速，其病理变化为清气不升，常形成大便稀薄。故《素问·阴阳应象大论篇》中说："清气在下，则生飧泄。"若通降失调，肠中食物残渣滞留，腐败发酵，气体增加，其病理变化为浊气不降，常形成脘腹胀满，故《素问·阴阳应象大论篇》中说："浊气在上，则生䐜胀。"又如《灵枢·师传篇》中说："肠中热，则出黄如糜……肠中寒，则肠鸣飧泄。"《金匮要略·五脏风寒积聚病脉证并治》中说："大肠有寒者，多鹜溏；有热者，便肠垢。小肠有寒者，其人下重便血；有热者，必痔。"

大肠位居下部，又系肾之所司，肾开窍于二阴；厥阴肝脉绕后阴，肝经与肠亦互相影响；冲脉属肾，为五脏六腑之海，督脉络循阴器，合纂间，绕纂后，贯脊络肾；肛门又为足太阳膀胱所主。《针灸甲乙经·五脏大小六腑应候第五》中说："肺合大肠，大肠者，皮其应也……皮厚者，大肠厚；皮薄者，大肠薄；皮缓腹里大者，大肠缓而长；皮急者，大肠急而短；皮滑者，大肠直；皮肉不相离者，大肠结。"说明了大肠与脏腑经络的密切关系，不仅在生理上相互依存，相互制约，而且在病理上亦相互影响。正如《血证论·便血篇》中所说："是以大肠之病，有由中气虚陷，湿热下注者；有由肺经遗热，传于大肠者；有由肾经阴虚，不能润肠者；有由肝经血热，渗漏入肠者，乃大肠与各脏相连之义也。"此外，肠道气机不畅，气滞血瘀，湿热毒气瘀阻肠腑，还可发生癥瘕积聚、息肉、痔、瘘等疾病。由此可见，经络发生病变，也可引起肛肠疾病。如足太阳膀胱经病，可生痔疮；督脉为病，可致隆痔。

肛门直肠生理功能概述如下。

一、消化

人体的正常消化在胃和小肠内进行，主要通过各种酶的消化作用。一般来说，结肠和直肠不产生酶，无消化作用，但结肠细菌有消化作用。结肠内有很多细菌，大肠杆菌占70%，厌气杆菌占20%。另外，有链球菌、变形杆菌、葡萄球菌、乳酸杆菌、芽胞菌和酵母菌等，还有少量原核生物。

肠内细菌对合成机体需要的物质有重要作用。如食物内缺乏维生素时，在肠内可合成维生素；食物内维生素足够时，就少合成。这些细菌能消化纤维素，合成各种维生素，如维生素K、盐酸硫胺（维生素B_1）、核黄素（维生素B_2）、生物素（维生素H）、烟酸、氰钴胺（维生素B_{12}）、叶酸、盐酸吡哆辛（维生素B_6）和消旋泛酸。因细菌作用，也形成吲哚、粪臭素、硫化氢，使粪有臭味。如长期服用抗生素，可使维生素合成和吸收不良，引起维生素缺少症。新生儿在出生后的最初几天内，正常的肠内菌株尚未形成（这些菌落以后将供给一些维生素K），其合成凝血酶原的时间常延长。

二、吸收

结肠和直肠都有一定的吸收功能，其中以右半结肠更为显著。它们主要吸收水和钠，也吸收少量钾、氯、尿素、葡萄糖和氨基酸等。结肠每日吸收460 mmol钠和350～2 000 ml水，虽然24小时内从小肠到大肠的食糜为500～1 000 ml，但经过大肠的吸收作用，从肛门排出的大便仅约150 g。若肠功能发生障碍，则可影响吸收，甚至发生腹泻、便秘和腹胀等。若吸收过量，又可导致水中毒、血氯过高和酸中毒等。此外，如果小肠向下送物的转移速度过快或很不规则，结肠就不能吸收它所接受的这些液体。若肠内缺乏低聚糖酶，又会影响糖的消化吸收；胆盐的丧失，还影响脂肪的消化、结肠对水和钠的吸收。腹泻时肠蠕动增强，吸收减少。严重腹泻，可丢失大量维生素、水和电解质。肠梗阻时，排到肠腔内的液体增加。膨胀可引起局部血循环减少，改变腹腔内液体与肠黏膜细胞之间的渗透压力，影响吸收。肠炎和感染可引起吸收不良。直肠和乙状结肠能吸收大量氯化钠，输尿管与乙状结肠吻合后，因吸收氯化物，可引起血氯过多和酸中毒。如治疗使用磷酸钠灌肠，肠道可大量吸收钠，因此，心脏病、肝硬化、肾脏病人应慎重使用。

三、分泌

结肠和直肠都有分泌功能，其黏膜内有杯状细胞，肛门部又有肛腺，均分泌碱性黏液，可以保护结肠、直肠和肛管黏膜，润滑大便，帮助排便。任何炎性、化学性和机械性的刺激，都可使黏液分泌增加。如直肠绒毛乳头状瘤，常排出大量黏液。结肠和直肠的这种分泌功能，与外来神经无关。但副交感神经药物和毛果芸香碱都能引起分泌，而阿托品则阻止其分泌。副交感性刺激，可加强结肠的运动，使通过黏膜的血流量增加，但是，伴随而来的分泌增加，并不只是由运动继发引起的。一般来说，运动、分泌和血流量彼此都是平衡的，刺激交感神经，可减少结肠的运动，引起血管收缩，也降低正在进行的分泌。目前，尚未发现结肠的分泌会受激素的控制。

四、粪便组成

粪便的组成，与食物无重要关系。禁食动物的粪便和正常喂养动物的粪便组成无显著区别，但禁食动物的粪便量少。粪便含有食物中不消化的纤维素、结缔组织、消化道上部的分泌物，如黏液、胆色素、黏蛋白、消化液、消化道黏膜脱落的残片、上皮细胞，以及肠内细菌。如不吃蔬菜和粗糙谷类食物，粪便组成常一致，即65%水分、35%固体。固体部分细菌最多，可达总量的一半，大半细菌排出时已经死亡。另外2% ~3%是含氮物质，10% ~20%是盐，如钙、铁、镁盐。脂肪占10% ~20%，分解的脂肪由食物中未被吸收的脂肪而来，中性脂肪由细菌和上皮残片而来。另外，粪便还含有胆固醇、嘌呤基和少量维生素。

人体正常排出的粪便是圆柱形，长10 ~20 cm，直径2 ~4 cm，重量100 ~200 g。吃蛋白质比例高的食物的人，排出的粪便呈棕黄色或黄色，有臭味，质硬成块，含有很多革兰阳性菌。吃碳水化合物比例高的食物的人，排出的粪便呈棕绿色，恶臭味，质软，半液体状，酸性，含有很多革兰阴性菌。粪便颜色因食物而不同，服用某些药物，可改变粪便的颜色。一般正常的粪便，稍带有棕色，这是由于粪内有粪胆色素和尿胆素。正常粪便为碱性，其碱度的高低，与在结肠中的存留时间长短成正比。因此，稀粪便一般是酸性，可能刺激肛门周围皮肤。

结肠气体约100 ml，氮气约占60%，二氧化碳10%，甲烷25%，硫化氢5%，还有少量氧气。气味因食物和气体组成不同而不同。如硫化氢过多，可引起硫血红蛋白血症，出现紫绀，称为肠源性紫绀。

这些气体主要来源于饮食和呼吸吞入的空气，占大肠气体的70%。另外，还有部分气体是细菌发酵碳水化合物而来，豆类、白菜、葱头产气较多。细菌发酵产生的气体，有的能够燃烧，氢高达20.9%，甲烷达7.2%，电灼时可引起爆炸。肠内气体使结肠轻度膨胀，帮助蠕动，肠内气体越多，肠越活动，腹内有细微噼啪肠鸣音。麻痹性肠梗阻，因无蠕动，腹内无肠鸣音；机械性肠梗阻，蠕动增强，肠鸣音增高。如气体过多，使肠壁扩张，牵拉肠神经丛，可引起疼痛。腹部手术后胀气，可影响伤口愈合，妨碍呼吸和血循环，延缓恢复过程，并可促进血栓形成。如继续膨胀，使肠壁血管受压，引起吸收停滞，进一步造成胀气，形成恶性循环。肠内气体向上可由食管排出，向下由肛门排出，或在肠内吸收到血循环内。便秘者，排出气体减少。高空作业的人，肠内气体体积增多，高过4 200 m时，肠内气体膨胀，人会感到腹胀。高于9 000 m时，肠内气体体积可增加4倍。

五、排便

排便是一种由人体各部参加的错综复杂的协调动作，包括随意和不随意的活动，是一种协调而准确的生理反射机能。平时粪便贮存于乙状结肠内，直肠内无粪便，当结肠出现总蠕动，粪便下行至直肠，使直肠扩张，刺激感受器而引起便意。排便反射弧包括感受器、传入神经、神经中枢、传出神经和效应器。如粪便稠度正常，肛门自制机能、本体感受作用及反射机能正常时，排便活动先由胃结肠反射引起；或由习惯，如起床、食物通过幽门而引起。粪便进入直肠，使直肠扩张，刺激直肠下部肠壁内和肛管直肠连接处的感受器，感觉会阴深处或骶尾部沉重，引起冲动，有排便感。

这种冲动沿骨脏传入神经、骶副交感纤维，经过后根到脊髓（脊髓内排便中枢在第一对腰椎体脊髓圆锥内），沿脊髓视丘前束和侧束向上到下视丘内大脑皮层感觉区，再向前止于额叶扣带回和额叶眶部的运动前区，在此可以识别是否需要排便。大脑高级神经中枢，对排便活动虽无完全控制功能，但可改变或延缓效应器的感应。这种控制功能，由大脑皮层各中枢实行，大部分依赖个人习惯和训练来决定。大脑中枢一般能控制和延缓这一活动，也偶有不受大脑中枢强烈的抑制而出现排便活动的时候。传出神经从下视丘开始，有神经与内脏联系，并与额叶运动前区、扣带回、额叶眶区有重要联系。经过植物神经和脊髓神经传出，经过骶副交感神经，越过骶丛到肠壁神经全和肛门直肠肌肉内，刺激直肠环肌和纵肌排出粪便。

由于结肠蠕动，各部结肠收缩，将粪便由横结肠推入左半结肠，进入直肠，使直肠扩张，内括约肌松弛，外括约肌收缩。粪便在直肠内蓄积足够数量，产生一定压力时，则开始排便。直肠收缩，外括约肌松弛，肛提肌收缩，将括约肌向外牵开，并向粪块上方牵拉；肛管直肠角度加大，使粪便通过肛管。在排便过程中，另有辅助动作，即先深呼吸，然后紧闭声门，增加胸腔内压力，膈肌收缩下降，腹部肌肉收缩。常弯曲两臂，紧压腹壁，增加腹内压力，压迫乙状结肠，使粪便继续进入直肠，帮助排便。然后腹肌松弛，肛门括约肌收缩，夹断一节粪便，因粪便重量自然下落。然后肛管再次闭合，肛门皱皮肌收缩，清除剩在肛门周围的粪渣。粪便排出后，内括约肌松弛，肛门周围皮折变浅，又可清除皮肤皱折内存留的粪渣。这一排便活动完毕后，可再开始另一排便活动。正常排便时，可排空降结肠、结肠脾曲或更上部的结肠中的粪便。

食物的残渣量和其所含少量胆汁酸，也能刺激结肠的蠕动，残渣多的食物，通过肠道的速度比残渣少的快，故多食蔬菜者，一般不易发生便秘。餐后结肠运动增强（主要是集团推进运动），又称为胃－结肠反射。若这种反射过分敏感，则每餐或就餐间就有排便活动，多见于儿童，属于正常生理现象。结肠运动的频率是极其多变的。便秘多半是由于直肠慢性扩张所造成，但胃肠运动频率过低的人，也会出现便秘。

排便次数，因人而异。一般人每日排便一次，另有些人每次饭后排便一次，也有的人每周只排便一次，不感到排便困难。另外，排便后都有舒适和愉快的感觉。因此，不能只按排便次数多少确定便秘、腹泻或排便的规律改变，应按各人排便习惯来确定。如排便困难、精神抑郁、烦躁、头痛、食欲不好、恶心、舌有厚苔，腹胀和下坠时，才可以认为是便秘。

如有排便感觉时不去排便，可使肛门外括约肌收缩，制止粪便排出。外括约肌紧缩力比内括约肌紧缩力大30%～60%，因而能制止粪便由肛门排出。经过一短时间，直肠内粪便又可返回乙状结肠或降结肠内，排便感觉则暂消失。如果长期如此，可使排便感觉迟顿，有时引起便秘。因此，排便宜有定时，养成习惯，以防便秘。

排便感觉是由各种冲动引起的，有精神方面的，也有机体方面的。另外，也有外来因素对直肠壁造成压力引起的假排便感觉，如前裂腺肿瘤、膀胱结石、分娩儿头压迫直肠、直肠肿瘤、外痔、局部炎症等。制止排便是由会阴部随意肌联合作用的，即肛提肌和肛门内外括约的协调作用。直肠瓣的作用是防止粪便堆积于直肠下部，使直肠内蓄积粪便的压力均等，并使粪便在直肠内成螺旋形活动。

粪便自制现象有两种：①储存器自制作用或结肠自制机能；②括约肌自制作用。

结肠自制机能不依赖于括约肌作用。左侧结肠蓄积的粪便如超过一定数量时，可刺激结肠，使粪便进入直肠。乙状结肠造口术的病人，如饮食调理适当，每天灌肠，可形成排便习惯，即有赖于结肠自制机能。会阴部结肠造口术，在这种基础上也能有些自制作用。括约肌自制作用，即是肛门括约肌抵抗结肠蠕动向前推进的作用，括约肌收缩力必须胜过结肠的推进力，才有自制作用；如不能胜过推进力时，则有肛门失禁现象。当结肠切除后，回肠与直肠吻合，括约功能虽然完整，因上方推进力太大，自制作用不良，可出现肛门失禁现象。

直肠与内括约肌之间，直肠与外括约肌之间，都有神经反射作用存在。肛门括约肌随意收缩，对结肠收缩无直接作用。外括约肌反射与大脑皮质有密切联系。脊髓损伤病人，外括约肌紧缩力可以保留 40% ~80%，稀粪不能自制，干粪则有便秘。排便时肛门开张，并不是外括约肌失去紧张力的真正松弛，而是由于上方向下的推进力，使有紧张力的肌纤维扩张，同时，加以内外括约肌间反射机能的作用所致。如外括约肌无紧张力时，即可发生肛门失禁。因此，排便也是一种抵抗外括约肌紧张阻力的作用。

如要保持完好的自制作用，必须保留齿线以上 4 ~7 cm 的一段直肠，因在此区域内的本体感觉感受器，可引起内外括约肌反射机能的作用。如将这段直肠切除，手术后可发生肛门失禁，必须等到结肠自制机能形成后，肛门失禁才可好转。只保留外括约肌及其运动神经，不能保证自制作用。如切除时保留的直肠段不足时，也不能引起反射冲动，使外括约肌增加紧张力。因而，患者常在无排便感时，粪便便自行流出。如在会阴部或直肠手术时，不慎损伤肛门神经，虽然肛门括约肌完整，也可发生暂时失禁现象。肛门瘙痒症做皮下切除手术后，因失去自体感觉，可发生暂时性肛门失禁，有时须经数月才可恢复。

肛管和直肠连接形成的角度，有时比直角还小，因此，直肠内存积粪便未达到一定数量时，不能压迫齿线引起排便反射。肛提肌的耻骨直肠肌部，常向上、向前牵拉肛管上部，以增加肛管和直肠所形成的角度。如手术时在肛门后方切开过深，或因其他原因改变这一角度，使直肠与肛管成垂直管状，破坏了直肠的容器作用，也可造成肛门失禁。

第四章

肛门直肠专科检查

对肛门直肠疾病的诊断，不仅仅依靠对病人的询问。为了得到充分的诊断依据，往往还需要对病人进行肛肠专科方面的体格检查。正确掌握肛门直肠的检查方法，是作为一个合格肛肠专科医师的必要条件。肛门直肠专科检查的方法详细介绍如下。

在检查病人之前，应首先询问病人的性别、年龄及一般项目、现病史和既往病史等，得出一个初步的印象后再进行检查。

一、粪便检查

粪便检查应观察患者排出粪便的形态及有无黏液或血液黏附。直肠型便秘为大块质硬的粪便，由于常伴直肠炎症及肛门损伤，粪便常有黏液及少量血液黏附。中老年患者经常出现少量血液时，应特别注意大肠癌。结肠痉挛性便秘者，粪便坚硬呈块粒状如羊粪。肠易激综合征者常排出多量的黏液，但黏液中极少有红细胞、白细胞。

二、视诊

有无肛裂、瘘口、痔脱出、肛周炎症、血迹等。嘱患者作排便动作，有会阴下降者可见盆底以肛门为中心明显向下突出；再嘱收缩肛门，盆底支配神经严重受损者，收缩能力减弱或消失。

三、肛门直肠指检

肛门直肠指检是便秘初步筛选的重要检查之一，常能帮助了解粪便嵌塞、肛门狭窄、痔病或直肠脱垂、直肠肿块等情况，也可了解肛门括约肌的功能状况。肛门指检简单方便，对于了解肛门括约肌功能，明确病变部位和性质，可提供重要依据。指检肛门括约肌紧张者多见于内括约肌失弛缓症，肛门紧张而兼疼痛者可能合并有肛裂；触及条柱状硬便及直肠明显膨大者，多见于直肠型便秘；便前检查直肠呈空虚状态，或触及粒状粪便者多见于结肠型便秘；指检时在直肠前方，耻骨联合以上若触及直肠向会阴方向突入者提示有直肠前突型便秘。据统计，大肠癌约有一半在直肠指检可以触到的部位，因此临床应重视肛门指检。若肛管直肠触及质硬肿物、带暗红血液或血性分泌物者，要警惕合并肛管或直肠癌的可能。

另外，肛门直肠指检应仔细观察有无外痔、肛裂及肛瘘等病变，触诊时需注意肛门括约肌有无痉挛，直肠壁是否光滑，有无溃疡或新生物等。切忌粗暴，应充分润滑指诊的手指及患者肛门，以使检查无痛，尽量减少对肛管直肠生理状态的干扰。正常肛管可容一指通过，张力中等，嘱患者作排便动作时外括约肌、盆底肌可明显放松。若肛管张力增高，提示肛管附近可能有刺激性病变。如肛管不能通过一指，则肛管有器质性狭窄，常见于低位肿瘤、肛管手术后或不当的硬化剂注射后的疤痕形成。部分患者直肠壶腹中可扪及坚硬粪块。若直肠中潴留大量粪便而并无便意，提示直肠无力。直肠前突患者在排便动作时，可在括约肌上、耻骨联合下方扪及袋状薄弱区。直肠内套叠患者，直肠壁松弛，指诊时直肠内有黏膜堆积的感觉，偶然也可扪及套叠之肠壁。盆底失弛缓综合征患者，嘱排便时可明显感觉到盆底肌、耻骨直肠肌、外括约肌各部均不松弛；病情严重者，肛直环明显肥大增厚、僵硬、活动度减弱，肛管张力增高，并有明显疼痛。指诊时用食指压迫直肠壶腹的各方向以检查盆底感觉功能（即直肠感觉功能），可粗略估计感觉功能受损的程度。

检查方法：患者一般取侧卧位或者肘膝位，医生戴手套并涂以石蜡油等润滑剂，轻轻按摩肛门周围后，手指缓缓插入肛门和直肠进行触摸检查。

四、内窥镜检查

内窥镜包括肛门镜、直肠镜、乙状结肠镜、纤维（电子）结肠镜等，其可以通过直视或屏幕清楚了解肛门大肠的病变的部位、性质、范围等，也可取活体组织行病理检查以明确诊断。其主要目的是排除肿瘤、炎症、结肠套叠等器质性病变，寻找引起便秘的原因；通过对慢传输型患者进行活检，可帮助诊断有无肠道神经递质的异常，并可直观发现有无长期服用蒽醌类泻剂所导致的结肠黑变病；有助于对不明原因的便秘进行诊断。

（一）肛门镜检查

内痔、低位直肠肿块均可窥及。当直肠黏膜有充血水肿、糜烂而难以用一般炎症解释时，应考虑直肠内套叠的可能性。若有来源不明的血迹，尤其是陈旧血迹，应警惕上方肿瘤的可能。

（二）直肠镜、乙状结肠镜检查

直肠和乙状结肠是溃疡、息肉、恶性肿瘤的好发部位，大约70%的大肠癌都位于直肠和乙状结肠段，因此直肠镜、乙状结肠镜检查对直肠和乙状结肠早期癌变的发现和确诊有重要意义。

直肠镜和乙状结肠镜检查简单实用，可直接观察镜下直肠有无并发炎症、糜烂、溃疡、息肉、肿瘤、肛裂、痔瘘、狭窄，直肠黏膜是否松弛、脱垂、肠套叠等。在便秘的诊疗过程中，直肠镜、乙状结肠镜检查主要用于排除炎症、肿块等器质性病变所引起的便秘，明确便秘的原因。其操作简便，除肛周急性炎症、经期、有出血倾向等患者外，临床运用广泛。

（三）纤维结肠镜检查

纤维结肠镜检查对由结肠冗长、巨结肠、溃疡性结肠炎、克罗恩病、结肠憩室、肠结核、肿瘤、肠梗阻、放射性肠炎、结肠易激综合征等引起的便秘，有重要的诊断和鉴别诊断价值。结肠冗长多位于乙状结肠或横结肠，表现为肠段过长，拐弯多，进镜难度较大；巨结肠者肠腔明显增大，张力极差，蠕动消失；结肠易激综合征，结肠镜检查时肠管极易痉挛，结肠黏膜一般正常。便秘型溃疡性直肠炎，其黏膜充血水肿、糜烂、溃疡现象一般轻于其他非特异性溃疡性结肠炎。长期服用蒽醌类泻药者，可见黏膜色素沉着斑。便秘患者行电子结肠镜及病理检查，会发现其结肠特别是直乙结肠（后肠）黏膜大多有不同程度的充血水肿炎症、个别甚至有松弛内套叠现象。后肠黏膜水肿可能是引起便秘的重要局部原因之一，在临床值得注意。

纤维结肠镜的应用显著提高了大肠疾病包括回肠末段和回盲部疾病的检出率和诊断率。配合活检可有效明确炎症、肿瘤、息肉等器质性疾病的性质和类型，指导临床制定有效的治疗方案；它可以对钡灌肠所发现的病变进行进一步的分型和定位，也可发现钡灌肠所不能发现的细小病变；此外亦可通过纤维结肠镜进行摘除息肉、止血、乙状结肠扭转复位等非手术疗法，解除引起便秘的部分器质性原因。它是临床用于便秘诊断和鉴别的十分重要的手段，但应该严格掌握其适应证和禁忌证，防止其他并发症的产生。

五、影像学检查

（一）X线检查

1. 腹部平片　对急、慢性肠梗阻引起的便秘诊断具有重大意义，可于梗阻近端看见气液平面，以及上端扩张的肠道。

2. 钡剂灌肠检查　对于便秘患者，排除禁忌证后可常规使用钡剂灌肠检查结肠有无器质性疾病，尤其是气—钡双重造影能显示微小病变，临床应用广泛。

通过观察钡剂在肠道内的运行情况和结肠、回盲部的形态结构有无变化，对结肠肿瘤、炎症、憩室、息肉、溃疡、瘘管、梗阻等器质性疾病有重要的临床诊断意义，有助于了解便秘的原因。从形态上看，肠易激综合征常表现为结肠袋加深；痉挛性便秘肠腔常紧张变细呈锯齿状或铅管状；弛缓性便秘或乙状结肠冗长者，大肠变长，扩张或下垂；出口梗阻性便秘，直肠明显扩大。此外，钡剂灌肠对诊断巨直肠、巨结肠也有一定价值。后者可见结肠冗长、增宽，结肠远端有一狭窄，呈漏斗状，并与扩张的结肠段相连接，但确诊有待进一步检测。

3. 排便造影　排便造影是在生理状态下，通过向患者直肠注入造影剂，观察静坐、提肛、力排、排空后直肠肛管形态及黏膜像变化，借以了解排便过程中直肠和排便出口处有无功能及器质性病变的影像学检查方法。它是诊断肛门直肠部位及盆底肌功能性疾病的重要方法，能形象地观察直肠的形态结构，了解其功能。此外，通过对肛直角、会阴下降度、耻骨直肠肌压迹、直肠前突度等参数的观察，可了解肛门直肠及周围的盆底肌有无解剖功能异常，进一步对直肠前突、直肠内套叠、耻骨直肠肌失弛缓症、耻骨直肠肌肥厚、盆底痉挛综合征等多种出口处排便障碍性便秘的原因做出判断。例如正常排便时，耻骨直肠肌松弛，肛直角变大。而耻骨直肠肌失弛缓症患者的排便造影显示：力排时肛直角增大不明显，仍保持90°左右或更小；耻骨直肠肌长度无明显增加，且多出现耻骨直肠肌压迹。又如耻骨直肠肌肥厚症患者可以见到肛直角小，肛管变长，排钡很少或不排，出现典型的“搁架征”。

由于排便造影是在模拟人体生理情况下对肛门直肠及盆底肌进行观察，故其可信度高，且操作简便、价格适中、对器械要求较低、临床重复性好，故对疑有出口梗阻型便秘患者可常规运用，以明确其分型，指导治疗。但是目前临床上尚缺乏统一的诊断标准，有待进一步研究。

4. *盆腔四重造影* 盆腔四重造影则是在排便造影的基础上，结合盆底、膀胱造影，女性阴道放置浸润标志物检查，测定肛直角及会阴、盆底腹膜、膀胱的位置，以此来观察盆底形态变化和盆腔脏器间的相互关系，对出口梗阻型便秘（OCC）的诊断及分类有极其重要的意义。

盆腔四重造影可同时将全盆腔脏器显影，全面反映患者排便过程中盆腔各器官之间相互支撑或外压的作用，不仅可作为临床医生了解盆腔脏器间相互关系的形象手段，同时也有助于OCC的诊断及分型，尤其对于盆底腹膜疝、膀胱脱垂、子宫后倾等临床物理检查难以发现的隐匿的盆底疾病。本检查提供了形象直观的诊断依据，提高了诊断的阳性率及准确性，同时也有助于临床上合并两种及以上出口梗阻性便秘类型的诊断。

此外，盆腔四重造影对临床OCC患者治疗方式的选择有一定指导意义，有助于评判患者是否达到手术指征，选取合适的手术方式，明确手术纠正的范围和程度，同时可作为术后疗效的评判标准。

当然，由于盆腔四重造影是一种有创的检查方法，故在临床使用时应该严格掌握其适应证。

5. *结肠运输试验* 结肠运输试验主要是向胃肠道中投入一定数量的标志物，通过定时X线摄片，定量测定运行时间，观察标志物在结肠中的运行和分布情况，来推测结肠内容物的运行速度，借以判断结肠的运输功能。常用的测定结肠运输功能的方法主要有不透光标志物追踪法、放射性核素闪烁扫描法。前者以其简单、安全、无创性、无需特殊设备等优点，在临床上得到广泛应用。

（二）肛直肠腔内超声检查

可确定大便失禁患者肛门括约肌损伤及缺损的存在及其范围。有资料提示，肛内超声也是生物反馈治疗的一种新方法，但需要操作者有一定经验。

六、肛管直肠压力测定

肛管直肠压力测定是运用肛管压力测定计测定肛管直肠压力，以此来反映和提示盆底肌肉和内外括约肌等排便肌群的活动功能的一种方法。在静息状态下，约80%肛管压力由内括约肌张力收缩所形成，其余20%是外括约肌张力收缩所构成。而在主动收缩肛门括约肌时，肛管压力显著升高，其产生的压力主要由外括约肌收缩所形成。测压技术应用于肛门直肠部分位置，测定相应部位不同的压力有助于对大便失禁、便秘作出有价值的评价。对慢性便秘患者行测压检查的内容包括直肠扩张时肛门内括约肌（IAS）是否存在抑制反射，模拟排便时肛门外括约肌（EAS）压力变化等，如果便秘患者缺乏 IAS 的抑制反射，则提示先天性巨结肠，需进一步行组织活检以明确诊断。模拟排便时，若盆底肌协同失调（或称肛门痉挛），则测压可见 EAS 的压力上升，同时肌电图可见 EAS 活动增加。因此，肛管直肠测压对便秘患者盆底肌协同失调的诊断具有一定价值。

七、球囊逼出试验

球囊逼出试验可作为功能性出口梗阻型便秘的辅助诊断，对区别出口梗阻类型有参考价值，可作为诊断出口梗阻型便秘的筛选试验，尤其是对耻骨直肠肌综合征的诊断，判断盆底肌、外括约肌反常收缩及直肠感觉功能异常有一定意义。

八、盆底肌电图检查

盆底肌电图（EMG）检查是评价耻骨直肠肌和肛门内外括约肌功能状况、自主收缩及神经支配情况的有效手段，对盆底疾患的诊断、治疗、手术监测和预后评价等有独特的作用。目前临床上常用的检查方法是将同心电极通过插入欲检查的肌肉部位，来准确记录肌肉的电活动情况。而以肌电为基础的生物反馈治疗则多采用肛管置入电极。

生理状态下盆底横纹肌总是处于持续张力收缩状态，产生一定的电活动，而排便时，肌肉松弛，电活动减少或消失。而盆底肌电图正是通过记录盆底肌肉在静息、排便状态下的电活动变化，来了解盆底肌肉的功能状态及神经支配情况的一种辅助检查。其检查内容主要包括静息状态下、轻度收缩、中度或最大收缩、模拟排便时的肌肉电活动，记录单位电位的时限、波型及波幅，从而区别神经原性损害和肌源性损害，协助确定神经损伤的部位、程度、范围和预后。

第五章

肛门直肠麻醉

肛门和肛管皮肤感觉敏锐，该区域手术时应选择合适的麻醉方法，达到术中镇痛，切割无疼痛，括约肌松弛良好，便于充分暴露术区的目的。肛肠科常用的麻醉方法有局部麻醉、腰俞穴麻醉、全身麻醉等。

第一节　局部麻醉

应用局麻药阻滞机体某区域的神经传导，使该神经支配的部位丧失痛觉和肌张力的方式称为局部麻醉，简称局麻。

一、局部麻醉的特点

（1）简单易行，安全性大，并发症及后遗症少。

（2）管理简便，对生命重要器官的生理功能干扰小。

（3）无需特殊器械设备，术后护理简单。

（4）对范围大、部位深的手术用药不当或操作不准确，易致麻醉不全，甚至出现并发症。

二、常用药物

肛肠科常用局部麻醉药物（简称局麻药）药物为利多卡因、布比卡因等。局麻药与神经膜钠离子通道上的某些特定部位结合后，通过钠离子通道的钠离子减少来改变神经膜电位，导致神经冲动的传导被阻断，最终实现麻醉效果。

利多卡因常用1% ~2%溶液，一次剂量最多不超过400 mg；布比卡因常用

0. 2% ~2. 25% 溶液，一次剂量最多不超过 150 mg。

三、麻醉方法

肛肠科常用的局麻方法为局部浸润。沿手术切口线分层注射局麻药，阻滞组织中的神经末梢，称为局部浸润麻醉。取皮内注射针，针头斜面紧贴皮肤，进入皮内以后推注局麻药液，造成白色的橘皮样皮丘，然后经皮丘刺入，分层注药。若需浸润远方组织，穿刺针应由上次已浸润过的部位刺入，以减少穿刺疼痛。注射局麻药液时应加压，使其在组织内形成张力性浸润，与神经末梢广泛接触，以增强麻醉效果。

四、注意事项

（1）注入局麻药要深入至下层组织，逐层浸润，期间回抽注意有无回血情况，注药应缓慢，在行肛周脓肿手术时，勿注入腔内。

（2）穿刺针进针应缓慢，改变穿刺针方向时，应先退针至皮下，避免针干弯曲或折断。

（3）用药浓度、药量应适宜，以防发生局麻药毒性反应。

第二节　腰俞穴麻醉

一、概述

腰俞穴麻醉是以中医穴位命名的，又称低位骶管阻滞麻醉，即在腰俞穴内注射麻醉药，从而达到麻醉效果。腰俞穴麻醉是在骶管麻醉的基础上结合中医穴位改良而成，因其安全、简便、显效，作为具有中医传统优势的穴位麻醉方法，在我国各级医院广泛应用。

早在 20 世纪 60 年代初成都中医学院附属医院的曹吉勋教授等人为缓解痔瘘术后的疼痛，以利多卡因行腰俞穴麻醉，取得了满意效果。在此基础上通过不断研究，该方法在肛门部手术麻醉中获得成功，现为肛肠科中医特色诊疗方法之一。

腰俞穴麻醉的操作应遵守穿刺点“宁低勿高、宁直勿斜、宁浅勿深”，注药“宁少勿多、边推边抽”的原则。

二、腰俞穴的解剖概要

腰俞穴是督脉经穴，出自《素问·缪刺论》，穴居背部“腰尻之解”，故名腰俞，又名背鲜、髓空、腰户、腰柱、髓俞。该穴位于第二十一椎之下宛中，长强上三寸，下髎之中心，正好是现代解剖学的骶裂孔。骶裂孔位于第四骶椎之下，外形变异较大，但基本形态是一个长形裂沟，中国人多数呈三角形。三角形的上角是第四骶骨棘突，即骶中脊末端膨隆处，三角形的两下角是左右骶骨角，三角形中央部即是骶裂孔的位置。

腰俞穴的定位是操作的关键。经验定位和解剖学定位均为腰俞穴麻醉成功的要点。骶裂孔常有变异，约20%的骶管呈解剖学异常，骶裂孔畸形或闭锁者达10%。肥胖者脂肪垫较厚，给操作者定位造成困难。熟悉骶裂孔的解剖位置，练习取穴的手感及熟悉度，是操作成功的重要基础。推药后，体表痛觉消失区域的规律为由上向下、由后向前。如痛觉消失平面迟迟不降，表明进针穿刺点低，应出针上移后再行穿刺。

三、腰俞穴麻醉的适应证

混合痔、环状痔、高位复杂性肛瘘、肛门狭窄、骶尾部肿瘤等肛门直肠手术。

四、常用麻醉药物

肛肠科常用麻醉药物为利多卡因、布比卡因等。1%～2%利多卡因10～20 ml，一次用量不超过1.5% 26ml（0.4 g）。0.25%～0.5%布比卡因10～20 ml，一次用量不超过0.25% 40 ml（0.1 g）。手术时间长者可酌情加1‰肾上腺素，每100 ml 4～6滴。

五、麻醉方法

（一）体位

病人取侧卧位，背部与床面垂直，并平齐手术台边沿，屈曲双腿，尽量暴露腰骶部，避免前俯与后倾。以碘伏、酒精常规消毒局部皮肤，盖无菌洞巾。

（二）确定穿刺点

寻找腰俞穴（骶裂孔），其解剖标志是第四骶骨棘突和左右骶骨角，三点构成一个三角形，即是骶裂孔。骶裂孔表面覆盖骶尾韧带和皮肤。有的人不易摸清，特别是肥胖者。一般选用以下方法作为定穴参考。

（1）医者以右手中指端按至患者尾骨尖处，自此以拇指尖沿骶中线上移5~6 cm，可触及两骶骨角间的骨性凹陷，即为穿刺点。

（2）以两侧髂后上棘联线为底边向尾骨尖方向作一等边三角形，其顶角即为骶裂孔。

（3）肥胖者骶裂孔常位于骶部脂肪垫下沿，穴位找准后，做好标记。

（三）穿刺方法

右手持20 ml注射器，套上7#或8#针头。用麻醉药物在穿刺点位处先作一皮丘并浸润各层，然后垂直进针。当针尖经皮肤、皮下，抵达骶尾韧带时有一阻力，通过骶尾韧带后，有落空感，此为穿刺成功之指征。抽吸无回血，推药阻力不大，证实位置准确，即可缓慢分次注药，每5 ml回抽观察有无回血。推药时，病人常有酸麻胀感，并向肛门后放射，注意观察患者生命体征，有无特殊不适。以该区痛觉消失的变化作为麻醉成功的标志，注毕拔针，即可手术。

六、麻醉反应与麻醉后管理

麻醉中，患者一般较少反应，血压、脉搏、呼吸多无变化。少数可发生轻微头晕、恶心、心悸、胸闷、血压升高，亦有发生抽搐、惊厥者，甚至出现广泛性肌肉痉挛、呼吸骤停而死亡。若病人出现药物毒性反应如烦躁、心慌、头晕、耳鸣等，应立即停止给药，令病人平卧，数分钟内症状可消失，无需特殊处理。严重时肌注苯巴比妥钠0.1 g或50%葡萄糖注射液40~60 ml静脉推注，有谵言、肌肉抽动、惊厥，采用静脉分次少量注入安定10~20 mg，或硫喷妥钠50~100 mg，或肌注琥珀酰胆碱30~50 mg。如伴发呼吸骤停，可同时进行人工呼吸、气管插管或切开加压呼吸等。并争取在几分钟内完成上述抢救措施，以使患者得到及时的救治。

七、注意事项

（1）注射麻醉药物时，应抽吸无回血后方可推注，避免引起药物毒性反应。每推注5 ml后应回抽1次，防止推注过程中针尖进入蛛网膜下腔或血管内。若有回血应立即出针，改变穿刺位置或改换麻醉方法。

（2）行腰俞穴麻醉时，注射速度过快、血管吸收率增加可能导致不良反应，所以注药应缓慢，尤其是老年患者或体质虚弱者，如此可避免吸收过速和骶裂沟压力突然变化所导致的中毒样反应。

（3）穿刺力度根据患者骶尾韧带的厚薄而定，以针尖穿过骶尾韧带出现落空感为度。如进针困难，可在腰俞穴选穴处调整进针角度，上下左右探寻裂隙。骶管腔内静脉丰富，切忌暴力进针盲目乱刺，防止损伤。

第三节　其他麻醉

肛肠科手术除应用前述两种麻醉方法外，有时还需应用其他麻醉方式，现简述如下。

一、蛛网膜下腔麻醉

此为椎管内阻滞麻醉的一种，是指将局麻药物注入蛛网膜下腔内，以阻滞神经根，使其所支配的相应区域产生麻醉作用的一种方法。由于常自腰部脊椎间刺入蛛网膜下腔注药，故习惯上又简称为腰麻。如用小剂量，其麻醉范围呈鞍状，仅限于会阴和肛门部，此称鞍状脊椎麻醉，简称鞍麻。其特点是麻醉区域局限，麻醉效果确切，肌肉松弛良好，对重要器官生理功能影响小，操作简便，易于掌握，适用于肛门或直肠下部手术。

二、硬膜外麻醉

位于椎管骨膜与硬脊膜之间的腔隙称硬脊膜外腔，由脊髓分出的一切神经皆经过硬脊膜外腔。如将麻醉药注入此腔中，亦可获得良好的阻滞麻醉，此即硬脊膜外腔阻滞麻醉，简称硬膜外麻醉。其特点为阻滞麻醉完善，肌肉松弛满意，术野暴露良好，麻醉时间不受限制，适用于腹部及以下的手术。

三、全身麻醉

全身麻醉是指应用全身麻醉药有控制地使患者暂时丧失意识和全部感觉的方法，简称全麻。全麻适用于局麻下难以取得合作的患者，如婴儿和年幼的儿童，精神病、神经官能症或强烈要求全麻的患者，对局部麻醉药有中毒或过敏史患者，局麻操作失败或不能使手术满意的患者。肛肠手术施行全身麻醉，主要适用于结直肠外科手术。

第六章

肛肠手术术前准备和术后处理

一、术前准备

术前准备是所有手术治疗的必修课，术前准备的程度直接关系手术的成败和术后相关问题的处理。在手术开始之前，还必须对全部工作进行细致而认真的全面检查，避免纰漏和不足，同时进行必要的补充和完善，良好的术前准备可保证手术顺利进行，是手术成功的重要因素，须认真进行术前准备。

（一）心理准备

肛肠疾病发病率较高，由于功能解剖特点、私密性神经分布等原因，患者在发病、就诊及治疗过程中需承受一定的痛苦和不便。这使得大多数患者在发病后或治疗开始时存在一定的心理障碍，这种恐惧情绪极大地影响了患病人群的治疗。因此，肛肠专科的医师有必要利用自己的专业知识及临床经验，对患者进行一定的心理疏导，需向患者介绍基础的生理、解剖知识，需向患者及家属详细交代病情，了解手术方案，对术中、术后可能出现的情况作详细说明，消除患者和家属的顾虑，取得患者同意及合作，积极配合手术。医师应当详细解释说服，进行有关信息交流，鼓励安慰患者调整好精神状态，解除一切顾虑，消除紧张情绪，确立战胜疾病的信念。

（二）术前检查

常规术前检查包括血、尿、便常规，肝肾功能，凝血功能，传染病检测，胸部 X 线片或者胸部 CT，心电图等常规检查。肛周脓肿或肛瘘患者可常规完善肛管直肠腔内彩超或 MRI 检查，更有利于确定脓肿和瘘管走向及内口位置。根据患者情况确定有无手术禁忌证后，选择适当的麻醉和手术方式。

（1）饮食准备：一般患者术前不需要控制饮食，手术前晚餐可给少渣食物或手术前8小时禁高脂肪含量饮食，4小时禁食禁饮即可。

（2）肛门括约肌修补术、肛管成形术、高位复杂肛瘘根治术等一些疾病的手术，术前2天进少渣饮食，以便手术后控制排便。选择全麻、腰麻者，术晨宜禁食禁饮，但高血压患者术晨可饮少量水，服用高血压药。

（三）术前肠道准备

可以选择结肠治疗仪行结肠水疗，因为该机器是边灌洗边排便，不需要患者憋大便，建议尽量多灌洗，一般机器多选择温水模式。如无结肠治疗仪可以考虑使用温热生理盐水1 000 ml清洁灌肠，如患者平常有排便困难，可在第一次灌肠半小时后重复进行第二次灌肠处理。

（四）术前药物准备

术前晚上常规口服右佐匹克隆或者少量服用其他抗焦虑药，保证良好睡眠，术前2小时内使用抗生素。对于较大而复杂的手术，术前1～3天开始口服经过肠道含量高的磺胺类或者庆大霉素、喹诺酮类抗生素等。术前一天晚上可考虑使用常规痔疮栓、黏膜保护栓或者美沙拉嗪栓保护直肠黏膜，减少手术中黏膜出血。

（五）特殊患者的术前准备

主要是合并心脏病、高血压和糖尿病的患者，应经内科系统治疗，病情稳定后，再同内科医师会诊，认为可行手术，经特殊准备后方可手术。

二、肛肠疾病的术后处理

术后处理的正确与否直接关系到手术效果的好坏，正确的术后处理可促进切口早日愈合，预防并发症的发生。

（一）休息与活动

患者术后当天需要卧床休息，不能反复下床解便以防术后出血。患者下床改变体位时，切忌动作过快，以防止体位性低血压、晕倒跌伤等情况发生。术后第二天起患者应离床活动，以利于切口的恢复，有效预防血栓栓塞风险。活动应以患者无不适和对切口无刺激为度。术后7～10天避免剧烈活动，以防结扎线脱落引起大出血。

（二）术后饮食

一般不需要限制饮食。术后当日进食易消化半流质饮食，可进食适当清稀饭、蔬菜汤以防止电解质紊乱而引起腹胀的发生。术后第二天改为普通饮食。患者应多食蔬菜、粗粮如红薯燕麦片等，防止便秘，忌食辛辣刺激、肥甘厚味之物。少数疾病手术如直肠脱垂、肛管重建、皮瓣移植等术后需控制排便，术后禁食不禁水 2 天，改流食 2 天，半流食 2 天，然后逐渐恢复正常饮食。

（三）排尿

术后鼓励患者适当饮水，放松精神与身体，这样大多数患者可自行排尿。如长时间不能排尿，可按摩腹部或听轻微流水声音刺激排尿。

（四）排便

一般手术后 24 小时内不宜排便。需控制大便者则在术后 2 ~ 3 天排便，为防止大便干燥，避免排便时干硬粪便对切口的冲击，术后第二天中午起可服用缓泻药如麻仁润肠丸或乳果糖。如果患者术后 48 小时仍未排便而肛门便意明显，可予以开塞露外用。如术后数日未排便者，可用温生理盐水 1 000 ml 灌肠，以帮助粪便排出，但插入肛管时应避免对切口的刺激，禁止硬性插入。如果一次排出不彻底可以进行第二次灌肠治疗，若出现粪便嵌塞按粪便嵌塞处理，大便次数增多也应处理。

（五）疼痛的处理

患者对术后切口疼痛和排便时的切口疼痛有恐惧心理，应对其进行有关的心理护理，增加对疼痛的耐受性。术中良好的麻醉、精细的操作，可使术后疼痛降到最低限度。而术后保持大便通畅、便前坐浴和便后热敷，是减轻排便时疼痛的重要措施。

（六）抗感染治疗

普通切口可静滴 1 ~3 天抗生素，以防止感染。如脓肿范围大可适当延长抗生素使用时间，根据病原学检查及药敏试验结果调整抗生素的使用。

（七）肛门坐浴和热敷

肛门局部的坐浴和热敷通过对肛门的加热，能缓解肛门括约肌痉挛，减轻疼痛，减少渗出，促进血液循环和炎症吸收，加速切口愈合。

1. 熏洗坐浴　利用蒸气和水温对肛门进行加热，且有局部清洁作用。水温高时蒸汽熏浴，水温降至适度时坐浴。使用时需要将肛门切口浸泡在药液中，坐浴时间以5～15分钟为宜，过长时间、过高温度坐浴会引起肉芽组织水肿，影响切口愈合。

2. *热敷* 分为湿热敷和干热敷两种。湿热敷指用药物将纱布浸湿，稍拧干，敷于肛门处；干热敷常用热水袋置于肛门处。湿热敷费时费力，不常采用。

3. *其他方法* 如红外线、红光等治疗机照射，每日1～2次。

（八）伤口检查

可以及时了解伤口的愈合情况，发现异常及时处理。动作宜轻柔、避免暴力，减少检查次数，避免疼痛。

（1）注射硬化剂而肛门无切口的检查：术后2～3天，可行指诊和肛门镜检查，了解有无硬结形成，黏膜有无坏死及感染情况。

（2）肛门切口的检查：应避开结扎线脱落时间，即术后7～10天，避免因检查结扎线脱落而引起大出血。减少肛门镜的使用，减轻对切口的刺激。指诊和肛门镜检查可以了解痔核脱落及基缩、引流、切口愈合、肛门功能等情况。

（3）PPH或TST手术后10～15天，可行指诊，了解吻合口愈合情况及有无狭窄。

（九）切口处理

术后切口的处理应根据疾病种类和手术方式的不同作出相应的处理。

（1）术后0.5～1小时观察伤口敷料有无出血，如有出血应及时处理。术后伤口存在不同程度的渗出，渗出物较多者应及时更换外层料。

（2）第一次未排便前换药可只更换外层敷料，患者肛门坠胀严重者可取出凡士林纱条。

（3）术后每日使用纱条或中药纱条等进行换药。伤口腐肉较多，创面不新鲜者，可适当清除坏死组织。在换药时必须保持引流通畅，防止切口粘连，使伤口从底部由里向外生长。

（4）创面上残留的线头、棉纱等要及时清除，以免被组织包埋，形成异物刺激而影响切口愈合。创面血管结扎线在7天左右自行脱落，不可过早强拉结扎线，以免引起出血，术后15天尚未脱落者，要及时拆除结扎线。

（5）脓肿或肛瘘术后创面橡皮筋已松动，于术后10～15天适当紧线，以助勒割。

三、曹吉勋诊治经验

曹老认为术前和术后处理在肛肠疾病的诊疗过程中非常重要，术前应进行分级休息。病人病情严重，如重度感染、大出血、重度贫血、休克等，应限制其下床和床上活动，实行一级休息；病人病情较重，如严重贫血，手术后应限制其下床活动，实行二级休息；病人情况较好，术后恢复期可以下床活动，但要避免过度活动，实行三级休息。术前为了减少肠内感染，保持创面清洁，为手术创造良好条件，可适当服用磺胺类和新霉素类抗菌药物。

同时，术后应抗感染治疗。肛门直肠由于其部位特殊，为粪便必经之道，术后感染实难避免，故病人的感染机会较之身体其他部位为多。为避免感染的发生，可酌情给予一定的消炎药物。高位复杂性肛瘘除常规使用抗生素外，也可内服清热除湿、解毒扶正、活血化瘀的中药辅助治疗。术后一般痔疮和肛裂换药，先用盐水棉球清洗局部伤口后，向肛管内注入九华膏即可；便后痛者，可放一粒消炎痛栓；肛外有炎症反应者，可外敷黄连膏或金黄膏。肛瘘和肛门直肠周围脓肿病人换药时，除用上法处理外，对有缝线者要常规消毒，再用盐水棉球清洗引流口，然后放引流条引流。根据不同的病情，应选用不同药物，如分泌物多、创面有腐肉者，可用上渴龙奔江丹，以化腐生肌；若创面愈合迟缓者，可外用皮粘散和白糖末等，以促进愈合。

第七章

术后并发症的预防和处理

任何手术都会产生不同的并发症，肛门直肠部手术由于肛门、直肠及其周围组织的牵拉和损伤，可致各种术后并发症。了解并发症的原因，及时采取中西医治疗是十分必要的。

一、疼痛

疼痛是肛肠病术后主要的反应之一。其疼痛的程度往往与手术部位和创伤的大小有关。肛门直肠疾病由于解剖等因素的影响，在术后易出现较剧烈的疼痛，而且持续时间较长。

（一）病因

1. 解剖因素　齿状线以下的肛管组织由脊神经支配，感觉十分敏锐，受到手术刺激后可产生剧烈疼痛，甚至可引起肛门括约肌痉挛，导致肛门局部血液循环受阻，引起局部缺血而使疼痛加重。

2. 排便刺激　由于手术切除了病变组织，形成创面，加之患者的恐惧心理和手术刺激，使肛管经常处于收缩状态，因而排便时的刺激可引发撕伤性剧痛。此种疼痛又可加剧患者的恐惧心理，使肛门括约肌在排便后长时间处于收缩状态，而致排便后的疼痛加剧。

3. 手术因素　肛门直肠手术时，损伤齿状线以下的肛管组织，如混合痔外剥内扎术，外痔切口低于齿状线，误将齿状线以下组织同内痔一并结扎，或内痔注射术，注射部位不正确等均可引起疼痛，术中钳夹、结扎括约肌，括约肌损伤后引起瘀血、水肿，导致痉挛性疼痛。手术时对肛门皮肤损伤过重，牵拉组织过多也可引起疼痛。

4. 其他因素　其他反应或并发症可引起手术切口感染、肛门皮肤水肿、便秘及异物刺激等，也可引起患者肛门直肠疼痛。此外，排尿障碍等并发症也可加重疼痛。肛门直肠术后创面愈合后形成瘢痕，瘢痕挛缩压迫神经末梢也可引起疼痛。

总之，术后疼痛除与肛门区感觉敏锐等因素有直接关系外，与患者的精神状况、耐受程度、术中麻醉方式的适当与否、病变范围大小、损伤的轻重等因素也有一定关系。

（二）治疗

术后疼痛应根据不同情况分别作出如下治疗。

1. 手术后伤口疼痛

（1）应用镇痛药物：术后在麻醉药失效前尽早口服、直肠给药、肌注或静滴止痛药。可根据疼痛的轻重缓急酌情给予镇痛药物，一般可服布洛芬缓释胶囊、双氯芬酸钠缓释片、洛芬待因等，也可术后直肠给予双氯芬酸钾栓，疼痛较重时可肌注派替啶等。夜晚因疼痛重影响睡眠时，除用止痛剂外，还可配合应用镇静安眠药物，如可给予异丙嗪 25 mg 肌注。

（2）针刺镇痛：镇痛迅速，无副作用。针刺时应注意手法的运用，一般用强刺激法，至疼痛减轻或消失时再予留针 10 ~ 15 分钟。取穴：承山、气衡、长强、八髎等。亦可应用耳针，在耳廓上找出反应点，予以针刺或按压以减轻疼痛。

2. 炎性疼痛　凡病变范围广泛、损伤较重或伴有炎性肿胀等现象者，采用中药镇痛效果较好，特别对术后肛缘肿胀所致疼痛效果尤佳。可用清热解毒、活血化瘀、消肿止痛之剂如止痛如神汤等内服或祛毒汤等熏洗、坐浴，亦可外敷九华膏等。对于感染所形成的脓肿，要及时切开排脓减压，开放引流；若系血栓形成，应在局麻下剥离摘除。每日可以用红外线等治疗仪进行肛门部理疗。如因肛门部伤口感染所致疼痛者，应在止痛的同时进行抗感染治疗。

3. 排便时疼痛　为了防止术后发生粪便嵌塞或大便干结排出困难，术后可酌情口服麻仁丸或乳果糖等润肠通便药，以减轻粪便冲击撕裂肛管伤口而引起的疼痛。排便前，可用温水或中药坐浴，解除肛门括约肌痉挛，同时还能清洁创面以减少异物对创面的刺激。若大便干燥，排出困难，可用甘油灌肠剂灌肠，或用开塞露 2 支挤入肛内，以软化大便、减轻排便时的疼痛，也可在排便前后局部喷利多卡因喷雾剂，以缓解疼痛。

4. 瘢痕疼痛

（1）由于瘢痕压迫刺激神经末梢，引起的偶尔针刺样疼痛，可以考虑适当扩肛治疗，也可以局部用红外线照射，超声波或中短波进行透热治疗。

（2）频发的、明显的瘢痕疼痛，可外用瘢痕膏，局部注射透明质酸酶或胎盘组织液，以促进瘢痕的软化吸收。

（3）中药熏洗软化瘢痕，选方：大黄 15 g、芒硝 30 g、乳香 15 g、没药 15 g、桃仁 12 g、红花 12 g、当归 12 g，水煎外洗，每日 15 ~20 分钟，每日 1 ~ 2 次，以软坚散结、活血化瘀、通络止痛。

（4）瘢痕挛缩、肛门狭窄致排便困难时，应切除瘢痕，松解狭窄，使粪便排出通畅。

5. 水肿疼痛　如果肛缘切口水肿引起的疼痛，建议住院期间局麻下及时修剪切口，以缓解疼痛。

（三）预防

（1）术前做好患者的思想工作，使其消除顾虑，坚定信心，与医护人员密切配合。

（2）手术时麻醉要精确，术中针对病情及患者体质，选择适当的麻醉方法。

（3）严格无菌操作，手术操作细心，动作轻柔，避免任意过度牵拉或挤压非手术区域的健康组织，尽量减少刺激和损伤。注射硬化剂或坏死剂时，切勿注入肛门括约肌内和齿状线以下的痛区。痔核结扎术时，不应结扎齿状线以下的肛管组织。肛门直肠手术时，损伤肛管组织较多，或肛管平素狭窄细小者，可在手术时酌情切断内括约肌和外括约肌皮下部，以防止肛门括约肌痉挛。

（4）局部应用长效止痛剂：此方法主要适用于肛门直肠疾病的术后止痛。可在手术结束前在局部切口周围注射适量复方亚甲蓝长效止痛注射液，或者右美托咪啶、地塞米松、罗哌卡因混合局部注射液等长效止痛药物，也能缓解一部分疼痛。

（5）注意创面：术后嘱患者多食香蕉等水果，或口服蜂蜜等润肠通便之品，避免大便干燥，以减轻排便对创面的刺激，以防止因大便干结而引起排便疼痛。每次大便后及时坐浴熏洗，换药时动作轻柔，操作细心，药纱条放置合理，保持创面引流通畅。

二、尿潴留

尿潴留是指患者手术后由各种因素引起的排尿不畅或不能自行排尿，尿液存留于膀胱内。男性发病多于女性，发病率高达52%。多发于术后当日，亦可持续几日。尿潴留是临床较为常见的并发症，临床可表现为：排尿不出或不畅，小腹胀满，或排尿频频，点点滴滴（慢性尿潴留）。

（一）病因

1. *解剖学因素* 肛门神经、会阴神经及阴茎背神经共同起源于第2～4骶神经前股合成的阴部神经，肛门和尿道部肌肉在会阴部有广泛的交叉。因此，肛门直肠局部的手术创伤很容易发生排尿不畅，甚至尿液潴留于膀胱。

2. *麻醉因素* 尿潴留的主要发病机制是膀胱肌收缩无力和尿道括约肌痉挛，而腰麻、骶管麻醉或硬膜外麻醉，除能阻滞阴部神经引起会阴部感觉丧失及肛门括约肌松弛外，同时还能阻滞盆内脏神经，引起膀胱平滑肌收缩无力和尿道括约肌痉挛，以致排尿不畅或不能自行排尿，这是术后早期尿潴留的主要发病原因。

3. *手术刺激* 肛门直肠手术局部麻醉不全，肛门括约肌松弛欠佳，手术操作粗暴，过度的牵拉、挤压、捻挫或损伤邻近的健康组织，或在前方结扎过多的组织，或在前方注入大量的药液，使局部组织张力过大，压迫尿道，或者术后肛门疼痛、肛门括约肌痉挛收缩，引起膀胱颈部及尿道括约肌反射性痉挛，从而发生尿潴留。

4. *填塞敷料压迫* 肛门直肠手术后，由于压迫止血，肛门或直肠内常需要填塞一定的敷料或纱条，若填塞敷料或纱条过多，不仅可压迫尿道，直接影响排尿，而且肛门在敷料或纱条等异物的刺激下，引起膀胱颈部和尿道括约肌反射性痉挛也可产生尿潴留。

5. *前列腺增生* 原有慢性前列腺增生患者，常因肛门直肠的手术刺激而发生急性充血，加重前列腺增生症状，发生尿潴留。

6. *精神环境因素* 若患者术后精神极为紧张，或是由于环境的突然改变，不习惯于在床上或病房内排尿，导致肛门及尿道括约肌不能松弛而发生尿潴留。

7. *年老体弱* 年老体弱、气血不足之人，由于膀胱平滑肌收缩无力，加之肛门术后，局部疼痛、肛门及尿道括约肌痉挛而发生术后尿潴留。

（二）治疗

1. *一般处理* 一般肛门直肠疾病局麻术后应鼓励患者适当饮水，及时排尿，若术后8小时仍未排尿，触诊小腹胀满，可给予局部热敷。若因环境改变或体位变化而排尿困难者，可搀扶患者去厕所排尿，并让患者听流水声，以起到暗示和条件反射等诱导作用，从而达到排尿的目的。

2. *松解敷料法* 若肛门直肠内外填塞纱条敷料过多、过紧，可直接松动敷料或拉出少许纱条，即可缓解尿道压迫及肛门括约肌痉挛的情况，但要防止创面渗血。

3. *针灸疗法* 用针刺或隔姜灸中极、关元、气海、三阴交、水道等穴，可帮助患者排尿。

4. *药物治疗* 可选择新斯的明（心肌供血不足者慎用）肌内注射或在足三里进行穴位注射。可用新斯的明0.5 mg肌注，兴奋膀胱逼尿肌，以帮助排尿（适用于因麻醉药物作用而引起的尿潴留）。亦可口服坦索罗辛0.2 mg，拮抗α肾上腺素受体，改善慢性膀胱阻滞者的尿道功能和症状。中药可选用八正散、五苓散、金匮肾气丸等，或用单味鲜柳叶或干柳叶30～60 g水煎服，或用大葱250 g、盐200 g，共捣成泥状，炒热贴敷小腹部。

以上方法可以单独使用，也可联合使用，如果以上方法均未起效，小腹胀痛膀胱充盈隆起，可以直接行导尿治疗。

（三）预防

（1）手术前向患者讲明术中及术后可能会出现的一些反应，消除患者的紧张情绪和思想顾虑，取得患者的密切合作，让患者术前适应环境，锻炼改变体位排尿。

（2）选择有效麻醉方法，麻醉要完全，使患者肛门括约肌充分松弛。

（3）术中操作要熟练，动作要轻快、细致，尽量减少不必要的组织损伤。

（4）术中止血应彻底，减少肛门直肠内填塞的敷料、纱条，否则纱条或敷料过多，可压迫尿道引起排尿困难。

（5）对手术创面较大者，为防止肛门疼痛引起尿道括约肌痉挛，必要时可于肛门局部注射长效止痛药，减轻术后疼痛。

三、术后大出血

术后大出血是指术后局部出血在500 ml以上，包括渗血和动脉出血，是术后最严重的并发症之一。根据术后发生大出血的时间，分为原发性出血和继发性出血。前者是指出血发生在术后24小时内，后者是出血发生在术后24小时后，多发生在术后7～12天。若一次出血量不超过400 ml，一般不引起全身症状。出血量400～500 ml，可出现全身症状，如头昏、心悸、乏力等。通常情况下在迅速失血量超过800 ml，占全身总血量的20%时，即出现失血性休克。短期内出血量超过1 000 ml时可出现周围循环衰竭。因其病情急剧，应及时采取有效的措施。

（一）病因

1. 原发性出血（术后24小时内）

（1）术中止血不彻底，结扎线脱落或术中对搏动性出血点未作处理，或创面过大，渗血过多，如环状混合痔、严重的脓肿和肛瘘等由于术中损伤太大，创面渗血较多引起大出血。

（2）内痔结扎切除时，结扎不紧，或残端保留过少，结扎线滑脱导致出血。

（3）外痔剥离时切口超过齿状线，此处血管丰富，处理不当可导致出血。

（4）术中使用肾上腺素，使血管收缩，术野清晰，而术后药物作用消失，血管扩张可引起大出血。

（5）术后当日过早离床活动或排尿、排便，局部压迫、敷料掉落也可能引起大出血。

2. 继发性出血

（1）内痔结扎线术后7～12天脱落时，排便用力或剧烈活动致创面内血管断端处血栓脱落，引起大出血。

（2）内痔缝扎时，缝针过深，伤及血管、肌层和正常黏膜，脱落时引起出血。

（3）局部检查方法不当，换药粗暴，或指诊、肛门镜检查、扩肛时使用暴力，损伤正常组织，或过早强拉结扎线造成组织损伤等。

（4）局部感染，组织发生化脓感染、坏死，使局部组织和其下的血管损伤破裂，引起大出血。

（5）注射硬化剂时操作不当，药物浓度过高，剂量过大，注射过深或过浅，药物分布不匀，都能引起组织大面积坏死，诱发出血。

（6）高血压及动脉粥样硬化症使血管压力增高引起出血。门脉系统高压如肝硬化等，造成门静脉系统回流障碍，压力升高导致出血。血液系统疾病如血友病、白血病、再生障碍性贫血等，可因凝血机制障碍而发生出血。

（二）治疗

若少量出血可以考虑更换敷料，外用冰盐水、止血纱布局部压迫，若大量出血不能自然止血，必须立即采用手术止血。混合痔术后出血应在手术彻底止血的情况下，应用全身性止血药和抗感染治疗，同时嘱患者绝对卧床休息，保留导尿，流质饮食 2 ~ 3 天，视出血情况改软质饮食。少量出血时可以使用冰盐水 5 ~ 10 ml 加肾上腺素 1 ml 保留灌肠，情况严重时可请会诊或转重症监护室治疗。

（三）预防

（1）术前先检查病人的凝血功能。凝血时间异常者，则不考虑手术治疗，或在采用相应治疗后，方可施行手术。

（2）操作要熟练，尽量减少病人损伤，外痔剥离不能超过齿线，内痔注射不能过深，药量要适当；对搏动明显的母痔动脉，应作基底结扎，或在母痔基底动脉区，注射硬化剂。对创面动脉出血，应立即缝扎。

（3）术后用塔形纱布压迫创面，并嘱病人平卧休息，以减轻腹压。

（4）在痔核脱落期，病人应当减少活动，切忌作剧烈活动，同时保持大便通畅。在此期间内，除非病人出现特殊情况，一般不做肛门镜检查。

（5）若病人有出血先兆，应及时使用止血药物治疗，也可辨证论治口服中药治疗。对出血伴有休克者应在局部止血的同时迅速抢救休克，一定要边止血边抗休克，愈早愈好。不能等待纠正休克后再去止血，徒劳无功。

四、肛门直肠狭窄

肛门直肠狭窄是指各种手术造成的术后肛门肛管及直肠腔道变窄，失去弹性，大便变细，甚至出现梗阻。根据狭窄发生的部位，分为肛管狭窄和直肠狭窄。

（一）病因

1. 肛管狭窄

（1）肛门及周围组织损伤过多，形成瘢痕性狭窄。如多次行肛门局部手术，术中未能适当保留皮桥，肛管皮肤损伤过多，环状混合痔环切除黏膜与皮肤对合不良，术后瘢痕组织挛缩起肛管狭窄等。

（2）术后肛管部严重感染，发生大面积坏死纤维组织增生，愈合后形成瘢痕性狭窄。

2. 直肠狭窄

（1）内痔结扎和直肠黏膜结扎时损伤黏膜过多，未保留黏膜桥，且结扎处位于同一水平面，或结扎过深，伤及肌层，出现瘢痕性狭窄。

（2）内痔或直肠黏膜脱垂注射硬化剂或坏死剂操作不当，注射过深或剂量过大，使直肠黏膜产生广泛性炎症，使组织硬化失去弹性，造成直肠狭窄。

（3）术后直肠黏膜发生大面积感染形成黏膜下脓肿或直肠黏膜大面积坏死，也是造成直肠狭窄的主要原因之一。

（4）混合痔或直肠黏膜脱垂行吻合器手术黏膜切除钉合不当。

（二）治疗

肛管和直肠狭窄程度较轻者，可采取保守治疗，即肛管和直肠扩张术。术后 10 ~ 15 天，每 2 ~ 3 天用手指扩肛一次，可防止因创面粘连引起狭窄。扩张时力量由轻到重，扩张的管径逐步扩大，避免暴力损伤组织。也可同时加用中药熏洗，常用熏洗方为活血散瘀汤去大黄，能活血化瘀、软化瘢痕。注射硬化剂形成的狭窄，还可服用散结灵以软坚散结。手术疗法详见肛门直肠狭窄一章。

（三）预防

（1）术中应选择适当切口，尽量减少对正常组织的损伤，保留足够的皮肤和黏膜桥，预防狭窄的发生。

（2）内痔和黏膜结扎时不能过深，结扎位置不能处于同一水平面。

（3）术后应定时检查，对有粘连和狭窄趋向者，要及时行扩张治疗。同时，熟练掌握药物注射技术，了解各种注射剂的药理作用，注射不能过深，药量不能过大，且必须严格无菌操作，防止感染。

（4）术后出现感染应及时处理，包括全身和局部用药，防止局部大面积化脓性坏死，引起狭窄。

（5）嘱患者术后不可长时间服用泻药维持排便。

五、粪便嵌塞

肛肠疾病术后，患者便意减弱，加之环境的改变、饮食的改变，术后可能出现便秘，如不及时处理，干硬的粪便就可能撑裂或擦破伤口而引起出血，或增加感染的机会，引起局部疼痛，影响伤口愈合。另外，粪便在直肠存留，可影响血液及淋巴回流，诱发或加重肛缘水肿，存留时间较长时还可发生粪便嵌塞，甚至引起宿便性溃疡。临床主要表现为大便干燥、排便困难、排便时间延长，甚至出现粪便嵌塞。

（一）病因

（1）麻醉反应、伤口疼痛、卧床及腹胀等原因致食欲缺乏，饮食多为少渣流质食物，食物中纤维素含量少，肠道蠕动减弱。

（2）术后肛门直肠神经末梢因受到损伤等刺激而引起疼痛，致使肛门括约肌痉挛，造成排便困难。

（3）恐惧排便，延长排便间歇时间，使粪便水分被吸收过多，导致大便干结，排便困难。

（4）手术中过多损伤齿状线附近组织，使排便反射破坏或降低。

（5）术后卧床时间过长，肠蠕动减慢。

（6）患者或因年老体弱，气血不足，或因手术损伤，气随血耗，排便无力，使粪便在肠内停留过久，肠燥便结，不易排出。

（7）使用阿片酊类抑制肠道蠕动的药物，或使用解热镇痛药汗出过多，肠内水分减少。

（8）既往有便秘病史。

（二）治疗

（1）有便秘病史者，术后酌情应用麻仁润肠丸、乳果糖等通便药物。

（2）中药辨证论治。如热结肠燥者可用润肠通便中药，气虚便秘者可应用补中益气汤。也可用腹部触诊了解便秘发生的具体位置，采用对应的大黄附子汤、大柴胡汤、小承气汤、大承气汤等治疗。

（3）可用开塞露或液状石蜡 40 ~ 60 ml，或 50% 甘油 40 ~ 60 ml，或大黄泡水 50 ml 灌肠。

（4）若术后第 3 天仍无排便者，可以用温生理盐水 500 ~ 1 000 ml 灌肠。

（5）若术后第 4 天无排便者，应行直肠指诊检查，如发现有粪便嵌塞，应及时将粪块捣碎，取出肛外，然后行灌肠处理。

（三）预防

（1）患者第一次排便前晚，服用润肠通便药物以助排便，如麻仁丸、液状石蜡等，必要时可外用开塞露助第一次大便的排出。

（2）多吃纤维素含量丰富的食物，如燕麦片、红薯、火龙果、猕猴桃等水果。

（3）适当活动，以及适当做腹部顺时针按摩增加肠蠕动，并指导患者养成良好的排便习惯。

（4）肛门疼痛明显者可于便前行温水坐浴或便前使用利多卡因喷雾剂，疼痛缓解后再行排便。

六、肛缘水肿

肛缘水肿是指肛肠手术后切口缘皮肤出现水肿、充血、隆起或肿胀疼痛的症状。一般分为充血性水肿和炎性水肿，两者常同时存在，相互影响形成肛缘水肿。

（一）病因

1. 术前准备不充分　造成术后切口感染。

2. 手术操作不当，创缘循环障碍　由于手术使创缘局部原有的静脉、淋巴循环通路被破坏，或者创面压迫过紧，局部循环受阻，组织液滞留。

（1）外痔切口选择不当，皮瓣对合欠佳，特别是曲张静脉组织及血栓剥离不彻底。肛门部血管破损导致皮下出血，术后也易形成水肿。由于残留的痔组织内静脉与淋巴网被破坏，静脉与淋巴回流障碍，引起水肿。这种情况多发生于被保留的皮桥处及内痔结扎而外痔不作处理时的外痔处。内痔注射位置过低等，可致肛门部淋巴液、血液回流受阻而成水肿。

（2）切口引流差：常见于混合痔切除术后，齿状线上缝合结扎过多，而齿状线外又无充分引流创面，向外开放的切口创面太小，导致局部循环障碍。

（3）缝合张力较大：如皮肤切除过多，保留皮桥宽度小，缝合时切口张力势必较大，导致肛门部皮肤与皮下组织受牵拉压迫，影响淋巴与静脉回流，从而形成水肿。

（4）内括约肌痉挛：术前内括约肌痉挛或肛管压力较大，术中不作处理，术后肛门疼痛，又可刺激神经末梢引起内括约肌痉挛，加重水肿的产生。

3. 术后处理不当

（1）术后敷料压迫过紧，麻醉消失后肛门皮肤与皮桥不能回复到正常位置，导致肛管皮肤或皮桥嵌顿于肛门口，静脉与淋巴回流障碍，形成水肿。

（2）术后过早地蹲厕大便或大便干燥，大便难，导致皮桥受挤压、牵拉引起肛门部瘀血，或者入厕努挣致肛门部静脉回流受阻而成水肿。

（3）术后因惧怕疼痛，不能正常排便，粪便积滞压迫血管，使静脉、淋巴回流受阻造成水肿。

（4）术后伤口感染引起肛门部组织炎变：多因肛门部手术消毒不严格，术中不遵守无菌操作原则，或术后处理不适当，致切口感染，引起炎症性水肿。

4. *解剖方面的因素* 临床上有的患者肛管组织甚至整个盆底下移，肛管上皮向下外移位（肛门括约肌结构仍不变），齿状线已下移到肛门缘位置。这种患者不管术中如何处理，术后水肿发生率特别高，甚至难以避免。

5. *麻醉因素* 在局麻中，局麻药物注射过浅，又过分集中，使药液潴留于皮下组织间隙而发生水肿。

（二）治疗

1. *内治法* 以清热解毒、利湿、活血化瘀为治疗原则。常用止痛如神汤和凉血地黄汤加减。常用药有黄柏、黄芩、苍术、虎杖、金银花、生地、丹皮、赤芍、枳壳、荆芥等。

2. *外治法*

（1）熏洗坐浴：应用苦参汤或祛毒汤熏洗坐浴。

（2）药物湿敷：局部可用硫酸镁 30 ~ 60 g，加开水 200 ~ 500 ml 溶化后，湿敷患处，每日 2 ~ 3 次，每次 10 分钟。

（3）油膏外敷：患处外敷黄连膏等。

（4）物理疗法：采用低功率激光、红外线、微波等照射、频谱治疗等，对消除痔术后水肿亦有较好的效果。

3. *手术治疗* 对经上述处理而水肿不消者，必要时可在局麻下行修剪切除术。伴有血栓形成时，应及时切开，摘除血栓，促进愈合。若有脓肿形成者，应及时切开排脓，防止感染扩散。

4. *其他因素* 若敷料压迫过紧，影响局部血液、淋巴循环而致瘀血性水肿，可适当松动敷料，减轻局部压力，促进血液、淋巴的回流。感染引起的炎性水肿，可选用适当抗生素。

（三）预防

1. 选用正确的手术方法

（1）要正确处理混合痔的外痔部分，切口呈放射状，皮瓣要对合整齐，外痔静脉丛要进行剥离。尽量彻底剥离干净痔组织，尤其是曲张静脉组织要彻底切除，可将皮桥下的痔组织潜行剥离切除。对小血栓多而散在者应尽量将小血栓剥离干净。

（2）做好皮肤与皮桥复位：手术结束时要将肛管皮肤与皮桥皮肤理平，推回到肛管内，尽量少在肛管内填压过多吸收性明胶海绵与纱布等。只要止血彻底，在肛管内放置一条油纱布即可。

（3）低张力缝合：保留足够的皮桥数量及宽度，如果缝合创面，要对创缘皮肤作适当分离，以减小张力。

（4）选择性松解内括约肌：对内括约肌痉挛或肛管压力较高的患者，术中要注意松解内括约肌。

（5）注意保持肛门形态完整：对肛瘘、脓肿范围较大者，手术时尽量减少组织的损伤以免留下较大缺损，并尽量将伴随的痔核等切除干净。

（6）内痔注射药物要注射在齿状线以上。

2. 手术中要注意无菌操作　肛肠科手术时按照外科无菌操作要求，穿无菌手术衣，并且每台手术后予以更换，尽量缩短手术时间，可以有效减少术后感染的发生。

3. 术后注意事项　术后保持大便通畅，防止腹泻，避免解便时反复努挣。术后多做提肛运动，促进肛周血液循环也能有效防止肛周水肿。

七、术后发热

肛肠病手术后轻微发热是一种防御性反应，但高热是一种严重的并发症。

（一）病因

1. 手术损伤、异物刺激　手术切割等可使术区部分组织细胞死亡，死亡的细胞术后渐被机体吸收；高位肛瘘挂线、内痔结扎等局部刺激；肛周脓肿、肛瘘等手术后坏死组织的吸收都可引起术后发热。

2. 药物反应　注射各种药物如硬化剂，有时可引起发热。

3. 感染　轻度感染可无发热。感染重时，由于毒素的吸收，可致发热。

4. 合并其他疾病　合并其他疾病如术后感冒、上呼吸道感染、尿路感染等，有时也可引起发热。

（二）治疗

（1）术后发热，应及时复查血常规、C 反应蛋白、降钙素等炎性指标，如合并感染应及时更换抗生素。

（2）感染发热可用抗生素等抗菌药物或清热解毒药物治疗。感染局部也要做必要的清创处理。如持续发热，体温升高明显或体温波动较大，伴随伤口疼痛，肛门部坠胀感明显，应考虑伤口感染或脓腔处理不彻底，仔细检查伤口并及时清创引流，积极控制感染灶。如肛门疼痛加重应考虑做肛门直肠磁共振检查，以防止脓肿未彻底打开引流，必要时应及时再次行手术治疗。

（3）消痔灵注射术后，如果肛门坠胀感明显，体温升高，注射部位黏膜色泽改变，或局部先出现硬结，进而转变为黏膜下波动感，应考虑局部黏膜坏死继发感染，可予甲硝唑灌肠，并控制全身感染，如不能控制症状，应考虑手术治疗，使黏膜下感染得到适当的引流，进而使症状得到控制。

（4）如合并上呼吸道感染等其他内科疾病应及时请相应科室会诊处理。

（三）预防

（1）术前如合并有其他疾病引起的发热，应查明原因，积极治疗，待体温正常后再行手术。

（2）严格无菌操作，术后注意创腔引流。

（3）合理应用抗生素预防感染。

八、创口延迟愈合

肛肠手术切口愈合时间平均为 15 天，严重的混合痔一般不超过 4 周，术后大部分伤口在 5 ~6 周内愈合，几乎所有伤口都在 3 个月内愈合。肛瘘复杂，创口本身大而深，生长缓慢是正常的。肛门直肠血运丰富，且抗感染能力较强，一般创口愈合良好，但临床上仍会有一些因素导致创口愈合延迟。

（一）病因

（1）患者体质虚弱，营养不良，或有其他慢性疾病，如糖尿病、血液病、结核病、过敏体质等。

（2）手术切除皮肤太多，中间保留皮肤不够，肛管扩张功能不良，影响伤口愈合。

（3）术中切除皮肤过少，伤口中间保留皮肤太多，伤口对合不好。

（4）肉芽组织过度生长或水肿，影响愈合。

（5）术时不仔细，未找到内口或内口处理不当，瘘管残留。

（6）伤口深部留有空腔，引流不畅形成窦道或创缘内翻。

（7）异物遗留，如线头、布类、敷料、过多凡士林残留等。

（8）换药不当，处理欠及时，造成伤口粘连、假道形成，甚至伤口感染。

（9）有溃疡性结肠炎或克罗恩病。

（10）术中过度使用高频电刀，术后渗液较多，切口恢复缓慢。

（二）治疗

（1）首先应仔细进行检查，找出原因。如为手术处理不当，可再次手术，切开肛瘘支管道，处理内口。如为肉芽组织水肿，应予以剪除，出现桥形愈合应及时剪开，皮缘内翻应予修剪。如感染形成脓肿者，应及时切开引流。术后可配合使用理疗促进伤口局部循环，腐肉较多时，可适当修剪腐肉。如使用高频电刀患者，局部液化分泌物较多，切口生长缓慢，可用中药黄连煎汤坐盆。

（2）合并溃疡性结肠炎患者可考虑外用美沙拉嗪栓。

（三）预防

预防术后伤口愈合缓慢，首先在术前应明确患者是否有其他慢性疾病，如果有，应适当控制后再行手术。手术时，应根据不同病情选择适当的切口，避免切除皮肤过多或过少。肛瘘或脓肿手术对内口和所有管道都要正确处理，使其引流通畅。换药时应注意伤口情况，及时清除伤口内异物，发现问题及时处理，确保伤口从基底部向外生长。

九、肛门坠胀

肛管直肠疾病的机械刺激引起肛门局部里急后重、胀满不适等表现，称为肛门坠胀。肛管、直肠疾病术后短期内多有此症状，属于正常现象，其时间因手术损伤大小及人体体质的不同而不同，一般多在2周左右。若持续不能缓解，应查找产生的原因。

（一）病因

1. 机械刺激　手术结扎组织过多，或肛管直肠疾病术后换药因操作和填塞纱条、药物等异物的刺激，或术后局部组织的瘢痕挛缩，或粪便嵌塞等原因所致。

2. 炎症刺激 术后创面局部发生充血水肿，或引流不畅，或假性愈合继发感染等原因引起。

（二）治疗

1. 药物治疗 对坠胀较明显者可辨证服用清热利湿、解毒消肿的止痛如神汤加减，并配合清热解毒、活血祛瘀的祛毒汤等熏洗坐浴。肛内应用痔疮膏、痔疮栓等以利于坠胀的缓解。

2. 物理疗法 激光、磁疗、热敷等均可促进局部血液循环，对缓解坠胀感有一定作用。

3. 手术治疗 对桥形愈合引流不畅继发感染者，应及时手术引流。对局部瘢痕挛缩引起，经各种保守治疗不缓解的疼痛，可行手术松解。

4. 药物外用 如术后检查发现肛门直肠局部红肿、充血明显，使用常规痔疮膏效果不明显者可考虑美沙拉嗪栓外用，同时利多卡因乳膏外用也有一定疗效。

（三）预防

（1）术中操作应轻柔，结扎的组织尽量少，以避免术后局部组织的瘢痕过多。

（2）换药时纱条填塞应既保证引流通畅又不宜过多，不要用刺激性较大的药物敷盖创面。

（3）术后注意保持大便通畅，便后坐浴以保持创面清洁，减少粪便残渣对创面的刺激。

（4）术后要注意休息，避免过多的活动。

（5）忌食辛辣刺激性食物，避免腹泻及便秘的发生。

十、吻合口狭窄

吻合口狭窄是混合痔行痔上黏膜环切除术后的另一常见并发症，多出现在术后1~3个月。国外文献报道其发生率为0%~22%，国内一般为2.5%~10%。大多数的吻合口狭窄是较轻而无明显症状的，常常在检查时被发现。

（一）病因

（1）吻合口的局部感染会使肉芽组织增生及纤维化，造成吻合口狭窄。预防吻合口感染发生是降低术后吻合口狭窄发生率的重要措施之一。

（2）术中吻合口出血点多，缝扎止血的创面较多，术后恢复更可能造成吻合口狭窄。

（二）诊断

术后患者出院前应常规做直肠指诊，了解吻合口有无狭窄形成倾向，并在术后1个月来院复查。如果行痔上黏膜环切术后患者诉排便困难时应及时行直肠指检，以了解吻合口情况。

（三）治疗

患者出现吻合口狭窄时先用手指进行扩张，先用一指，逐渐扩大到两指能够进入即可。在扩肛的同时可外用美沙拉嗪栓，以减轻局部炎症反应。如狭窄为环形狭窄，手指扩肛效果不佳时，建议麻醉下行手术治疗。治疗方法同直肠狭窄治疗。

十一、曹吉勋诊治经验

曹老经过长期的临床实践对肛肠术后并发症的预防和处理进行了系统的总结，认为：针灸疗法或者小腹部压穴法可以帮助缓解尿潴留，术中需彻底止血预防原发性出血，术后大出血应及时止血；术中仔细处理创口，术后坐浴及中药运用预防感染；术中操作要精细和准确，减少组织损伤及合理药物运用以预防和治疗术后疼痛；术中注意手术切口设计及术后中药熏洗防治术后水肿；术中无菌操作及术后酌情使用抗菌药物防治发热；吃营养丰富食物及保持创口引流通畅可改善切口愈合缓慢；术中避免组织损伤过多及术后早期扩肛以防治肛门直肠狭窄；术中注意保护肛直环预防肛门失禁，必要时行括约肌修补改善肛门失禁等。

第八章

痔

一、概述

痔分为内痔、外痔、混合痔。内痔是肛管血管垫发生的病理变化和（或）异常移位（肛垫下移学说）。外痔是直肠下静脉属支在齿状线远侧表皮下静脉丛的病理性扩张和血栓形成（静脉曲张学说）。有学者认为，混合痔是内痔静脉丛和相应部分的外痔静脉丛相互融合。痔的临床表现主要为便血、脱出、肛门不适、疼痛。痔的发病率很高，据 2015 年全国肛肠病调查，我国 18 周岁及以上的城镇居民和农村居民中的常住人口，肛肠疾病患病率高达 50.1%，且 98.08% 肛肠疾病患者中有痔疮症状。

在传统中医学中，痔有着不同的含义。广义的如《医学纲目》说："大泽中有小山突出为痔。人于九窍中，凡有小肉突出皆曰痔，不独于肛门边生也。"其认为人体九窍中的异常突出均为痔，如鼻痔、耳痔等，这种说法现代基本消失了。再有《奇效良方肠辟痔漏方》说："痔于肛门生……有似鼠乳者，有似樱桃者……"泛指肛门内外发生的疾病，如明清时期的二十四痔、二十五痔等，这种说法已经淡化，但仍有一定的影响，肛肠科也被称为痔科就是实例。狭义的痔则等同于现代所指的痔。

二、病因病理

（一）中医学认识

早在两千多年前《黄帝内经》就有"因而饱食、筋脉横解、肠澼为痔"的论述，精辟阐述了痔的病因病机，以后历代医家又不断补充完善对痔的认识。

1. 饮食不节　《疮疡经验全书》："饮食不节，醉饱无时，恣食肥腻，胡椒辛辣，炙博醴酒，禽兽异物，任情醉饮……乃生五痔。"说明痔疮的发生与饮食不节密切相关。

2. 便秘　《疮疡经验全书》："恣意耽者，又忍大便，遂致阴阳不合，关格壅塞，风热下冲，乃生五痔。"长期便秘或忍便，久蹲厕所，大便阻塞，易致静脉丛瘀血扩张为痔。

3. 久泻、久痢、久咳　孙思邈说："久泻久痢，多生此病。"《医宗金鉴》："有久泻久痢而生痔者""久病咳嗽而后生痔者"。慢性泻痢等刺激肛管直肠充血水肿，痔静脉瘀血扩张；加之气血亏虚，中气下陷，促进痔核的发生。

4. 妊娠分娩、月经失调　《外科启玄》："痔曰肠风是也，妇因难产久坐或经行时气怒、受冷、受湿，余血渗入肛内而生。"《医宗金鉴》："又有产后用力太过而生痔者。"妇女妊娠分娩，气血亏虚，或感受外邪，都可诱发痔。

5. 脏腑虚衰　《丹溪心法》："痔者，皆因脏腑本虚，外伤风湿，内蕴热毒，醉饮交接，多欲自戕，以致气血下坠，结聚肛门，宿滞不散，而冲实为痔也。"《疮疡经验全书》："人生素不能饮酒亦患者，脏虚故也。"多因肝、脾、肾虚，气血不足，中气下陷，痔核脱出、出血。

6. 感受外邪　《黄帝内经》："少阳之交，燠热内作……病痈疹疮疡痈疽痤痔。"《东垣十书》："善为病者，皆是湿热风燥四气所伤，而热为最多也。"外邪侵入，燥湿化热，湿热互结，下注肛门诱发痔也。

7. 其他　《薛氏医案》："喜则伤心，怒则伤肝，喜怒无常，气血侵入大肠致谷道无出路，结积成块……"《外科正宗》："夫痔者，乃素积湿热、过食炙煿，或因久坐而血脉不行，又因七情而伤生冷，以及担轻负重，竭力远行，气血纵横、经络交错，又或酒色过度，肠胃受伤，以致浊气瘀血、流注肛门，俱能发病。"《薛氏医案》："痔疮之症或禀受胎毒，或母腹中受热也。"说明情志失调、劳累、房事过度、遗传等因素也可导致痔疮。

（二）西医学认识

西医学认为，形成痔的原因很多，但目前尚未达成统一的认识，主要的学术观点有静脉曲张学说、肛垫下移学说、血管增生学说、遗传及肛管狭窄学说等。现将前三种学说简述如下。

1. 静脉曲张学说　直肠静脉属门脉系统，无静脉瓣，血液受重力作用不易回流；人体在站立或坐位时，肛门直肠位于下部，受重力和内脏器官压迫，静脉回流易受障碍；直肠血管在不同高度穿过肌层，受粪块压迫及直肠肛门肌肉收缩，影响血流回流；痔静脉位于黏膜下层的疏松组织内，直肠壶腹常处于空虚状，周围缺乏支架固定，容易瘀血。这些因素都可以导致肛门直肠静脉内压增高，痔静脉丛曲屈扩张瘀血而形成痔。静脉曲张学说是传统的最具代表性的学说之一。

2. 肛垫下移学说　肛垫又称肛管血管垫、直肠海绵体，是肛管直肠结合部局部增厚的部分，由黏膜及血管（静脉丛、动脉、动静脉吻合）、平滑肌、弹性纤维和结缔组织等黏膜下层组织构成，血管成分是其主体。肛垫参与部分肛门闭合功能，是正常的解剖结构。任何原因造成肛垫的充血、增生、肥大，或破坏了肛垫内的结缔组织和平滑肌使肛垫失去支持而下移突入肛管腔内即成为痔。肛垫下移学说是目前痔的成因的主流观点，但是它只说明了内痔成因，并不能全面解释所有的痔。

3. 血管增生学说　肛管黏膜下层有与勃起组织相似的组织（勃起组织网）增生，它是由肛管直肠下端黏膜下层内丰富的动静脉交通支（窦状静脉）联合组成，有勃起的特性。有学者认为，窦状静脉管壁胶质纤维多，肌层发育不良，容易瘀血，痔就是由这种组织（海绵状组织或称直肠海绵体）的瘀血增生所形成。

以上三种学说是相互关联的，并不能截然分开，这三种学说有的是设想，有的虽然做了一些解剖和组织学观察，但仍需进一步证实。

目前我国多数学者认为，痔病的发生原因主要有以下几个方面。

1. 职业因素　久站、久坐、久蹲、长期负重运行，影响静脉回流，使盆腔内血液回流缓慢，导致痔静脉瘀血扩张，肛垫增生肥大下移成痔。

2. 饮食因素　长期过食辛燥、过量饮酒、低纤维饮食等可能刺激肛门和直肠充血，促使静脉丛屈曲扩张成痔。

3. 疾病因素　慢性腹泻（结直肠炎、菌痢、消化不良等），慢性便秘，妊娠、分娩，腹压增高（前列腺肥大、肺气肿、肺心病等），门脉高压（肝硬化、充血性心力衰竭）等都可能使肛门直肠充血或者血液回流障碍，血液瘀滞导致毛细血管通透性增高，血管丛迂曲扩张，肛垫增生肥大。

4. 肛管缺损　肛管缺损影响肛门闭合时，局部黏膜组织会代偿性充填缺损，逐渐增生肥大脱出，形成痔核。

5. 遗传因素　痔静脉壁先天性薄弱，容易发生痔静脉丛屈曲扩张，但这种观点颇受争议。

（三）病理改变

痔核黏膜（或上皮）、固有膜水肿，慢性炎症细胞浸润，小静脉扩张瘀血，或有糜烂、溃疡、出血。黏膜下层疏松水肿，有许多大小不等的静脉，血管迂曲，有的管壁较薄，明显扩张，腔内充满红细胞；也有的管壁厚薄不均。小动脉充血、弯曲，管壁增厚或厚薄不均，管腔狭窄。毛细血管压升高，扩张瘀血，通透性增高，可见血细胞附着管壁、管壁受损红细胞漏出、血液凝固性增高、血栓形成及机化。黏膜下肌（Treitz 肌）分离、断裂、不完整。黏膜下层血管周围间质中，胶原纤维增多，弹力纤维减少或断裂。

三、临床表现

痔分为内痔、外痔、混合痔。内痔的主要临床表现是出血和脱出；外痔的主要临床表现是肛门不适、肛门疼痛；混合痔同时具有内痔和外痔的特征。

（一）症状

1. 便血　内痔早期表现为便血，多为便纸带血或滴血，血色鲜红，量少。随着痔核体积增大，症状加重，可表现为滴血或射血，血色鲜红，量较多，严重时一次可达数十毫升。反复大量出血，可引起失血性贫血。外痔一般不出血，但皮肤破损或血栓溃破时可有出血。

2. 脱出　Ⅱ度以上内痔由于痔核体积增大，排便时受到粪便冲击和挤压，使痔核与肌层分离而脱出肛外。初期仅在排便时脱出，便后能自行复位。以后脱出不能自行还纳，需手塞回，或休息后方能复位。后期因肛门松弛，用力、行走、咳嗽、打喷嚏、下蹲等均可导致脱出，甚至痔核长期脱出在肛门外。痔核反复脱出，黏膜易损伤、发炎、充血、水肿、糜烂，如不及时复位可发生嵌顿，以致难以复位。

3. 疼痛　内痔一般无疼痛，但内痔嵌顿或有血栓形成时，可引起剧烈的疼痛。血栓性外痔、炎性外痔表现为剧烈疼痛，排便、活动时加重。赘皮外痔、静脉曲张性外痔一般不痛。

4. 肿块突出　赘皮外痔表现为肛缘大小不等的柔软皮赘，严重时呈环状突起。血栓性外痔、炎性外痔表现为肛缘突发性痛性肿块。静脉曲张性外痔便后或用力、下蹲时，肛缘有柔软肿块。

5. 肛门不适　结缔组织外痔、静脉曲张性外痔局部隆突，刺激肛周；皱襞增多，便后不易清洁，都可导致肛门部不适。

6. 肛门坠胀　各期内痔均可出现不同程度的肛门坠胀，排便不尽感，以晚期较重，是由于肥大的痔核刺激直肠黏膜，或黏膜充血水肿所致。

7. 肛周潮湿瘙痒　内痔脱出，黏膜发炎糜烂，渗出物增多；或肛门松弛，肠液外溢，引起肛门潮湿、瘙痒。外痔影响肛门局部清洁也可导致肛门瘙痒。长期不良的刺激使肛门皮肤增生肥厚，苔藓样变。

（二）体征

1. 视诊　外痔一般有形可见。赘皮外痔可见肛缘大小不等的柔软皮赘，常见于肛门前侧，严重时合并肛管下移，肛缘呈环状突起。血栓性外痔可见肛缘局限性肿突，皮下有紫色血栓，如破溃可见血栓外露。炎性外痔可见肛缘局部充血红肿。静脉曲张性外痔平时看不到肿突，但肛缘皮肤较松弛，在便后或用力、下蹲时，痔外静脉丛扩张瘀血可见柔软肿块。内痔肛门外观一般无异常，有时可见痔核脱出，内痔嵌顿时可见痔核外翻脱出，充血水肿，黏膜瘀紫色，常有血栓、溃疡形成，同时肛缘水肿明显。

2. 肛门镜检　内痔可见直肠末端黏膜隆起，呈樱桃状，大小不等，表面红润，或充血、水肿、糜烂、渗血，或纤维化颜色灰白。多发生在右前、右后及左侧三个部位，即截石位 3、7、11 点位，临床上把这几个位置称为母痔区，所发生的内痔称为母痔，邻近继发的称为子痔。

3. 指检　炎性外痔、血栓性外痔可触及肿结，中等硬度，触痛明显；结缔组织性外痔柔软无痛；静脉曲张性外痔只有在充盈时可触及柔软肿块。内痔柔软，直肠指检不易与正常黏膜区分；当痔核反复脱出表面纤维化时，可触及隆起的柔软肿块；有时可在痔核上方触及明显的动脉搏动。

（三）并发症

1. 嵌顿性内痔　痔核脱出后未能及时回纳，括约肌痉挛，导致血液回流受阻，表现为局部肿胀，剧烈疼痛，检查时见痔核肿胀，充血明显，颜色紫暗，血栓形成，黏膜糜烂，溃疡形成，严重时可有痔核坏死出血。

2. 贫血　长期便血，特别是便血量多时，可导致不同程度的贫血，患者面色苍白，精神疲惫，乏力，严重时可出现休克晕厥。

（四）实验室检查

血常规检查：少数患者因长期出血，可出现血红蛋白下降，红细胞计数减少。

四、诊断与鉴别诊断

（一）诊断

一般根据病史、症状、体征即可做出基本诊断。注意排除其他肛门直肠疾病，特别要注意勿漏诊、误诊直肠癌。

（二）鉴别诊断

1. 直肠癌　直肠癌最常被误诊为痔，因延误治疗而导致严重后果。直肠癌早期无明显症状，初始可表现为便血，血色多暗红，伴有黏液、脓液。指诊可触及质硬、基底粘连固定的肿块，后期中央有凹陷性溃疡及肠腔狭窄。肛镜下可见肿块，如肠腔内有污血或脓血性分泌物要注意高位直肠癌的可能，确诊需作病检。

2. 肛裂　肛裂便血鲜红，伴便时肛门疼痛，特征性表现为周期性疼痛。检查见肛管皮肤纵行全层裂开，或形成梭形溃疡，肛管张力高，可伴有哨兵痔、肛乳头肥大等病理改变。

3. 直肠息肉　直肠息肉常表现为便血、脱出，易与内痔混淆。指检时在肠壁可扪及质软的赘生物，单个或多个，有蒂或无蒂。肛镜下见息肉呈朱红色，黏膜充血或糜烂渗血。

4. 直肠脱垂　直肠脱垂须与环状混合痔脱出相鉴别。直肠脱垂多见于儿童或年老体弱者，脱出物呈半球形，有环形皱襞，表面光滑柔软，不易出血。痔脱出呈颗粒状，有放射状沟纹，可见明显血管屈曲，黏膜易糜烂出血。

（三）分类

国内外关于痔的分类方法很多，以下介绍常用的两种。

1. 全国中医肛肠病学术会议分类（1992）

（1）内痔分四期。

一期内痔：便血，血色鲜红，量少，痔核不脱出肛外。镜下见直肠黏膜下端呈结节突起，色红，质软。

二期内痔：便血，色鲜红，便时脱出肛外，便后能自行还纳，镜下可见黏膜变厚，半球形隆起呈紫红色。

三期内痔：便时肿物脱出，不能自行还纳，需用手推回或平卧后复位，甚至用力、咳嗽、行走、下蹲时都可脱出。

嵌顿性内痔：如痔核脱出嵌顿不能及时送回，括约肌痉挛，导致血液回流受阻，使痔核充血水肿，血栓形成，疼痛剧烈，坐卧不安，表面有分泌物，甚至表面溃烂、坏死。此为内痔急性发作，称为嵌顿性内痔或内痔嵌顿。

（2）外痔分四种。

结缔组织外痔：又称为赘皮外痔，由肛缘结缔组织增生形成，表现为皮肤皱襞增大，痔体无曲张静脉丛，黄褐色或黑褐色，大小不等。患者有异物感，或感肛门不适，便后不易清洁。

静脉曲张性外痔：由痔外静脉丛曲张形成，在肛缘形成圆形、椭圆形柔软肿块，在下蹲、排便时肿块明显。一般无症状，严重时可有肛门坠胀感，或有异物感。常与母痔相应，多并发于二、三期内痔、混合痔。

炎性外痔：肛缘皮肤突发的局限性肿块，充血、水肿、剧烈疼痛。

血栓性外痔：痔静脉血管内膜发炎破损，血液在血管内积聚，形成血栓，表现为肛缘突发的圆形或椭圆形肿块，剧烈疼痛，活动时加重。

（3）混合痔：混合痔具有内痔和外痔的特征，即在同一方位内痔与外痔融合为一体，齿线消失。混合痔可为单个，也可呈环状。环状混合痔临床治疗较为困难。

2. 中华医学会外科学分会肛肠外科学组分类（2002）

（1）内痔的临床表现如下。

Ⅰ度：便时带血、滴血或喷射状出血，便后出血可自行停止，无痔脱出。

Ⅱ度：常有便血，排便时有痔脱出，便后可自行还纳。

Ⅲ度：偶有便血，排便或久站、咳嗽、劳累、负重时痔脱出，需用手还纳。

Ⅳ度：偶有便血，痔脱出不能还纳。

（2）外痔的主要临床表现是肛门不适、潮湿不洁，如形成血栓及皮下血肿有剧痛。

（3）混合痔的主要临床表现为内痔和外痔的症状可同时存在，严重时表现为环状痔脱出。

五、治疗

（一）治疗原则

（1）无症状但有体征的痔，需结合患者本人意愿决定是否治疗。

（2）有症状痔的治疗目的重在消除、减轻痔的主要症状，而非根治。

（3）一般治疗对各类痔都是必要的。

（4）非手术治疗主要适用于Ⅰ、Ⅱ度内痔。

（5）手术治疗主要适用于Ⅲ、Ⅳ度内痔、混合痔及包括血栓形成在内的非手术治疗无效者。手术治疗应注意避免术后并发症。

（6）制订个性化治疗方案，不同痔，不同治。

（二）一般治疗

（1）饮食疗法：调整饮食结构，包括摄入足量的液体和膳食纤维，以及形成良好的排便习惯，对预防痔和痔的非手术治疗有重要意义。

（2）保持大便通畅：防治便秘和腹泻，保持正确的排便习惯，如避免紧张、限制排便时间。

（3）温水坐浴，保持会阴清洁等。

（三）中医药物治疗

1. 辨证施治

（1）大肠实热：便时出血较多，滴血或射出，内痔脱出、灼热疼痛；口渴喜饮，唇燥咽干，大便秘结，小便短赤；舌质红，苔黄，脉洪数等。治宜清热泻火，凉血止血，方用凉血地黄汤合槐角丸加减。大便秘结者，可用小承气汤加地榆、槐角、荆芥炭。

（2）湿热下注：肛门部红肿胀痛，下坠疼痛，坐卧不安，大便干燥，内痔脱出；或腹泻，便痛，便血；舌质红，苔黄腻，脉沉或滑数等。治宜清热利湿消肿，方用止痛如神汤加减。

（3）气滞血瘀：肛门肿胀，肿块色紫，疼痛剧烈；或内痔嵌顿，表面紫暗，糜烂；便秘溲黄，或胁痛心烦；舌质紫暗，苔黄，脉弦数等。治宜活血化瘀，行气消肿，方用活血散瘀汤加减。

（4）气虚下陷：肛门坠胀难受，内痔脱出，便血色淡；少气懒言，面色无华；舌质淡，苔薄白，脉缓无力等。治宜补气升陷，方用补中益气汤加地榆。

（5）阴虚肠燥：大便秘结，肛门疼痛，痔核脱出，滴血；头晕咽干，烦热盗汗；舌红，苔薄黄，脉细数等。治宜养阴润燥，方用润肠丸加地骨皮、阿胶。

2. 口服药物　口服药物具有清热解毒、消肿止痛、改善局部微循环等作用。

适应证：内痔、外痔、混合痔。

常用药物：槐角丸、脏连丸等。

3. 塞药法　将药物做成栓剂直接塞入肛门，具有止痛、消炎、保护或修复黏膜等作用。

适应证：内痔，外痔，混合痔。

常用药物：熊珍栓、吲哚唑酮栓、太宁栓、熊胆痔疮栓等各种痔疮栓剂。

4. 敷药法　以膏剂、散剂敷于患部，具有消肿止痛、活血化瘀等作用。

适应证：炎性外痔、血栓性外痔、嵌顿性内痔。

常用药物：熊珍软膏、黄连软膏、马应龙麝香痔疮膏、金黄散、活血散、鱼石脂油膏等。

5. 熏洗法　用药物加水煮沸，取药水先熏后坐浴，具有活血、止痛、收敛等作用。

适应证：炎性外痔、血栓性外痔、嵌顿性内痔。

常用方药：苦参汤、活血散瘀汤、熏痔汤等。热重者加黄芩、蒲公英、大黄、野菊花；水肿重者加皮硝、枯矾等。

（四）西医药物治疗

1. 缓泻剂　如乳果糖、聚乙二醇、番泻叶、石蜡油等，适用于痔疮伴有便秘的患者。

2. 静脉活性药物　静脉活性药物可改善静脉张力，稳定毛细血管通透性和增加淋巴引流，包括柑橘黄酮片、地奥司明片等。

（五）套扎法

适应证：Ⅱ、Ⅲ度内痔，混合痔的内痔部分。

套扎法是将特制的乳胶胶圈套入痔核根部，利用胶圈弹性阻断内痔的血液供给，使痔核缺血、坏死、脱落而愈合。此操作简便，并发症少，但应注意以下事项。

（1）套扎部位应在齿线上方 0.3 cm 以上，过低可能引起剧烈疼痛。

（2）胶圈应套扎在痔核根部，使其完整坏死脱落。每次可套扎 2～3 个内痔。

（3）牵拉内痔时，应适度用力，以免撕裂直肠黏膜。

（4）痔体相互融合或过大时，疗效不佳，不宜选此法。

（5）套扎当天应休息并控制大便，避免用力使胶圈滑落。

（6）保持大便通畅，特别是在术后 7～14 天的痔核脱落期。便秘患者可服麻仁丸等润肠通便，必要时可给予灌肠。

（六）注射疗法

根据痔的性质不同注射的药物可分为硬化剂和坏死剂两类，相应的注射方法被称为硬化注射和坏死注射。其中硬化剂多采用硫酸铝钾（明矾）为主要成分，以消痔灵为代表。硬化剂中的铝离子与局部组织结合，刺激产生化学性炎症，纤维蛋白渗出，促进纤维化粘连，从而使痔核萎缩而治愈。

1. 硬化注射法

适应证：Ⅰ、Ⅱ度内痔，混合痔的内痔部分。

常用药物：消痔灵注射液、6% 明矾溶液、5% 苯酚橄榄油、2% 苯酚甘油等。

操作方法：术前排空大小便，侧卧位，一般不用麻醉。肛门镜下暴露内痔，消毒，在齿线上方 0.3 cm 以上区域，用 8 cm 细长针以 15°斜角刺入痔核黏膜下层，注入硬化剂，使痔核膨胀至黏膜颜色发白为止，痔体较大可作扇形注射。一般一次可注射 2 ~ 5 个内痔。

2. 消痔灵四步注射法

适应证：Ⅱ、Ⅲ度内痔或伴静脉曲张性外痔，环状混合痔等。

常用药物：消痔灵注射液。

操作方法：术前灌肠，排尽小便，腰俞麻醉或局麻，截石位或侧卧位，常规消毒铺巾，插入特制喇叭形肛门镜，暴露内痔，消毒肛管直肠下段。

（1）痔上动脉区注射：在内痔上方黏膜下层的动脉附近，用 1∶1 浓度（消痔灵与 1% 利多卡因之比，下同）的药液，注射 1 ~ 2 ml。

（2）痔区黏膜下注射：用 2∶1 浓度药液，在痔核的中部进针，作扇形注射，使药物充盈黏膜下层，以痔核弥漫肿胀为度，一般注射 5 ~ 10 ml。

（3）痔区黏膜固有层注射：当第二步注射完毕后，退针到黏膜固有层内，注药使黏膜呈水泡状，血管纹理暴露，一般注射 1 ~ 2 ml。

（4）窦状静脉区注射：用 1∶1 浓度药液，在齿线上 0.1 cm 进针，斜刺痔体 0.5 ~ 1 cm，一般注射 1 ~ 3 ml。

一次注射药物总量为 30 ~ 50 ml。注射完毕重新消毒，取出肛门镜，用指按摩直肠，使药物均匀充盈。

3. 注意事项

（1）注射时，必须严格消毒，每个痔核都应在注射前消毒一次。尤其是在内镜下行注射治疗时，应注意消毒，避免出现感染。

（2）严格掌握药物的浓度和剂量。不同药物的注射浓度与剂量各不相同，应严格参照说明书使用。

（3）一般注射点应距齿线上方0.3 cm以上，过低易引起肛管水肿，疼痛。

（4）注射部位不宜过深或过浅。过深注入肌层，有可能引起肌层硬化，导致直肠狭窄，过浅可能引起黏膜溃疡出血。

（5）注射后肛门有坠胀感，当天不宜排便，避免内痔脱出嵌顿。

（6）保持大便通畅，避免剧烈活动。

（7）术后可适当使用抗生素预防感染。

（七）手术治疗

1. 血栓剥离术

适应证：血栓性外痔。

操作方法：侧卧位，常规消毒，局部麻醉，在血栓顶部切一小口，分离取出血栓，压迫止血。如水肿严重或赘皮较多，可棱形切除部分皮肤，必要时可适度缝合伤口，术毕用塔纱压迫固定。

2. 外痔切除术

适应证：赘皮外痔、炎性外痔、静脉曲张外痔。

操作方法：侧卧位，局麻或腰俞麻醉，常规消毒铺巾，根据外痔的部位、形态，选用恰当的梭形切口，切除多余的赘皮及皮下组织，或者剥离下静脉丛，可缝合固定伤口，缩小创面，有利于创口愈合。术毕以塔纱压迫固定。

3. 内痔结扎术

适应证：Ⅰ、Ⅲ、Ⅳ度内痔。

操作方法：侧卧位或截石位，局麻或腰俞麻醉，术区、肛门直肠常规消毒铺巾。扩肛使内痔脱出肛外，牵拉内痔，用止血钳钳夹内痔基底部，用7号丝线在血管钳下结扎，如痔核较大可贯穿缝合结扎。前者称为单纯结扎术，后者称为贯穿缝扎术。剪除部分被结扎的内痔，可以减轻术后肛门坠胀。每次可结扎1~3个内痔。术毕肛内放入凡士林纱条，用塔纱压迫固定。

4. 外剥内扎（硬注）术

适应证：Ⅲ、Ⅳ度内痔伴外痔，混合痔，环状混合痔，嵌顿性内痔。

操作方法：腰俞麻醉，截石位，会阴部常规消毒铺巾。消毒肛管直肠下端，暴露内痔。钳牵外痔顶部，从外痔外缘向肛管内作梭形切口，切开皮肤至齿线。

血管钳提起皮瓣，剪刀剥离痔外静脉丛至齿线。提起已游离外痔，用中弯血管钳钳夹相对应的内痔基底部。钳夹时需注意对合外痔切口，使之平整呈放射状。圆针7号丝线在血管钳下作“8”字缝合，双重结扎。如结扎内痔较大，可剪除部分残端。同法处理其他痔核，一般一次可剥扎1~3处。检查无活动性出血，对合创面，术毕肛内置入凡士林油纱，用塔纱压迫胶布固定。

术中可对内痔先行硬化剂注射，或在已扎内痔的基底部少量注射硬化剂，以提高疗效和减少术后出血。如发现母痔动脉搏动明显，可给予缝扎或注射硬化剂。如外痔大而不规则，除梭形切口外可适当进行修剪，使肛缘平整。

5. 痔上黏膜环切订合术（PPH手术）

适应证：环状脱垂的Ⅲ、Ⅳ度内痔，反复出血的Ⅱ度内痔。

操作方法：腰俞麻醉、椎管内麻醉或全麻，倒置位、截石位或侧卧位，常规消毒铺巾。用圆形肛管扩肛器进行扩肛，在扩肛器引导下置入透明肛镜并固定。在半弧型肛镜缝扎器的显露下，于齿状线上2.5~4.0 cm做荷包缝合。可行单荷包缝合或双重荷包缝合，若行双荷包缝合，其间距应在1.0~1.5 cm。荷包缝线应全部潜行黏膜下层并保持同一水平，荷包缝针应尽量自出针点原位进针，一般以3~7针为宜。旋开圆形吻合器至最大位置，将钉砧头导入并使之置于荷包线之上，将荷包线收紧并打结。用带线器将荷包线尾端从吻合器侧孔中拉出。适度牵拉荷包线，同时旋紧吻合器，将圆形吻合器送入肛门直至4 cm刻度处。女性患者应注意防止误伤阴道后壁。击发吻合器，松开手柄，静待30秒。将吻合器旋开1/2~3/4圈后移出，检查切除黏膜的完整性。仔细检查吻合口，遇有活动性出血的部位必须用可吸收线缝扎止血。术毕肛内置入凡士林油纱，用塔纱压迫胶布固定。

PPH手术对于环状脱垂的痔疮疗效较佳，但是应用以来医生对其有一定质疑，认为其并发症较多，如易造成直肠阴道瘘、直肠脓肿等，因此进行荷包缝合时，缝合的深度要适宜，仅缝合黏膜层及黏膜下层，避免括约肌损伤和术后疼痛、出血、吻合口狭窄等并发症的发生。对于女性患者，击发前最好配合阴道指诊，避免将阴道后壁嵌入切割槽中，造成直肠阴道瘘。

（八）仪器治疗

目前有很多新技术应用于肛肠疾病的治疗，常用的有激光、微波、红外线、冷冻、射频、铜离子电化学、电子治疗仪及用于理疗的TRM多源频谱仪、TDP

等。这些技术多数采用物理或化学的方式，对内痔有一定治疗效果，其特点是简便快捷，但对外痔、混合痔不适用，对治疗较大的内痔也有一定的局限性。处理不当可导致出血、感染、肛门直肠溃疡、肛门直肠狭窄等并发症和后遗症，而且远期疗效不确定。

六、预防

注意起居饮食，不过劳，不酗酒，少食辛辣刺激及肥甘厚味食物。保持大便通畅，防止便秘或腹泻。注意肛门清洁卫生。

七、曹吉勋诊治经验

首先，对于痔的治疗原则，应注重以下两点。

1. 不同痔，不同治　在对痔的治疗方法的选择上，应遵循个体化原则，根据医生的临床经验和患者的具体情况选择对其最有利的治疗方法，以消除症状和保护肛门直肠的正常功能为原则，不主张过度的器械和手术治疗。

2. 提倡微创理念　微创泛指治疗痔疮的一种理念，并不单指某种特定的术式或某一特定的微创器械。凡是符合“损伤最小化、疼痛最轻化、康复最快化”原则的，都属于微创理念。在痔疮的治疗中，治疗目的应为消除症状，注意保护肛门的正常功能，治疗应符合生理，应在快速康复微创理念指导下选择合适的治疗方式。

其次，在痔疮的手术治疗前，术者应掌握患者麻醉前的肛门形态，因为麻醉后患者肛门形态会发生变化，不易做到损伤最小化地处理患者最想解决的问题。

痔的治疗方法很多，一般治疗对各类痔都是必要的。保守疗法应用广泛，适用于早中期患者，或年老、多病、体弱不宜手术者，或拒绝接受手术者，但对中晚期效果不佳。套扎疗法方法简便，适用于单个突出的内痔，痔核较大、互相融合的应慎用。PPH 手术对于环状脱垂痔疗效较佳，但应仔细操作，避免引起女性患者直肠阴道瘘、大出血、感染等并发症。最新的美国结直肠外科医师协会痔病诊疗临床实践指南指出，鉴于吻合器痔固定术疗效甚微且风险较大，不建议将其作为内痔的一线手术治疗方法。枯痔疗法已基本不用。注射疗法操作简便，近期疗效较好，应注意适应证，注重消毒。手术疗法是中晚期痔的主要治疗方法，根据病情选择适当的术式，可获得较好的远近期疗效。外剥内扎术是最常用的术式，外剥时切口应尽量作放射状 V 形小切口，切口应“对称”“对齐”。“对称”指的是 V 形切口要根据需切除的外痔的中轴线两边对称；“对齐”指的是 V 形切口的顶端要处于同一水平位置，这样钳夹上端内痔时，V 形切口才能平整对合，避免两侧张力不等；还应稍稍延长切口，使其引流通畅，避免术后切口发炎、水肿。相邻外痔切口之间应保留 0.5 ~ 1.0 cm 的皮桥，防止术后肛门直肠狭窄。

另外，痔术后易出现并发症，主要包括以下这些方面。

1. *出血* 在痔核脱落期时，便时少许滴血、厕纸带血无须特殊处理；但若排便次数多、大便干燥等，有可能导致便时有大量血凝块，若出现广泛渗血或搏动性出血需行压迫或缝合处理。

2. *疼痛* 痔术后肛门疼痛程度取决于手术方式、术中操作及患者自身疼痛阈值。缓解疼痛的方法如下。

（1）术后亚甲蓝封闭：予以亚甲蓝及罗哌卡因混合液肛周皮内注射。

（2）口服止痛药，如羟考酮缓释片、曲马多片、洛芬待因片、双氯芬酸钠胶囊等。

（3）肌注止痛药，如盐酸曲马多注射液、盐酸哌替啶注射液等。

（4）静脉镇痛泵、硬膜外镇痛泵等。

（5）中医理疗：电针、灸法、耳穴压豆、穴位贴敷、熏洗坐浴、特定电磁波（TDP）照射、微波等。

（6）肛门直肠局部用药：术后可以以止痛栓剂塞肛，如：双氯芬酸钾栓、吲哚美辛栓等。

3. *水肿* 在术中正确恰当的处理方式是避免术后水肿的重要一环，如充分破坏动脉血供、切口皮瓣保留适度、切口适度延长等。术中处理血管越彻底、手术操作越干净利落、术后排便管理越好，术后越不容易出现水肿。痔术后水肿尤以女性多见，若出现水肿，可予以 TDP 照射、中药坐浴、硫酸镁湿敷、二黄解毒软膏外敷等处理，必要时可于局麻下修剪水肿组织。

4. *尿潴留* 引起术后尿潴留的原因众多，如麻醉后膀胱逼尿肌松弛、肛门坠胀疼痛、情绪紧张、前列腺疾病或其他泌尿系统器质性病变等。处理：可口服尿道括约肌松弛药，如盐酸特拉唑嗪等；及时止痛，适时松弛肛门直肠内填塞物；中药熨烫中极、关元、足三里等穴位；安置尿管等。

5. *肛门坠胀* 肛门坠胀术后较为常见，系创面炎性反应、粪便潴留、结扎组织脱落期等原因引起，另外，PPH 吻合口位置过低或吻合钉松动冒出等也可引起肛门坠胀。需明确坠胀原因，对症治疗。不明原因的肛门坠胀者，可予生理盐水加地塞米松加利多卡因混合液保留灌肠，或骶管神经阻滞治疗等。此外，伴有精神心理症状的患者，需及时干预。

6. 肛门狭窄　应当选择合适的手术方式（传统手术或吻合器手术），避免肛管皮肤过度损伤，保留足够皮桥。小儿患者、环状混合痔患者术后复查时应该注重肛门指检，若发现肛门狭窄，可行手法物理扩肛，必要时手术扩肛。

7. 复发　痔系血管性疾病，无根治一说。痔术后复发主要和排便习惯、生活习惯相关。术后应注意多吃蔬菜水果，少吃辛辣食品，避免长期饮酒，适当运动，避免长期便秘、腹泻等高危因素，重在“保养”。

第九章

肛　裂

一、概述

肛裂是指齿状线下肛管皮肤层因多种原因所致裂伤后形成的溃疡，长0.5～1 cm，方向与肛管纵轴平行，呈梭形或椭圆形，甚则发生纵行全层裂开，深达肌层，引起排便性周期性肛门剧烈疼痛。中医又称“脉痔”“钩肠痔”“裂肛痔”等。

任何年龄均可发病，但多见于青壮年（平均发病年龄为29.9岁），有15%的产妇会出现肛裂。肛裂好发于后正中线，13%女性和8%男性的肛裂发生于前正中线，2.6%的肛裂同时发生于前正中线和后正中线，且男女发病率无明显差别。侧方肛裂或多发肛裂被认为是一种不典型表现，常与HIV感染、克罗恩病、梅毒、结核和血液系统恶性肿瘤有关。

二、病因病理

（一）中医学认识

由于热结肠燥，或阴虚津乏，以致大便秘结，排便努挣，肛门裂伤，邪乘虚入，侵结筋络，气血瘀滞，局部失荣，故而裂口经久不愈。《医宗金鉴·外科心法要诀》云：“肛门围绕折纹破裂，便结者，火燥也。”

（二）西医学认识

1. *高肛压、低血流*　正常人肛管后侧血流灌注压相当于其他方位的一半，表明后侧较其他区血供不良。精神紧张、一氧化氮代谢失常、内括约肌神经丛退变、某些神经肽的变化等，可以引起肛门内括约肌痉挛，使肛管压力增高。

而肛管压力增高可诱发肛门皮肤缺血，尤其加重了原本供血不足的肛管后侧皮肤缺血，导致肛管后侧皮肤损伤逐渐形成缺血性溃疡。临床实验证实，降低括约肌张力，恢复肛管皮肤血供，肛裂即可愈合。

2. 解剖学因素

（1）肛管前后方薄弱。

（2）粪便压迫。

（3）血液供应不良，弹性差，易受伤，且损伤后不易修复。

3. 感染因素

4. 损伤因素　干硬粗大的粪便，努挣排便，直肠异物，分娩用力及外伤等。

5. 肛管狭小　各种原因导致的肛门狭小，均会引起肛管压力增高，诱发肛裂形成。

（三）病理改变

1. 纵行裂口　肛管皮肤有一至数条纵行裂口，皮肤全层裂开甚至深入肌层。

2. 肛窦炎　可因肛窦发炎引起肛裂，也可先有肛裂，再继发肛窦感染。

3. 肛乳头肥大　裂口上方，因慢性反复炎症刺激，组织增生，最后形成肛乳头肥大。

4. 梭形溃疡　肛管裂口因反复感染，形成溃疡。

5. 内括约肌纤维化　炎症使内括约肌肌膜增厚、肌纤维变硬，形成环状硬结，使括约肌舒张受限。典型病例可在其肛管齿线与白线间扪及宽约 2 cm、硬如皮带的环形带。

6. 哨兵痔　哨兵痔或称裂痔。与肛乳头对应，裂口下方肛缘静脉及淋巴回流障碍而水肿，以及反复炎症刺激，组织增生。

7. 潜行瘘管　肛窦或创面感染化脓，形成皮下脓肿破溃而成。

三、临床表现

（一）症状

1. 疼痛　肛门周期性疼痛是慢性肛裂的特征性表现（图 9－1）。特点是：排便时粪便通过肛管，肛管扩张，刺激裂口溃疡，肛门出现撕裂样疼痛或刀割样疼痛，称为排便痛。便后数分钟疼痛减轻或缓解，称为疼痛间歇期。继而因括约肌痉挛收缩，出现剧烈疼痛，持续数十分钟至数小时不等，甚至持续至下次排便，称为括约肌痉挛痛。严重者排尿、咳嗽、喷嚏等都可引起疼痛周期的发生。但并非每个慢性肛裂患者都出现典型的周期性疼痛。急性肛裂通常仅表现便时疼痛，便后很快缓解。

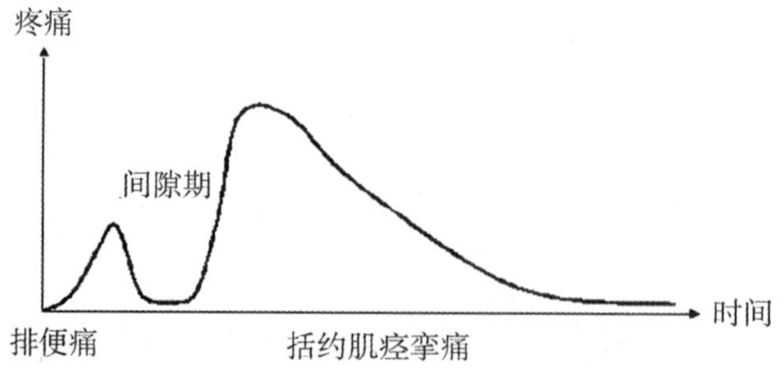

图9－1　周期性疼痛

2. 便血　出血鲜红，量多少不一。便前或便后出血。

3. 便秘　因疼痛而惧怕排便，粪便因久留水分被吸收而秘结；因便秘又可使裂口加大而更痛。

（二）体征

（1）肛管皮肤浅表纵裂，创缘整齐、基底新鲜、色红，触痛明显，创面富于弹性，多见于急性肛裂。

（2）有反复发作史，创缘不规则，增厚，弹性差，溃疡基底紫红色或有脓性分泌物，上端邻近肛窦处肛乳头肥大，创缘远心端有哨兵痔，或有皮下瘘管形成，多见于慢性肛裂。

（三）特殊检查

肛管直肠测压：其静息压和收缩压均明显增高。

四、诊断与鉴别诊断

（一）诊断依据

1. 症状　有便时肛门疼痛，便血和便秘。

2. 体征　肛管纵行裂口或梭形溃疡。

3. 诊断评估

（1）肛裂的诊断主要基于症状及局部检查，若有特殊症状或体征，应警惕是否合并克罗恩病、传染性疾病等其他疾病。肛裂的诊断可通过病史询问、局部视诊、指检及肛门镜检查来确诊。

（2）疼痛明显的患者若无法配合完成指检等局部检查，可在麻醉后进行检查。肠镜检查可排除肿瘤、炎性肠病等，腔内超声检查可以评估括约肌形态，可用于因肛裂术后复发再手术前的评估及松弛型肛裂的术前评估。

（3）当患者年龄超过65岁且出现非典型症状或异常的检查结果时，必须排除其他病理因素，如克罗恩病、结核、梅毒、艾滋病、皮肤病（如银屑病）或肛管癌等，并在开始治疗前进行进一步检查，包括电子结肠镜、局部组织活检等。

（二）鉴别诊断

1. 肛门皲裂　最易误诊为肛裂，皲裂可发生于肛管及肛周任何部位，属皮肤的浅表裂口，仅局限于皮下，不波及肌肉，常见多处裂口同时存在，其疼痛轻，出血少。多由肛门湿疹、皮炎、肛门瘙痒症等肛门皮肤病继发。局部皮肤可见丘疹、角质化或增生等病变，而无溃疡、裂痔和肛乳头肥大等病变。

2. 肛门结核　其特点是溃疡形态不规则，潜行边缘，底不平，色灰暗，有干酪样坏死组织和脓性分泌物，疼痛轻，无裂痔。分泌物培养有结核杆菌；病理切片可见结核结节和干酪样坏死病灶。

（三）疾病分期

1. 二期分类法

急性（新鲜）肛裂：病程短，裂口新鲜，底浅，边缘整齐。

慢性（陈旧性）肛裂：病程长，反复发作，有梭形溃疡形成，边缘厚、硬。裂口上端常有肛窦炎、肛乳头增生，下端有裂痔或潜行瘘管。

2. 三期分类法

一期肛裂：肛裂初发，裂口新鲜，病程短。

二期肛裂：创缘隆起增厚变硬，有明显溃疡形成，但尚无其他病理改变。

三期肛裂：除梭形溃疡外，并发裂痔、肛乳头肥大、肛窦炎、潜行瘘管等病理改变。

五、治疗

无论是对于急性还是慢性肛裂，优先考虑保守治疗。正如美国结直肠外科医生协会的临床实践指南中所述，保守治疗是安全的，几乎没有不良反应，应该作为首选推荐。

（一）基础治疗

（1）清淡饮食，增加膳食纤维和水的摄入，戒烟、戒酒、适当的体育锻炼、适当的休息等是治疗肛裂的基础措施。中医辨证施护：血热肠燥证多吃蔬菜和水果；阴虚津亏证宜多进食滋阴增液之品；气滞血瘀证给予理气活血之品。

（2）容积性或渗透性泻剂的使用：用于改善粪便性状，通过软化粪便减少对裂口的刺激和损伤，减轻症状。

（3）温水坐浴（或中药熏洗）：主要作用是通过减轻肛门括约肌痉挛来缓解疼痛，改善肛门部血液循环，缓解充血和水肿。建议温水（36~40℃）坐浴10~15分钟，1天2次或每次排便后。温水坐浴能通过热刺激提高伤口周围的皮肤温度，使肛门括约肌放松，刺激皮肤的神经末梢感受器，阻断疼痛的病理反射，达到减轻疼痛的效果。

中药熏洗：根据患者证候特点，选择中药随证加减，煎煮后，倒入熏洗容器内，药液温度80℃左右，熏蒸10~15分钟，药液温度降至38℃左右，局部坐浴10~15分钟。

（二）中医治疗

1. 辨证施治

（1）湿热下注：大便不爽，肛门坠胀，疼痛持久，便时带血或滴血，肛门潮湿；身倦神怠，口苦，口干欲饮，小便黄赤；舌红，苔黄腻，脉濡数。治宜清热利湿，方用止痛如神汤加减。

（2）热结肠道：大便干结，排出困难，肛门疼痛如刺如割，便血鲜红，或多或少，肛门灼热；口干喜饮，小便黄赤；舌红，苔黄，脉滑或数。治宜泻热通便，养阴凉血，方用凉血地黄汤合麻仁丸加减。

（3）阴虚肠燥：大便干燥，排出困难，便时疼痛，干痛或涩痛，出血不多；口干咽燥，饮而不多，小便黄少；舌红，少苔，脉细数。治宜养阴增液，润肠通便，方用增液汤加槐花、白茅根、延胡索等。

（4）血虚肠燥：大便或干燥，肛门疼痛，痛而不甚，持续时间不长，便血量少；面色无华，唇甲苍白，头晕心悸；舌淡，苔白，脉细弱。治宜养血补血，润肠通便，方用润肠丸加减。

2. 中药熏洗　根据患者证候特点，选择清热泻火解毒类、凉血养血类、行气活血类中药随证加减。

3. 中药外用　可选用止痛类栓剂纳肛或中药膏剂外敷。

4. 针灸疗法　针对肛裂及手术术后的并发症。

（1）疼痛：电针取长强、承山、足三里、环跳穴。

（2）尿潴留：电针取关元、中极、气海、三阴交、水道。

（3）便秘：电针取支沟、足三里、气海、合谷、曲池。

（三）药物治疗

1. 一氧化氮供体硝酸甘油外用

（1）一氧化氮供体硝酸甘油可缓解括约肌痉挛引起的疼痛并促进愈合。硝酸甘油软膏的局部外用能有效缓解括约肌痉挛，减轻疼痛。

硝酸甘油最常见的不良反应是头痛，20% ~30% 的患者会出现头痛，1/5 的患者可能需要停止治疗。头痛是剂量依赖性的，可以通过口服止痛药或在4 ~5 天内逐渐增加硝酸甘油剂量来预防。

（2）局部使用硝酸甘油可以降低手术率或推迟手术的时间。

（3）硝酸甘油浓度对肛裂愈合也有一定影响。有研究报道，0. 4% 浓度的硝酸甘油愈合率为 54. 1% ，0. 2% 浓度的硝酸甘油愈合率为 40. 4% 。局部使用硝酸甘油的长期复发率为 51% ~67% 。

2. 钙离子通道阻滞剂外用

（1）钙离子通道阻滞剂的疗效与硝酸甘油接近，但不良反应更少。

（2）硝苯地平是最常用的药物。据报道，局部应用 2% 硝苯地平软膏，每天两次，连续使用 6 ~8 周后的结果显示，65. 0% ~94. 5% 的肛裂患者伤口可以愈合。有 10% 的患者会出现头痛和肛门瘙痒等不良反应。

（3）局部应用比口服药物更有效，耐受性更好，疗效与硝酸盐类药物相当，但不良反应更少，可作为一线推荐的治疗药物。

3. 肉毒杆菌毒素局部注射　它是一种神经毒素，可抑制突触前摄取乙酰胆碱，注射后可使内括约肌持续松弛，可治疗因括约肌痉挛引起的疼痛并改善血供，促进裂口愈合。

（四）手术治疗

经保守治疗无效的患者，综合评估后可考虑手术治疗。常见的手术方式包括侧方括约肌切开术、肛裂切除术以及纵切横缝术等。

1. 内括约肌侧方切断术　可以分为挑出切断和潜行切断。

适应证：二期肛裂。

操作方法：腰俞麻醉或局麻，侧卧位或膀胱截石位，术区常规消毒铺巾，消毒肛管直肠下段。在肛门左侧肛缘外1～2 cm处作一长约2 cm的弧形或放射状切口，用小弯止血钳沿肛管皮下与内括约肌之间向上分离至齿线平面，再从括约肌分离至齿线平面。然后将内括约肌挑出，双钳并行钳夹肌肉，从钳间切断。3～5分钟后松钳放开肌肉断端，可缝合皮肤1～2针（挑出切断术）。或者以一手食指插入肛门引导，在肛门左侧肛缘外1～2 cm处用线状刀沿皮下、肛管皮下至齿线平面，由内向外切断内括约肌，再用双手食指持续交叉扩肛压迫止血5分钟左右。也可选择从内外括约肌间进入，由外向内切断内括约肌（潜行切断术）。病情严重者可以同法处理对侧。最后肛门外敷塔纱，胶布加压固定。

2. 内括约肌后方切断术

适应证：二期肛裂裂口位于后侧者。

操作方法：麻醉、体位、消毒方式同前。双叶肛门镜扩开肛管，显露后侧肛裂溃疡，经溃疡处纵行切开齿线以下的内括约肌及纤维索带。修剪整齐溃疡边缘，适度向肛缘外延长切口，有利于伤口引流。止血后凡士林纱条填塞伤口，外敷塔纱，胶布加压固定。

3. 肛裂切除术

适应证：三期肛裂。

操作方法：腰俞麻醉，膀胱截石位，消毒方式同前。双叶肛门镜扩开肛管，显露肛裂溃疡、裂痔、肥大的肛乳头。沿裂口正中作纵行切开，上至齿线，下方略超出裂口下端，清除梭形溃疡，切断下方的内括约肌环状纤维带，松解肛门。结扎、烧灼或切除上方肥大肛乳头，切除下端裂痔，如有潜行瘘管一并切开引流。可适当向外延长切口，便于引流。凡士林纱布压迫止血，外敷塔纱，胶布加压固定。

4. 纵切横缝术及改良术式

适应证：二、三期肛裂合并肛管狭小者。

操作方法：麻醉、体位、消毒同肛裂切除术。在双叶肛门镜暴露下，沿裂口正中作纵行切口，上至齿线上0.5 cm，下至肛缘外0.5 cm，切断部分内括约肌，使肛管松弛。切除合并的肥大肛乳头、裂痔、潜行瘘管等。游离切口下端的皮肤，减少皮肤张力。用1号丝线从切口上端黏膜进针，稍带基底组织，与下端游离的皮肤缝合，如此上下缝合5～7针。最后使纵行切口变成横形缝线，从而扩大肛管口径。改良术式上述处理基本相同，在切开时延长切口下缘2 cm，使缝合后伤口呈T字形，横向伤口为缝合部分，纵向伤口为引流口。肛管创面敷凡士林纱条，外用塔纱压迫，胶布固定。

六、曹吉勋诊治经验

曹老诊治肛裂时，对该病的诱因、并发症及治疗有着独特的经验之谈。

（一）病因病机

（1）曹老明确指出，肛裂的本质是缺血性溃疡。常说的高肛压、低血流，即是高括约肌张力诱发肛管后中线供血不良，是原发性肛裂的病因。

（2）临床上所见脱垂性内痔，反复脱垂撕裂所致裂口，属于病理因素，符合肛裂诊断标准。

（3）特殊性行为患者，尤其是男性同性性行为（MSM）人群中，由特殊性行为导致的肛裂，属于机械性损伤的因素。

（二）治疗

基于高肛压、低血流的理论基础，肛裂手术的治疗关键点在于必须同时达到两个基本要求，一是降低肛管压力，二是恢复血供。经保守治疗无效的患者，综合评估后可考虑手术治疗。肛裂切除术时，应切除组织送病理学检查，有助于排除其他原因导致的裂口形成，对后续治疗有一定指导作用。对于后正中的裂口，可通过肛门成形术修补，比如推移直肠黏膜瓣覆盖伤口。当出现伤口感染或形成肛瘘时，直接切开肛裂处的内括约肌是有效的，侧方内括约肌切开术适用于括约肌高张力的肛裂，但对于存在括约肌损伤风险的患者不建议采用。

在行内括约肌切开术前，应评估患者的肛门功能（指诊或肛门直肠测压）。女性内括约肌的断裂往往比预期的更广泛，这可能是女性的肛管相比男性更短，加上年龄、分娩、既往的产科创伤、既往的肛肠手术（痔切除术、瘘管切除术或瘘管切开术）等原因，如果再行括约肌切开术可能会加重对肛门功能的损伤。对于行括约肌切开术后复发的患者，再次手术前建议行肛管腔内超声评估肛管形态。对于肛门括约肌张力低或存在高失禁风险的患者，可采用推移皮瓣肛门成形术。

肛裂手术后要进行有效的创面管理，有助于创面的修复，避免并发症的发生，如使用促进创面生长的药物，可以避免感染、假性愈合等情况发生；中医药干预（如中药熏洗坐浴、油膏或散剂外敷等）同样可以促进创面愈合；围手术期使用止血药能有效预防创面的出血。

第十章

肛门直肠周围脓肿

一、概述

肛门直肠周围脓肿，是指肛门直肠周围间隙软组织因发生急、慢性化脓性感染而形成的脓肿。本病属中医学肛门痈疽范畴。中医按病位分别命名为：锐疽、脏毒、悬痈、坐马痈、跨马痈、臀痈、盘肛痈等。局部特征为肛门会阴部红、肿、热、痛，并伴有不同程度的全身症状，如恶寒、发热等，常因脓肿破溃或切开引流后形成肛瘘。本病任何年龄均可发生，但以 20～40 岁青壮年发病较多，婴幼儿也时有发生，男性多于女性，为 2∶1～8∶1。

二、病因病理

（一）中医学认识

（1）感受外邪，入里化热，壅滞气血，腐肉成脓。如《灵枢·痈疽》云："寒气客于经脉之中则血泣，血泣则不通，不通则卫气归之，不得复反，故痈肿。寒气化为热，热胜则肉腐、肉腐则为脓。"又如《河间医学六书》云："风热不散，谷气流溢，传于下部，故令肛门肿痛，结如梅李核，甚者乃变而为瘘也。"

（2）饮食醇酒厚味，损伤脾胃，酿生湿热，湿热蕴结肛门。如《素问·至直要大论》云："膏粱之变，足生大丁。"《外科正宗》云："夫脏毒者，醇酒厚味，勤劳辛苦，蕴毒流注肛门结成肿块。"

（3）三阴亏损，湿热结聚肛门。如《薛氏医案》云："悬痈……属足三阴亏损之症。"《疡科心得集·辨悬痈论》云："患此者俱是极虚之人，由三阴亏损湿热积聚而发。”

（4）气陷阻滞，湿热瘀毒下注。如《外症医案汇编·肛痈》云：“负重奔走，劳碌不停，妇人生产用力，以上皆能气陷阻滞，湿热瘀毒下注。”

（5）虚劳久嗽、痰火结肿肛门。如《外科正宗·脏毒论》云：“又有虚劳久嗽、痰火结肿肛门如粟者，破必成漏。”

（二）西医学认识

1. 特殊的解剖结构及感染　肛门直肠部有肛窦、肛门腺及肛腺导管这些特殊解剖结构，在大便干燥或腹泻时，易导致肛窦受损伤，使粪便残渣进入肛窦内积存，引起肛窦发炎，肛窦一旦受到炎症刺激，便扩张、松弛，失去收缩力，细菌即可乘机进入肛腺管而引起肛腺炎。肛腺感染沿其分支系统蔓延形成肛门直肠周围炎，继而发生脓肿。肛管上皮薄，与其下方组织紧密连在一起，易受损伤，且肛管表层内血液循环较少，一旦受伤，不易愈合。肛门直肠周围的疏松蜂窝组织中脂肪非常丰富，并形成多个间隙，抵抗力差，修复能力亦差，为炎症及脓肿的扩散提供了有利条件。直肠与肛管成直角相连，排便时后位承受压力最大，易致损伤。这些均为病菌侵入，感染化脓提供了条件。

2. 损伤　局部损伤是肛门直肠感染的常见原因。损伤的种类较多，常见的原因有外伤或误咽针刺、鸡骨、枣核、金属等，排便时损伤肛窦、肛管皮肤或直肠黏膜，致病菌侵入，感染化脓；会阴部手术，如内痔注射时消毒不严，术后感染；产后会阴缝合感染；前列腺、尿道手术后感染等，均可波及肛门直肠，引起脓肿。

3. 其他疾病　某些全身性疾病，如糖尿病、白血病、再生障碍性贫血等，由于严重的营养不良，全身虚弱，抗感染能力低下，也可并发肛周脓肿。

（三）病理

根据肛隐窝腺感染学说，肛门直肠周围脓肿的发生、发展可分为以下三期。

1. 炎症期　由于某种原因损伤肛窦，或粪便、异物积存于肛窦，引起肛窦感染。肛窦受炎症刺激，则扩张、松弛，失去收缩力，外界致病菌乘机侵入，引起肛腺管水肿、阻塞，肛门腺感染发炎，炎症向外扩散，形成肛管直肠周围炎。由于病菌侵入，局部组织代谢改变，引起血管扩张，血流加快，局部充血，故组织呈鲜红色。炎症进一步发展，则代谢产物堆积，使血管通透性增强，血管壁张力降低，血流缓慢而出现瘀滞，故局部呈暗红色。由于血管通透性增强，血浆成分渗出，潴留于组织间隙，形成炎性水肿，故局部肿胀。炎症使局部血流加快，代谢增强，产热增多，故产生热感。局部肿胀压迫神经末梢和炎症区代谢产物堆积的刺激，可引起疼痛。

2. *化脓期* 炎症期白细胞向病灶区移动和集中。由于大量中性粒细胞浸润，并发生变性、坏死，坏死组织被中性粒细胞或坏死组织产生的蛋白水解酶液化形成脓液。脓液一般为黄色或黄绿色混浊液体，是由脓细胞即变性坏死的中性粒细胞、液化的坏死组织、少量浆液、纤维素和病菌所组成。脓肿一般最早在括约肌间（中央间隙）形成，然后沿抵抗力量薄弱的途径蔓延，形成不同部位脓肿。沿括约肌间隙下行则形成肛周皮下脓肿；沿直肠纵肌层向上则形成高位肌间脓肿；或至直肠壁外形成骨盆直肠间隙脓肿；也可在任何平面穿过外括约肌而致坐骨直肠窝脓肿，并且可以继续向上、向下蔓延。在括约肌间隙，坐骨直肠间隙或骨盆直肠间隙内均可发生环状扩散。坐骨直肠间隙的蓄脓容量为60～90 ml，若一侧化脓量超过90 ml，则脓液通过肛管后深间隙向对侧蔓延，形成“蹄铁形”脓肿，或骨盆直肠间隙脓肿向下穿破提肛肌形成“哑铃形”脓肿。

3. *破溃期* 由于浸润的白细胞和组织发生坏死、溶解、液化，而在局部形成了充满脓液的囊腔。小的脓肿可自行吸收而消散。大的脓肿由于脓液较多不易吸收，可由皮肤溃破或需要切开排脓。溃脓后，脓腔逐渐由增生的肉芽组织所代替。如未能自溃或及时切开排脓而成慢性脓肿时，脓肿周围被增生的肉芽组织包围形成脓肿膜，脓肿膜有吸收脓液、限制炎症扩散的作用。但当脓肿继续发展时，脓肿膜内层不断有白细胞渗出和组织坏死，使脓液增多，脓肿扩大，然后向皮肤穿破，脓液流出而形成肛瘘。

三、临床表现

（一）症状

肛周脓肿的一般症状是，先感到肛门周围有一肿块，微感疼痛，或感肛内刺痛，或坠胀灼痛。继则疼痛加重，肛门周围肿块增大，红肿热痛，质较硬。重者恶寒、发热、身体困倦、食欲不振、大便秘结等。如不及时施以有效的治疗，往往一周左右局部即可形成脓肿。但深部脓肿或黏膜下脓肿初起局部症状可不明显，而发热、恶寒等全身症状较重。

脓肿形成后局部可有波动感，如自行溃破或切开后可流出黄白色脓液。此后疼痛可逐渐缓解或消失，肿胀渐消，体温下降，其他症状亦随之缓解、消失。

结核性肛周脓肿则起病缓慢，肿痛较轻，脓成溃破或切开后流出之脓液清稀或伴干酪样物。常伴有低热，盗汗、颧红，形体消瘦等症。

由于脓肿发生的部位不同，其症状也各有特点，现分述如下。

1. 肛门皮下脓肿　位于肛管皮下或肛周皮下间隙，脓肿一般小，全身感染症状不明显。局部疼痛较重，多呈持续性和搏动性疼痛，不敢端坐，呈半蹲坐姿势，步态偏跛。咳嗽或局部受压时，疼痛加重。肛旁有明显红肿，硬结，触痛，如已化脓，则出现波动感。

2. 低位肌间脓肿　位于齿线以下，内、外括约肌之间，脓肿不大，全身感染症状轻。局部持续性和搏动性疼痛明显，受压咳嗽时加重。肛缘红肿不明显，但指诊时肛管内有肿块隆起，压痛明显。

3. 坐骨直肠间隙脓肿　初起患者自觉患侧肛管有持续性疼痛，酸胀感，但不甚剧烈。发热、畏寒、头痛、身倦乏力等症状明显，随病情进展，局部症状加重，坐卧不安，步行时疼痛更甚。患处皮肤肿胀，发红，双臀不对称，局部有硬结和明显触压痛。肛内指诊时患侧肛管和直肠壁丰满，有压痛。若脓肿穿入肛周皮下间隙，则局部红肿明显，出现波动感。

4. 肛管后间隙脓肿　位于肛管后间隙，有浅、深之分。由于脓肿范围较小，很容易被忽视。局部红肿不明显，按压肛门和尾骨尖之间的皮肤时，有明显压痛。肛内指诊可在肛管后、肛管直肠环水平面以下触到局限性硬结或肿块，并有明显触痛。

5. 直肠黏膜下脓肿　位于直肠黏膜与内括约肌之间的黏膜下间隙内。自觉直肠内有沉重坠胀感，排便和步行时疼痛明显。全身感染症状较明显，肛门外无明显症状，常被误诊为感冒。肛内指诊时可触到直肠壁有圆形、椭圆形或条状隆起，有触痛及波动感。脓肿大时不易触到上缘。

6. 高位肌间脓肿　位于直肠下部，直肠环肌与直肠纵肌之间。初起自觉肛门内坠胀感，逐渐出现胀痛，排便和行走时疼痛加重。全身感染症状较明显，肛门外常无任何体征可见。肛内指诊时可在直肠壁上触到圆形隆起，有压痛及波动感。窥镜下可见直肠壁有圆形隆起，表面光滑或充血，糜烂，边界整齐清楚，常附有炎性黏液。

7. 骨盆直肠间隙脓肿　位于骨盆直肠间隙内。由于此间隙顶部为腹膜，容积很大，脓肿深藏在骨盆内，因此全身感染症状甚重，而肛门局部炎症则不明显。自觉直肠内有沉重坠胀感，时有便意而排便不畅，有时影响排尿。指诊时可在直肠壁上触有肿块隆起，有压痛和波动感。

8. *直肠后间隙脓肿* 位于直肠后、骶骨前、肛提肌以上，与两侧骨盆直肠间隙以直肠侧韧带相分隔。症状与骨盆直肠间隙脓肿相似。常有直肠重坠感，骶尾部钝痛。指诊时按压尾骨与肛门之间可有深部压痛，肛内指诊可在直肠后壁触到肿块隆起，有压痛或波动感。

（二）体征

1. *局部红肿* 病位较浅者，可见局部皮肤鲜红或紫红色，皮温增高，有局限性肿胀高突。病位较深者，初期肛周可无异常，或漫肿皮色改变不明显，如发于一侧，可见双侧臀形不对称。

2. *肿块及波动感* 浅表者，肛外触诊即可发现肿块硬结的位置、形态、范围及有无波动感。位置深者，则须行肛内指诊或双合诊，才能查清肿块的位置、形态、范围及有无波动感。有时脓腔压力过高，波动感可不明显。

3. *脓性分泌物* 如脓肿破溃，则破溃口有脓液溢出。脓多稠厚色黄，多为金黄色葡萄球菌感染；脓淡黄味臭，多为大肠杆菌感染；混有绿色，应考虑绿脓杆菌感染；脓清稀而呈米泔样，含有干酪样物质，多为结核杆菌感染。

（三）特殊检查

1. *脓腔穿刺* 对于脓肿部位较深，难以判断是否成脓者，可在局麻下用粗针（16 号）在脓肿中心处或压痛最明显处刺入抽吸。如有脓液抽出，即可确诊定位。如未抽到脓液则有两种可能：①尚未成脓；②部位不准确，不准确可再行穿刺。

2. *超声波检查* 超声波检查可以明确了解肛周脓肿的大小范围、位置及其与肛门括约肌和肛提肌的关系。对一般方法难以确诊的高位脓肿或复合脓肿有较高诊断价值。

超声显像脓肿多表现为肛管直肠周围软组织内低回声或液性暗区，为圆形或椭圆形，亦有不规则形，边界模糊不清，后壁回声稍强。其中超声显示不均匀低回声型，为脓肿早期，软组织充血、水肿，尚未形成脓液；超声显示不均匀液性暗区，为脓肿形成中期，软组织为蜂窝织炎伴部分液化；超声显示均匀性液性暗区，为脓肿后期，软组织坏死明显，大量脓液形成；超声显示强回声与低回声混合型，临床多因脓肿迁延时间较长，部分软组织机化，纤维组织增生，多是瘘管形成所致。

（四）实验室检查

1. 血常规检查　可有中性粒细胞增多，严重时血液中幼稚中性粒细胞增多并超过5%，称为白细胞核左移。

2. 脓液细菌培养及药敏试验　脓液细菌培养及药敏试验可以了解病原菌的种类、性质、药物敏感度，为临床诊断、治疗及判断预后等提供依据。

四、诊断与鉴别诊断

（一）诊断依据

1. 症状　肛门疼痛，甚至影响坐卧及活动，可伴有发热恶寒。结核性肛周脓肿可有发热、盗汗、咳嗽等症，也有疼痛不明显者表现为肛门坠胀，小便不利等。

2. 体征　肛门局部红肿高突，触压疼痛，皮温增高。指诊可触及肿块或硬结及波动感，齿线附近内口部常可扪及压痛或凹陷硬结。肛镜检查可见内口部肛窦充血、肿胀，有时挤压有脓液溢出。如脓肿破溃，则溃口有脓液溢出。

3. 影像学　彩超或MRI检查发现脓腔，对诊断脓肿的大小、与括约肌的关系及内口位置有重要意义。

4. 实验室检查　血常规白细胞及中性粒细胞增高；C反应蛋白、降钙素增高。

在确诊为肛周脓肿后，还要进一步查明脓肿的类型，即脓肿所在的间隙、位置，与肛门腺及肛门括约肌的关系，脓肿为特异性还是非特异性，引起肛周脓肿的病原菌等，方能全面掌握病情。

（二）鉴别诊断

1. 化脓性汗腺炎　多在肛门周围与臀部皮下，脓肿浅在而病变范围广泛，皮肤增厚变硬，急性小脓肿与慢性窦道并存，脓液黏稠呈白粉粥样，有特殊臭味。窦道不与肛门直肠相通。

2. 肛周毛囊炎和疖肿　好发于尾骨及肛周皮下，肿胀略突出，有溢脓外口，外口内有脓栓。指诊病变与肛门直肠无关。

3. 骶尾部畸胎瘤　伴有感染时与直肠后部脓肿相似。肛门指诊直肠肿块光滑，无明显压痛，有囊性感。多为先天性，应追问病史。X线检查可见骶前肿物将直肠往前推移，可有散在钙化阴影。病理检查可确诊。

4. 肛门直肠肿瘤　良性肿瘤多局限，可移动，局部症状较轻，一般不溃破；恶性肿瘤坚硬固着，表面溃烂，凹凸不平，常有脓血分泌物，恶臭污秽。

（三）分类

1992 年第七届全国肛肠病学术会议（成都）分类标准：以提肛肌为界，分为低位脓肿、高位脓肿和高低复合位脓肿。

五、治疗

（一）内治法

1. *中医辨证施治*　本病早期多为实证和热证，治宜清热解毒，凉血祛瘀，软坚散结，以消法为主；中期脓成邪留，治宜扶正托毒，以托法为主；后期脓出体虚，治宜补养气血，健脾渗湿，滋补肝肾，以补法为主。

（1）热毒蕴结型：局部红肿热痛，坐卧不安，受压或咳嗽时疼痛加重，溃后脓液黄浊、稠厚而带粪臭味。常伴有恶寒发热，口渴喜冷饮，便秘尿赤，舌质红，苔黄，脉弦数等症。治宜清热解毒，凉血祛瘀，软坚散结，方用仙方活命饮或黄连解毒汤加减。如脓已成者，用透脓散或内托黄芪散加减。

（2）湿热下注型：局部红肿较重，肛门坠胀疼痛，身软倦怠，食欲不振，渴不多饮，大便燥结或稀溏，舌质红，苔黄腻，脉濡数。治宜清热解毒利湿，方用清热利湿汤加减。

（3）阴寒凝滞型：畏寒肢冷，神疲倦怠，局部肿势散漫，肿块不红不热，坚硬而不痛或隐隐痛，苔白滑，脉迟缓。治宜温经散寒，和阳散结，方用阳和汤加减。

（4）阴虚湿热型：肛门结肿平塌，皮色暗红或不红，按之不热，疼痛轻微或刺痛如锥，成脓较慢，溃后脓液淡白，稀薄不臭。溃口内陷、呈空壳状。一般不发热或略有虚热，或寒热往来，夜间尤甚，脉数、虚、细或濡。治宜滋阳清热，除湿软坚，方用滋阴除湿汤加减。

（5）气血两虚型：平素体虚，少气懒言，面色苍白，肛门坠胀明显，溃后久不收口，脓水清稀，苔薄黄少津，脉细数而弱。治宜补益气血，清热解毒，方用八珍汤或补中益气汤合黄连解毒汤加减。

2. *抗感染及对症治疗*　肛周脓肿应酌情使用抗生素治疗。一般常用青霉素类、头孢类、氨基糖苷类，若配合甲硝唑、替硝唑等喹诺酮类药物使用，则对厌氧菌亦有较好的抑菌作用。

对症治疗如静脉补液，补充维生素等可酌情使用。

（二）外治法

1. *药物外敷法* 根据脓肿发展的不同阶段和患者的病情选方用药。

初期：以消法为主，可外敷清热解毒、软坚散结类药物，以促使炎症局限或消散。实证可用金黄散、黄连膏或五妙膏外敷。虚证可用冲和膏外敷。

成脓期：可先用托法，外敷托毒拨脓散，促使早期破溃，也可用咬头膏蚀破脓头，使脓毒外泄，同时继续用箍围药外敷，以防脓毒扩散。

溃破期：溃脓后，应以提脓祛腐，生肌收口为主，开始须化腐提脓，用九一丹或红升丹，待脓尽腐脱，疮面红活则用皮粘散、生肌散，促进愈合。

2. *熏洗法* 多用于脓肿溃后。通过熏洗，起到清热解毒、消肿止痛、祛湿止痒、去腐生肌等作用。常用消肿止痛汤或苦参汤加减，也可用10%硫酸镁或1∶5 000高锰酸钾坐浴。

（三）手术疗法

1. *切开引流术* 适用于肛周皮下脓肿、低位肌间脓肿、肛管后间隙脓肿、直肠黏膜下脓肿。

病员取截石位，腰俞穴麻醉，常规消毒铺巾，通过指诊，确定脓肿的范围和内口的位置；若内口不明显，可将最可疑的肛窦作为内口处理。先在脓肿顶部，考虑引流通畅的部位，作放射状切口，切开皮肤和皮下组织，敞开脓腔，放尽脓液。将一手食指插入肛内作引导，另一手用细探针从切口经脓腔由内口探出，注意用力要轻，以免造成假道。在不损伤肛管直肠环的原则下，沿探针作放射状切开，切开脓腔与内口间的组织，并将切口略向肛窦上方延长，使其成为平坦创口。为防止切口的黏膜出血，可用细丝线结扎止血。伤口开放引流，有时可切除部分皮肤，使引流通畅。若为黏膜下脓肿，用窥器伸入直肠，显露脓肿，用电刀或刀作纵切口，切开脓肿排出脓液。术毕，伤口内放置明胶海绵和凡士林纱条，外用塔纱加压包扎。术后酌情使用抗生素，进食流质饮食2天，控制大便48小时，便后用1∶5 000高锰酸钾液坐浴。每日便后以复方紫草油纱条换药，也可酌情使用化腐提脓药和生肌敛口药，直至全愈。

2. *切开挂线引流术* 适用于坐骨直肠间隙脓肿、高位肌间脓肿、骨盆直肠间隙脓肿、直肠后间隙脓肿。

病员取截石位，在腰俞穴麻醉下，检查确定脓肿范围和内口位置，如内口和脓肿在同一方位，可采用放射状切口。先在肛缘外与脓肿相应部位上，选择引流通畅的位置，作一放射状小切口，用止血钳分开脓腔，放出脓液；再于肛管内放一盐水纱条，从小切口向脓腔内注入1%双氧水与美蓝适量，使脓壁和内口染色。如内口与肛管直肠内相通，盐水纱条会染色，借以确定内口位置和脓腔范围。然后取出肛内盐水纱条，用一手食指伸入肛内引导，一手持探针从小切口探入，寻找内口。注意不要过于用力，以免造成假道。将探针从内口或可疑肛窦处探出，在内口与脓肿的小切口之间，作放射状切口，切开皮肤和皮下组织，敞开内口和脓腔，显露肛管直肠环。然后将丝线一端结扎在探针外端近球部处，另一端栓在橡皮筋上，再由内口拖出，用止血钳将橡皮筋勒紧所通过的肛管直肠环部，以达到切割引流的目的。再用丝线于止血钳下将橡皮筋结扎固定，防止滑脱。肛管部位的切口和脓腔内，放凡士林纱条填充引流。术后处理同“切开引流术”。

3. *切开缝合引流术*　适用于后蹄铁型脓肿、脓肿贯穿肛管后深间隙及坐骨直肠间隙者。

病员取截石位，腰俞穴麻醉。手术采用弧形加放射状切口，即坐骨直肠间隙部位作弧形切口，内口与肛管后间隙部位作放射状切口。先在一侧坐骨直肠间隙脓肿顶部，距肛缘2 cm处，由前向后作弧形小切口。排脓后，用亚甲蓝染色同前，然后沿小切口向肛门后作弧形切口，切开两侧坐骨直肠间隙、肛尾韧带及肛管后深间隙，显露脓腔。再用探针从肛管后深间隙脓腔探入，由内口轻轻探出，然后从内口与肛管后间隙之间作放射状切口，切开上面的皮肤和皮下组织，显露肛管直肠环，如前法挂线。如脓肿内口在肛管直肠环以下者，可采用放射状切口，切开内口及脓腔作引流口，然后用刮匙清除脓腔内的坏死组织，修整脓腔壁，再用双氧水、生理盐水冲洗干净。用丝线全层缝合两侧坐骨直肠间隙的切口，并复位肛尾韧带。最后适当向内上方和肛门后延长切口，使其引流通畅。伤口内放明胶海绵和凡士林纱条填充引流，外用塔纱压迫包扎。术后处理同“切开引流术”。

4. *放射状多切口引流术*　适用于蹄铁型脓肿（多间隙复合脓肿）。

病员取截石位，腰俞穴麻醉。视脓肿范围在肛周距肛缘2.0～2.5 cm处选2～5处作放射状切口，切口起于肛门外括约肌的外侧向外延长。切开皮肤，从皮下组织进入脓腔。切口长度视脓腔大小而定，脓腔大则长，脓腔小则短，以既可达到充分引流，便于冲洗换药，又不损伤过多组织为度。以食指或刀柄进入脓腔，分开各脓腔间隔，使各引流切口互通。在后侧齿线处寻找内口或可疑肛窦，与后侧脓腔一并切开，彻底清除感染肛窦、肛腺及肛腺导管。后侧切口应暴露肛管后浅、深间隙及直肠后间隙，达到充分引流。若脓肿属高位，亦可在后侧括约肌上挂线。脓腔不必过分搔刮，以免引起出血和软组织损伤。以双氧水、0.5%甲硝唑或生理盐水冲洗脓腔，以盐水纱条或甲硝唑纱条置脓腔引流。术后每日冲洗、换药，直至痊愈。术后换药时须注意纱布勿填塞太紧，并需逐渐后退，以利于脓腔及时塌陷、粘连闭合，否则会引起脓腔壁纤维化，不能粘连闭合，形成管道，难以愈合。术后处理同“切开引流术”。

该术式不切断肛门括约肌，切口在括约肌外沿，对肛门皱皮肌、肛周神经、血管损伤亦小，愈合后瘢痕小，且呈放射状，不会引起肛门变形、失禁。操作较简单，可一次性治愈复杂性脓肿。

5. 单纯切开引流术　适用于各种肛周脓肿无一次性根治条件的患者。

取截石位，腰俞穴麻醉。先确定脓肿的范围和感染内口的位置，然后在脓肿顶部波动感最明显处，作放射状切口，切开皮肤和皮下组织，分开脓腔间隙，将脓排尽。剪去部分切口边缘皮肤，以免过早愈合，妨碍引流。冲洗脓腔，放置引流条。待炎症消退，脓腔缩窄，形成肛瘘，按肛瘘处理。术后处理同“切开引流术”。

（四）肛周脓肿的治疗原则和注意事项

（1）一旦确诊，应及时切开排脓，以免脓肿向深部和周围组织蔓延，不应等硬结变软或局部红肿，不可拘泥于有无波动感而延迟切开排脓。

（2）不应过分依赖抗生素而采用保守疗法，否则不但不能根治，还易致局部硬结长久难以消散。

（3）定位要准确。如脓肿位置较深，触诊不清，可辅助超声、MRI 诊断，或先穿刺，抽出脓液后，再行切开引流。

（4）引流要彻底、通畅。切开脓肿后，要用手指探查脓腔。分开脓腔内的纤维间隔，以利于引流。引流口要里小外大，以防皮肤过早粘合，影响引流。

（5）术中应仔细寻找有无内口，即原发感染的肛窦，若能同时予以切开或切除，可以预防肛瘘的形成，避免二次手术。

（6）浅部脓肿宜行放射状切口。深部脓肿若行弧形切口，切口应在括约肌外侧，避免损伤括约肌；若行放射状切口，除后侧切口外，切口近端应在括约肌外侧。

（7）对肛提肌上的脓肿，处理要慎重，不能轻易作一次性切开，否则切断肛门括约肌深部和肛提肌会引起肛门失禁，最好采用切开挂线法或分次手术。

六、曹吉勋诊治经验

曹老认为肛周脓肿是一种常见且多发的肛肠疾病。由于肛门周围特殊的解剖关系，一旦发生感染，炎症波及范围广，形成脓肿腔隙的多少、深浅不一。手术治疗处理不当会形成肛瘘等后遗症，影响患者生活质量。而高位多间隙脓肿的治疗更是肛肠科的一大难题。其治疗难点不仅包括肛周脓肿治疗的普遍问题，如内口的准确寻找和处理、切口设计等，更涉及高位脓腔彻底引流问题。

肛周脓肿液化成脓速度快，一旦确诊，应及时切开排脓，以免脓肿向深部和周围组织蔓延，不应等待硬结变软或局部红肿，不可拘泥于有无波动感。脓肿形成后蔓延方向可为环状蔓延或沿括约肌肌间隙向上下蔓延，从而形成多间隙肛周脓肿。

切开排脓是唯一有效治法，至于选择一期根治，还是二期手术，则应根据病情和条件斟酌。其他内、外治法，只可作为手术前后的辅助治疗方法。患者确诊肛周脓肿后应进行全面检查以判断全身感染程度，有感染性休克倾向者应在积极抗感染和支持治疗的同时急诊手术治疗。结合肛管直肠彩超和 MRI 等影像表现，判断脓肿波及肛周间隙和括约肌之间的关系，以利于手术设计和实施。

曹老在传统中医治疗的基础上，吸取西医的长处，根据肛周脓肿的病理生理，结合肛管直肠的生理、解剖特点，创造性地改良了许多传统的手术方式，成了本病独具特色的诊疗方案，广泛应用于临床治疗。他通过反复临床实践，逐渐总结出多切口浮线引流术等一次性根治肛周多间隙脓肿的手术方式，切开引流的同时彻底处理内口，取得了可喜的成绩，打破了肛周脓肿分次手术的常规，实现了肛周脓肿一次性治愈的可能，免去患者再行肛瘘手术之苦。除特殊情况外，目前治疗一般肛周脓肿常规均采用一次性根治术。且该术式加速伤口愈合，缩短疗程，减少瘢痕形成，降低了对肛门功能的损伤，是一种肛门功能保护良好，复发率低，治愈时间短，术后反应小，后遗症少的成熟术式。在切口设计、引流方法、脓腔处理等方面都持续改进并完善了多切口浮线引流术治疗肛周多间隙瘘管性脓肿的手术方式。改进后的术式简化了手术操作，方便了术后换药，有效保护了肛门功能，减少了患者痛苦，能更快促进伤口的临床愈合，与以往术式相比有着更好的临床治疗效果。

多切口浮线引流术经过多年的推广，已成为当前治疗肛周多间隙脓肿的标准术式。浮线即虚挂线法，是引流和保护肛门括约肌的较好方法。其主要是采用挂线的引流作用和刺激肉芽组织生长的作用，而不勒割开肛门括约肌，最大程度地保护了肛门，维护了肛门功能的完整性。其不仅保留了传统挂线疗法的优点，又体现了现代微创化。其应用经验总结如下。

1. 适应证的选择　既往认为该术式适应证为多间隙肛周脓肿（高、低位均可）或高、低位蹄铁形肛瘘瘘管穿过软组织（肌肉）较多者。若为浅表低位肛周脓肿则不宜，原因有二：①体现不出该术式的优势；②病灶腔过于表浅，若用浮线引流，易造成伤口皮肤悬空，难以粘连闭合。单间隙的脓肿和肛瘘均不宜选用此术式。

但经过多年的临床观察，我们认为单间隙脓肿若脓腔范围大，仅单一切口不能彻底引流时，仍可选择多切口浮线引流术，需要注意的是浮线拆除时间不能过晚，一般一周即可。过晚有伤口皮肤悬空、难以粘连闭合的风险。

2. 内口的确定　肛周脓肿根治的关键是准确寻找内口，否则往往导致脓肿难以愈合或复发。术前完善肛管直肠彩超和 MRI 检查，对判断和准确寻找内口有重大意义。术中可以根据所罗门定律内口分布的特点，初步估计内口大致的位置，如后蹄铁型脓肿的内口基本都位于截石位 6 点处（但也有例外，要注意邻近肛窦有无内口）。而后，通过指诊配合双叶肛门镜直接观察肛窦的形态变化，或者用有钩探针试钩等多种方式综合判断内口的位置。最后，在其相对应的肛缘外作一放射状小切口切开脓腔，再用止血钳通过脓腔确认内口的位置。特别需要注意的是脓肿感染期，患者的所有肛窦可能受炎症的波及都显得深大，而真正的内口一般只有一个。偶有内口临近肛窦异常深大，难以确定是否有问题时，可以一并处理可疑肛窦。异常深大的可疑肛窦一般指探针可轻松探入 0. 5 cm 以上，且无明显出血。

3. 引流口的设计　确认内口后，作为主引流口的切口宜深大，达到作为主要引流的作用；创面底要低于脓腔底，保证主切口内压力低于远端脓腔内压力，以保持引流通畅。探查脓腔，如果脓腔内有纤维性间隔，应钝性清除间隔，以保证引流通畅。根据脓腔或瘘管穿越肌肉的情况再决定是否挂线，一般建议遇到需要切断肌肉直径超过 0. 5 cm 的即予以橡皮筋挂实线处理。在主引流口一侧远端脓腔的肛缘外 2 cm 处作放射状辅助引流口。以肛门为中心，主辅引流口之间的夹角以 45°～90°为宜。如果夹角大于 90°，则在两个引流口之间加作一个辅助引流口，以利于引流。同样方式处理另一侧脓腔。如果主引流口与另一侧脓腔顶端的夹角小于 30°，则不必作辅助引流口，直接通过主引流口引流即可。当主辅引流口之间夹角较小时，辅助引流口需稍远离肛门缘，避免切口间皮瓣过窄或断裂，影响愈合。引流口不宜过多、过宽，以免皮瓣过窄，组织缺损多而影响愈合，甚至影响肛门功能。一般半蹄铁型以不超过3个切口为宜，全蹄铁型以不超过5个为宜，各切口间皮瓣宽度不宜小于1 cm。

4. 脓腔、瘘管腔的处理　脓腔内的坏死组织要适当清理，但脓腔壁的肉芽不必过度搔刮，否则会导致软组织损伤过多和大量出血。若脓腔内有纤维间隔，要相互打通，以保证引流通畅；瘘管因形成时间长，有纤维化管壁，必须认真搔刮，彻底清除坏死组织和管壁上的腐朽肉芽，否则伤口不易生长愈合。

5. 浮线引流的处理　各个切口之间挂橡皮条引流，橡皮条宽度在2~3 cm，浮线松紧度以能够轻松拖动为宜。浮线的拆除应视分泌物及创面生长情况而决定，一般10~15天（若系高位脓肿、肛瘘则可适当延长浮线留置时间），拆除浮线后改用纱条引流。纱条不宜放置过紧，纱条数目不宜过多（由于脓肿在放出脓液后脓腔压力降低，在引流通畅的情况下，脓腔壁会自然回缩，能及时塌陷并粘连闭合。若纱条过紧过多会导致脓腔压力过高，脓腔壁纤维化，不能粘连闭合，形成腔隙而难以愈合）。浮线拆除后，辅助切口放置纱条应深入切口底部，然后退出约0.5cm，切忌在各切口间贯通放置纱条，而应顺应各个引流口之间的腔隙闭合，使各引流口之间逐渐不再互通，使范围广泛的脓腔分隔为多个单独的小腔隙，分别引流，促进其愈合。此法称之为脓腔分隔引流和顺应脓腔回缩的趋势，是浮线引流术后换药的精髓。

6. 深部脓腔的高位置管引流　多切口浮线引流加高位置管术是多切口浮线引流术在治疗高位多间隙肛周脓肿时的一次改进，其目的在于使肛周多间隙脓肿的高位脓腔得到彻底引流。其方法即是在多切口浮线引流的基础上针对高位脓腔引流困难者，在高位脓肿保留置管冲洗引流。高位置管是基于中医药捻引流法治疗窦道的原理，《医门补要》中在对肛周脓肿切开或火针烙开后，主张“内插药捻，外贴膏药”。置管即是对中医药捻的改进，同时，在高位脓腔顶端置管也符合西医关于彻底引流的要求，使高位脓腔得到彻底引流，从而提高一次性根治率。高位置管有三大优势：①持续引流作用，保证了高位脓腔的引流通畅；②冲洗作用，保证了每日排便后进入脓腔的粪渣及脓腔分泌物能得以及时清除；③异物刺激作用，可促进肉芽组织生长，加速脓腔闭合，从而达到提高深部肛周脓肿治愈率、减少复发的目的。

本术式的注意事项有：①适应证，本术式适用于高位多间隙肛周脓肿，脓腔较深、引流困难者；②高位置管材料的选择。据笔者经验置管材料以大小适宜的乳胶管为最佳，临床上可选用T管、导尿管等，因其具有韧性好、不易压闭的优点；③拔管的时机。待分泌物明显减少，切口内肉芽生长至切口仅容引流管大小方可拔管，一般12~15天。

高位置管引流使高位脓腔的彻底引流得到了可靠的保证，术后换药冲洗简便，是对多切口浮线引流术的优化。多切口浮线引流加高位置管术是一种较为理想的治疗高位多间隙肛周脓肿的安全有效术式。

7. 注意事项　术后密切观察患者生命体征变化。如果出现高热，则应考虑有脓腔引流不畅，或残留脓腔尚未处理而引起感染性发热的可能。处理方法：立即复查血常规，如果确系感染，应争取尽早二次手术，寻找并处理潜在的脓腔，保持引流通畅。

术后换药：以保证脓腔的持续通畅引流为标杆，遵循“脓腔分隔引流”和“顺应脓腔回缩趋势”两大基本原则。

第十一章

肛管直肠瘘（肛瘘）

一、概述

肛管或直肠因病理原因形成的与肛门周围皮肤相通的一种异常管道，称为肛管直肠瘘，简称肛瘘，中医亦称痔瘘或肛漏。肛瘘一般由内口、瘘管和继发性外口三部分组成。其特征为瘘管内口多位于肛窦内，管道穿过肛门直肠周围组织，外口位于肛周皮肤，经常有脓性分泌物由外口流出，每因外口闭合而致局部肿痛，继而在原外口处或附近重新溃破出脓，如此反复发作，经久不愈。肛瘘多是肛门直肠周围脓肿的后遗症。肛瘘是常见的肛门直肠疾病，发病率仅次于痔，在我国占肛肠病发病人数的1.67%~3.6%，国外为8%~25%。发病高峰年龄在20~40岁，婴幼儿亦不少见。男性多于女性，男女之比为5:1~6:1。

二、病因病理

（一）中医学认识

中医对肛瘘病因的认识，主要可归纳为以下三个方面。

（1）外感风湿燥热之邪所致。如《河间六书》云："盖以风热不散，谷气流溢，传于下部，故令肛门肿满，结如梅李核，甚至乃变而为瘘也。"《本草纲目》："漏属虚与湿热。"

（2）过食醇酒厚味，劳伤忧思，房劳过度所致。如清代余听鸿所著《外症医案汇编》云："肛漏者，皆属肝脾肾三阴气血不足……始因醇酒辛辣，醉饱入房，疾奔久坐，筋脉横解，脏腑受伤。"

（3）痔久不愈成瘘。如《诸病源候论》云："痔久不瘥，变为瘘也。"又如《疡科选粹》云："痔疮绵延不愈，湿热瘀久，乃穿肠透穴，败坏肌肉，销损骨髓，而为之漏焉。"

（二）西医学认识

肛瘘与肛周脓肿分别属于肛周间隙化脓性感染的两个病理阶段，急性期为肛周脓肿，慢性期即为肛瘘。因此，肛瘘是肛周脓肿自然发展的一种结局，其病因、病理与肛周脓肿一致。形成肛周脓肿的病因病理在前面已进行论述，现仅就由肛周脓肿发展成肛瘘的病理过程介绍如下。

肛周脓肿成脓后，经肛周皮肤或肛管直肠黏膜溃破或切开出脓。脓液充分引流后，脓腔随之逐渐缩小，脓腔壁结缔组织增生，使脓腔缩窄，形成或直行或弯曲的管道，即成肛瘘，瘘管外口时愈时溃反复发作。其难以愈合的原因有以下几个方面。

（1）内口和原发感染病灶继续存在。脓肿虽然破溃或切开引流，但原发的感染病灶肛隐窝炎、肛腺感染仍然存在，肠内容物也可从内口继续进入。

（2）因肠腔中粪便、肠液和气体继续进入瘘管，形成长期慢性炎症反复感染，使管壁结缔组织增生变厚，形成纤维化管壁，管壁难以塌陷闭合，且管道常弯曲狭窄，致引流不畅。

（3）瘘管多在不同高度穿过肛门括约肌，局部炎症刺激等因素可造成肛门括约肌痉挛，妨碍管腔中脓液的引流，从而对瘘管的愈合产生不利影响。

（4）外口窄小，时闭时溃，脓腔引流不畅，脓液蓄积，可导致脓肿再发，并穿破皮肤形成新的瘘管和外口。

从病理解剖的角度看，肛瘘一般由内口、瘘管和外口三部分组成。

内口：内口可以分为原发性内口和继发性内口两种。原发性内口约95%位于齿状线平面肛隐窝内，常为原发感染的肛隐窝，其中80%左右又处在肛管后部的正中线两侧，也可在直肠下部或肛管的任何部位。继发性内口绝大部分是医源性的，其中最常见的原因是探针检查或手术操作不当所造成。也有少数是由于感染扩散，脓肿向直肠管内破溃所致。继发性内口可位于齿线，也可位于齿线以上的直肠黏膜。内口一般只有一个，少数可以有两个，多个内口则罕见。

瘘管：瘘管是连接内口和外口之间的管道，可分为主管、支管。

主管：主管是指连接原发性内口和原发性外口的管道。主管走行有的较直，有的弯曲，有的粗大，有的细小。Nessetrod 认为瘘管走行与会阴部淋巴回流的方向有关。肛周的淋巴引流入腹股沟淋巴结，如肛管前方肛腺感染所形成的瘘管，通常在肛门前方的同侧，管道短浅且直。如肛门后方的肛腺感染形成的瘘管，管道多弯向前方，较长，或浅或深。

支管：支管是主管与继发外口相连的管道。多因主管引流不畅，或外口闭合，再次形成脓肿，并向周围扩散所致。屡次复发，可形成多个支管。若新的脓肿形成后，炎症得到控制，脓液吸收或从原发内口溃出，未在其他部位穿透皮肤或黏膜的，则形成盲管。

外口：外口是瘘管通向肛周皮肤的开口，有原发性外口和继发性外口两种。原发性外口系肛周脓肿首次破溃或切开所形成的溃脓口。继发性外口系肛瘘继发新的脓肿后在另处新的溃脓口。

三、临床表现

（一）症状

肛瘘绝大多数是由肛管直肠周围脓肿发展而来，待脓肿破溃或切开引流，脓液流出，肿块消散，成为瘘管，其主要表现如下。

1. 流脓　脓液流出的数量多少、性质，与瘘管的长短、粗细，内口的大小等有关。新生成的肛瘘流脓较多，脓稠、味臭、色黄，以后逐渐减少，时有时无，呈白色，质稀薄。若忽然脓液增多，表示有新脓腔生成。有时外口暂时封闭，流脓停止。体温上升，局部肿胀，再度形成脓肿，封闭的外口再穿破，或形成另一新的外口，又出现溢脓。内外口粗大者，有时有粪便、气体从外口流出。黏膜下瘘，溃口多在肛缘或肛窦内，脓液常由肛门流出。单口内瘘，脓液与血混合，常由肛门流出，有时粪便上可见血丝。结核性肛瘘，脓液多而清稀，色淡黄，呈米泔样，可有干酪样坏死物。

2. 疼痛　若瘘管引流通畅，一般不感疼痛，仅感觉外口部位不适，行走时加重。若外口闭合，或引流不畅，脓液积聚，可出现局部胀痛或跳痛。若内口较大，粪便进入瘘管，则有疼痛，排便时疼痛加重。单口内瘘常见直肠下部或肛门部灼热不适，排便时感觉疼痛。黏膜下瘘常引起肛门坠胀疼痛，向腰骶部放射。

3. 瘙痒　肛门周围皮肤因分泌物经常刺激，感觉潮湿瘙痒，甚至引起肛门湿疹，出现皮肤丘疹或表皮脱落，长期刺激可致皮肤增厚呈苔癣样变。

4. 排便不畅　一般肛瘘不影响排便，高位复杂性肛瘘或马蹄形肛瘘，因慢性炎症刺激，引起肛管直肠环纤维化，或瘘管围绕肛管形成半环状纤维素环，影响肛门括约肌的舒缩，可出现排便不畅。

5. 全身症状　一般肛瘘多无全身症状，但复杂性肛瘘和结核性肛瘘，因病期长，有的患病数十年，常出现身体消瘦、贫血、便秘和排便困难等症。若为急性炎症期，再次感染化脓，则出现脓肿的全身症状。

（二）体征

肛瘘患者通常在肛门周围皮肤上有溃破口，即外口；肛门直肠周围软组织中因瘘管穿过表现为有肿块、索状物或硬结；在肛门内齿线处可发现充血或肿胀，或因炎性刺激变硬的肛窦，即内口。

（三）特殊检查

肛瘘的管道走行、内口的位置较隐蔽，有时用普通的检查方法不易探知，此时即需用特殊的检查方式。肛瘘常用的特殊检查方式有探针、染色和 X 线造影等。

1. 探针检查　探针检查的目的在于弄清瘘管的行径、长短、深浅，与肛门括约肌的关系及内口的位置等。

检查时，将戴有手套的食指沾润滑剂伸入肛门内，然后另一手取粗细适宜的探针（一般使用银质球头棒状探针），参照肛门视触诊的情况，将探针从外口顺管道插入，探针端指向肛门中心。探针角度小则管道浅，探针角度大则管道深。动作应细致轻柔，切忌粗暴，以防造成假道或人工内口。一般以患者不觉剧痛、不出血为准。肛内手指应与探针互应，探查管道行径及有无贯通，测量瘘管与肛管间的距离厚度。若探针进入受阻，可能是方向不对，可以旋转角度调整方向后试进，若仍不能探入，可能是管道狭窄和闭塞，不可强行进入。若瘘道弯曲，探针不易从内口穿出，可以将探针按管道走行弯曲后探查；若瘘道弯曲度太大，探针难于探入，可于瘘道弯曲处皮肤作一切口，切开瘘道，用另一探针由切口处探入，继续往前探，往往可达内口。

瘘管没有外口，或外口闭合，管道曲折不直，难以从外口寻找内口者，用双叶肛门镜扩张肛门，可见内口所在肛窦红肿、发炎、变深。将细探针弯曲成钝钩形，用钩形探针反复探查肛窦。一般发炎肛窦用钩探查时，不能探入很深，如遇内口，一钩即入，且有空旷感。探查不可用力过猛，以免穿破肛窦，误为内口。

使用探针的注意事项如下。

（1）探针多在手术中使用，术前一般不用探针。

（2）术中应用探针，一般应在染色检查之后，以防止因探针损伤软组织，使染色剂进入软组织，造成正常筋膜纤维着色，无法辨认正常组织和病变组织，给手术带来困难。

2. 染色检查　将染色剂从肛瘘外口注入瘘管，使瘘管管壁着色，显示内口位置，确定瘘管的范围、走行、形态和数量。临床上常用的染色剂为2%亚甲蓝与1%过氧化氢混合液。

注射染色剂前，先用筒状肛门镜插入肛门内，将盐水纱布卷成筒状，沿肛门镜内放入直肠腔。抽出肛门镜，使纱布卷留于肛门内，尾端露于肛门外。不宜直接将纱条插入肛门内，以免擦伤直肠黏膜，引起出血。放好纱条后，用空针吸入适量染色剂，套上注射针头从外口沿管道方向轻轻插入瘘管。在外口针头周围，用纱布包裹压紧，以防染色剂漏出。然后缓缓注入，也可以先用盐水或过氧化氢冲洗瘘管内的分泌物和坏死物后，再注入染色剂，注药时不宜压力过大，边注药边观察肛门内留置纱条有无染色。注射完毕将注射针头抽出后，紧压外口，轻揉管道，将纱条顺肛管缓慢拉出，注意观察其着色部位与距离，从而确定内口的部位。若纱条上未见染色，可重复上法，以求明确有无内口。

应用本检查须注意以下几点：

（1）若纱布条无染色，也不能肯定即无内口。因这一方法可因瘘道弯曲成角，或括约肌痉挛使瘘管闭塞，或管腔内有脓液坏死物阻塞，或内口暂时闭合，使染色剂不能通过内口染及纱条。

（2）若瘘管管壁有损伤或注药时压力过大，可使染色剂进入瘘管周围软组织，致使手术时无法识别正常组织和病变组织。

（3）若瘘管复杂、弯曲，有分支，或瘘管处于静止期，宜用亚甲蓝和过氧化氢的混合液作染色剂，因过氧化氢可产生一定压力，有助于染色剂进入最细小的管道。

（4）染色剂不宜注入过多。

3. 影像检查　对复杂性肛瘘、需反复多次手术的患者，病因不明，瘘管走行、分支、内口位置不清者，或疑为囊肿性肛瘘、或骶前囊肿、畸胎瘤破溃成瘘，或骨结核、克罗恩病、溃疡性结肠炎并发肛瘘，或骨盆疾病者，可作MRI和X线造影检查，其检查结果具有较高的诊断和鉴别诊断价值，且可作为资料保存。

四、诊断与鉴别诊断

（一）诊断依据

1. 病史　肛瘘患者往往有肛门周围肿痛，自行溃破或行脓肿切开引流的病史。

2. 症状　脓肿破溃或切开引流后，伤口不愈，反复肿痛、流脓，有的伴有肛门周围潮湿瘙痒，或大便不畅。

3. 体征　肛门周围皮肤或臀部皮肤上有凹陷或凸起的外口，压之有脓液溢出，触诊可扪及皮下条索状物（瘘管浅）；若瘘管较深，则拇指和食指双合诊可扪及索状物或肿块或硬结；若病变波及肛管直肠环则可扪及肛管直肠环纤维化变硬；肛内触诊可扪及内口在肛窦有小硬结或凹陷；肛门镜下可见内口所在肛窦充血、水肿，有时可见有脓液溢出。

（二）鉴别诊断

在肛门周围和骶尾部也有其他瘘管，常有分泌物从外口排出，容易与肛瘘混淆，有时按肛瘘治疗，因手术方式不恰当，会造成不必要的损伤，故需加以鉴别。

1. 化脓性汗腺炎　化脓性汗腺炎是一种皮肤及皮下组织的慢性炎性疾病。其病变范围较广泛，呈弥漫性或结节状，局部常隆起、变硬，皮肤常有许多窦道溃口，且有脓液。其鉴别要点是化脓性汗腺炎病变在皮肤和皮下组织，窦道不与直肠相通。病变区皮肤色素沉着，有特殊臭味。

2. 肛门周围毛囊炎和疖肿　毛囊炎和疖肿最初局部发现红、肿、痛的小结节，以后逐渐肿大，呈锥形隆起。数天后，结节中央组织坏死而变软，出现黄白色脓栓，红、肿、痛范围扩大。脓栓脱落，排出脓液，炎症便逐渐消失而愈。有时感染扩散，可引起淋巴管炎、淋巴结炎，若多个疖肿同时或反复发作，称为疖肿病。若发生瘘管，病变浅表，不与肛门相通。

3. 骶尾部囊肿　骶尾部囊肿是一种先天性疾病，一般认为是因胚胎发育异常引起。常见为表皮囊肿和皮样囊肿，位于骶骨前直肠后间隙，囊肿呈单囊性、双囊性或多囊性，大的如鸡蛋，小的如黄豆，腔内有胶冻样黏液，一般不与直肠相通。病理检查可确诊。

4. 骶髂骨结核　骶髂骨结核形成寒性脓肿，在肛门后或会阴部破溃，形成瘘管。其鉴别点为：骨结核发病缓慢，无急性炎症，破溃后流清稀脓液，久不收口，创口凹陷。有纳差、低热、盗汗等症。瘘口距肛门较远，与直肠不通。X线片可见骨质破坏。

（三）分类

肛瘘分类对于选择手术方式关系极大。因为标准不统一，肛瘘的分类方法有很多。但由于多数分类不能说明肛瘘与肛门括约肌及周围组织的关系，或是过于繁琐，对指导临床意义不大。

1992年全国肛肠学术会议制订的标准是以肛提肌为标志，瘘管经过此线以上为高位，在此线以下为低位。只有单一的内口、瘘管、外口的称单纯性肛瘘，有两个或两个以上内口，或瘘管，或外口的称复杂性肛瘘。

1. 低位肛瘘

（1）低位单纯性肛瘘：只有一个瘘管，并通过肛提肌以下，内口在肛窦附近。

（2）低位复杂性肛瘘：瘘管在肛提肌以下，外口和瘘道有两个以上者，内口一个或几个在肛窦部位（包括多发瘘）。

（3）低位马蹄形肛瘘：瘘管主管在肛提肌以下，环形或半环形围绕肛管，外口在肛门部两侧，内口多在截石位6点（后马蹄形）或12点处（前马蹄形）。

2. 高位肛瘘

（1）高位单纯性肛瘘：仅有一条瘘管，管道穿过肛提肌以上，内口位于肛窦部位。

（2）高位复杂性肛瘘：有两个以上外口，瘘管有分支，其主管穿过肛提肌以上，有一个或两个以上的内口。

（3）高位马蹄形肛瘘：瘘管主管在肛提肌以上，环形或半环形围绕肛管，外口在肛门部两侧，内口多在截石位6点（后马蹄形）或12点处（前马蹄形）。

如《肛瘘诊治中国专家共识（2020版）》按肛管与括约肌的关系分类，将肛瘘分为4类。

1. 括约肌间瘘　多为低位肛瘘，最常见，约占70%，为肛管周围脓肿的后果。瘘管只穿过内括约肌，外口常只有一个，距肛缘较近，约35 cm。少数瘘管向上，在直肠环肌和纵肌之间形成盲端或穿入直肠形成高位括约肌间肛瘘。

2. 经括约肌瘘　可以为低位或高位肛瘘，约占25%，为坐骨直肠窝脓肿的后果。瘘管穿过内括约肌、外括约肌浅部和深部之间，外口常有数个，并有支管互相沟通。外口距肛缘较近，5 cm 左右，少数瘘管向上穿过肛提肌到直肠旁结缔组织内，形成骨盆直肠瘘。

3. 括约肌上瘘　为高位肛瘘，少见，占 5%。瘘管向上穿过肛提肌，然后向下至坐骨直肠间隙穿透皮肤。由于瘘管常累及肛管直肠环，故治疗较困难，常需挂线治疗。

4. 括约肌外瘘　最少见，占 1%，为骨盆直肠脓肿合并坐骨直肠窝脓肿的后果。瘘管穿过肛提肌直接与直肠相通。这种肛瘘常由克罗恩病、肠癌或外伤所致，治疗要注意其原发病灶。以上分类在高低位方面较细致，有利于手术方法的选择。

五、治疗

肛瘘的治疗方法很多，可分为内治法、外治法和手术治法等。

（一）内治法

1. 中医辨证论治

（1）湿热下注型：瘘口溢脓，质黏稠，色黄或白，局部红、肿、热、痛较明显，纳呆少食，或有呕恶，渴不欲饮，大便不爽，小便短赤，形体困重，舌红苔黄腻，脉滑数或弦数。治宜清热解毒，除湿消肿，方用萆薢渗湿汤合五味消毒饮加减。

（2）热毒蕴结型：外口闭合，伴有发热，烦渴欲饮，头昏痛，局部红肿灼热疼痛，大便秘结，小便短赤，舌红苔黄，脉弦数。治宜清热解毒，透脓托毒，方用仙方活命饮加减。

（3）阴虚夹湿型：外口凹陷，周围皮肤颜色晦暗，脓水清稀如米泔样，形体消瘦，潮热盗汗，心烦不寐，口渴，食欲不振，舌红少津，少苔或无苔，脉细数。治宜养阴托毒，清热利湿，方用青蒿鳖甲汤加减。

（4）气血两虚型：肛瘘经久不愈，反复发作，溃口肉芽不鲜，脓水不多。形体消瘦，面色无华，气短懒言，唇甲苍白，纳呆。舌淡苔白，脉细弱无力。治宜补益气血，托里生肌，方用十全大补汤加减。

2. 抗感染治疗　在肛瘘急性炎症期为控制炎症发展，消除临床症状，或手术前后为预防和治疗术后感染，可酌情选用适当抗生素治疗。一般当炎症消退或感染得到控制即可停用。如能根据瘘管脓液病原菌培养或涂片及药敏试验结果选用对其敏感的抗生素则疗效更好。

（二）外治法

1. 熏洗法　在肛瘘手术前后，根据病情可选用具有清热解毒、行气活血、利湿杀虫、软坚散结、消肿止痛、收敛生肌、祛风止痒等作用的药物煎水熏洗肛门部以起相应的治疗作用，减轻患者的痛苦，提高疗效，也可用1∶5 000的高锰酸钾溶液坐浴以清洁肛门或手术创面。常用的熏洗剂有消肿止痛汤、祛毒汤、苦参汤、五倍子汤、硝矾洗剂等。

2. 敷药法（掺药法）　根据肛瘘的辨证分型，选用适当的药物和剂型，敷于患处，达到消炎止痛、促进局部肿痛消散或穿破引流、去腐生肌的目的。常用的有油膏和掺药。

油膏：适用于肛瘘闭合或引流不畅，局部红肿热痛者，常用方有熊珍膏、九华膏、如意金黄膏、黄连膏、鱼石脂软膏等。

掺药：将药物研成粉末，按制方规则配伍成方，直接撒布于患处，或撒布于油膏上敷贴，或黏附于纸捻上，插入瘘口内。常用的掺药有两类。

提脓化腐药：适用于脓肿溃后，脓水未净，腐肉未脱，或瘘管引流不畅者，常用方有渴龙奔江丹。

生肌收口药：适用于肛瘘术后，腐肉已脱，脓水将尽时，能促进肉芽和上皮生长。常用方有生肌散、皮粘散。

3. 冲洗法　冲洗可将创腔或瘘道中的脓液冲洗干净并使其引流通畅。冲洗后还可将抗生素等药物注入创腔或瘘道，起到抑菌消炎、促进肉芽生长、闭合管腔的作用。此法适用于肛瘘局部肿胀、疼痛，外口分泌物多者，或在肛瘘手术后应用。常用冲洗剂为双氧水、生理盐水、抗生素溶液等。一般是将冲洗剂吸入注射器中，接上球头输液针头或输液用塑料管，从外口伸入瘘管内冲洗。可酌情每日或隔日进行。

（三）手术疗法

1. 手术原则和注意事项

（1）准确寻找和处理内口，彻底清除感染的肛窦、肛腺导管和肛腺是根治肛瘘的关键。

（2）必须彻底清除主管、支管及死腔窦道，使其开放，引流通畅。

（3）要注意保护肛门括约肌和肛门的生理功能，正确处理肛管直肠环与肛门括约肌的切断问题。当瘘管穿越括约肌上方，手术时为了彻底清除病灶，保证充分引流，必须切断括约肌时，需注意以下几点。

①肛管直肠环已纤维化，可以直接作垂直切开；肛管直肠环未纤维化，绝对不能一次切开，否则会引起肛门失禁，应在肛管直肠环部挂线，使肌肉缓慢切断，而与周围组织粘连固定，避免断端回缩而出现肛门失禁。

②外括约肌深部在肛门前方缺乏耻骨直肠肌的支持，若需切开，只能挂线切开，在后方切开则影响不大。

③切断括约肌时，要使切口与括约肌纤维成垂直（横行），禁止斜行切断，以免损伤过多肌纤维。

④避免同时多处切断肛门括约肌，如需同时切断二处，则宜先切断一处，另一处挂线，或分次切开。

⑤肛门内括约肌亦需注意保护，若一次全部切断，也可造成肛门闭锁不全，引起部分失禁。

⑥一般切断肛门外括约肌皮下部对肛门功能无明显影响，但女性在肛门前方切断时可使肛门闭锁不严。

⑦婴幼儿由于肛门括约肌发育不充分，如需切断，一般采用挂线的方法。

（4）肛尾韧带可以纵行切开，不可横切断；如需横切断，则必须将切断的韧带断端重新缝合固定，避免造成肛门塌陷和向前移位。

（5）若为直切口，切口须以肛门为中心呈放射状；若为弧形切口则弧形部须在肛门括约肌外沿。

（6）在保证引流通畅的同时，适当缝合，以缩小创面，缩短疗程，避免或减少术后肛门缺损或畸形，更好地保护肛门功能。

2. 常用手术方式

（1）肛瘘切开引流术：适用于低位单纯性肛瘘，尤其是外口距离肛门缘近，瘘管又很浅的皮下瘘或黏膜下瘘（图 11 －1）。

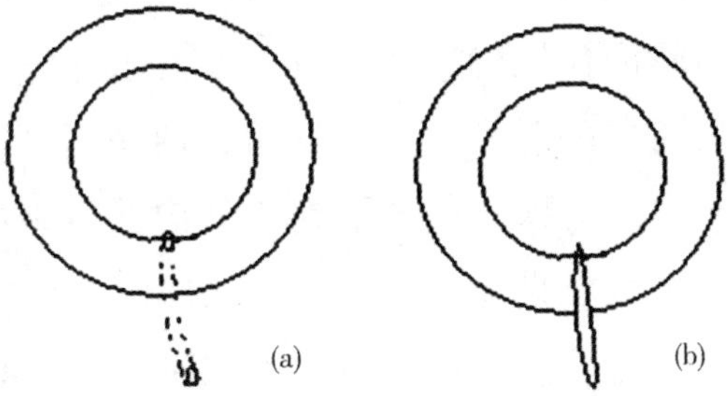

图 11 －1　肛瘘切开引流术

a，术前；b，术后

操作方法：患者取截石位或侧卧位（病侧），腰俞穴麻醉或局麻。碘伏消毒肛门周围和会阴部皮肤。铺无菌孔巾，采用视、触、牵拉，染色及探针等法，确定内口和瘘管走行后，顺探针将瘘管切开，切除外口，并向外侧延长切口，搔刮管壁和内口腐朽组织及肉芽。也可以沿瘘管走行切开皮肤、皮下组织后，用剪刀将整个纤维化的条索状管道剥离摘除，修剪创口两侧的皮肤和皮下组织，使其成一口宽底小的平坦伤口，使引流通畅。术毕仔细止血，伤口填充凡士林纱条和明胶海绵，外用塔纱压迫，胶布固定。术后进食流质饮食 2 天，适当使用抗生素，每次便后坐浴换药，伤口使用复方紫草油纱条引流，直至痊愈。

（2）肛瘘切开部分缝合内口引流术：适用于低位复杂性肛瘘，包括半马蹄型、全马蹄型、高位肛瘘肛直环已纤维化者（图 11－2）。

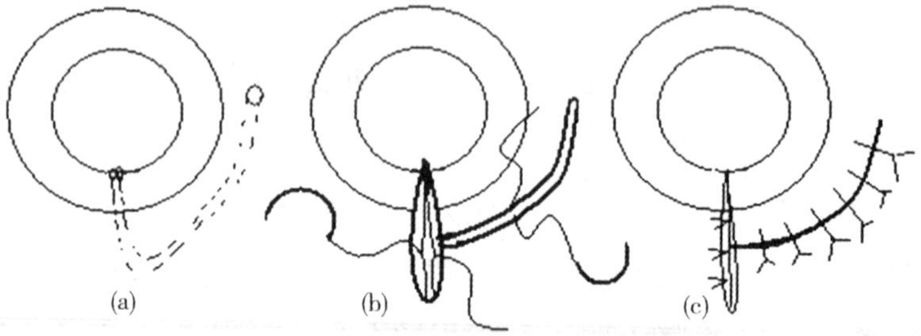

图 11－2　切开部分缝合内口引流术

a，术前；b，术中；c，术后

操作方法：病员取截石位，腰俞穴麻醉。碘伏消毒肛门周围及会阴部皮肤，铺无菌孔巾，采用视、触、牵拉、染色及探针等方法，确定内口和瘘管走行后，从外口开始沿瘘管走行切开瘘管，通过已纤维化的肛管直肠环的主管道一并切开。管道、脓腔彻底搔刮，清除管壁着色的腐朽组织，若有蓝点刮不净，则应以探针检查，若有支管或死腔，则应全部切开搔刮，适当修整管壁，但不必全部切除，以免局部组织缺损过多，管壁增厚坚硬，可予以切开松解，以利于缝合创面，消灭死腔。再将内口周围感染的肛窦及肛腺导管彻底清除，仔细止血。冲洗伤口，延长与内口对应的肛管放射状切口，留作引流，要求肛管内伤口小，外部伤口大，创面底小口大，保持引流通畅，使肉芽组织由伤口底部向上生长，再由伤口周围生长上皮，以二期愈合的方式使伤口愈合。放射状切口部分若较长，可作远端部分缝合；若切口较深，可作基底部分缝合，吻合切断的括约肌，以缩小创面。其余切口（弧形部分）用丝线全层间断缝合，或“8”字形缝合，或“U”形缝合，不留死腔。若切口深大，可放置橡皮条引流 24 小时后拔出，引流口放置明胶海绵条和凡士林纱条，外用塔形纱布压迫，胶布固定。术后处理同“肛瘘切开引流术”。5 ~7 天酌情拆除缝线。

（3）肛瘘切开挂线部分缝合内口引流术：适用于高位肛瘘肛管直肠环未纤维化者（图 11 -3）。

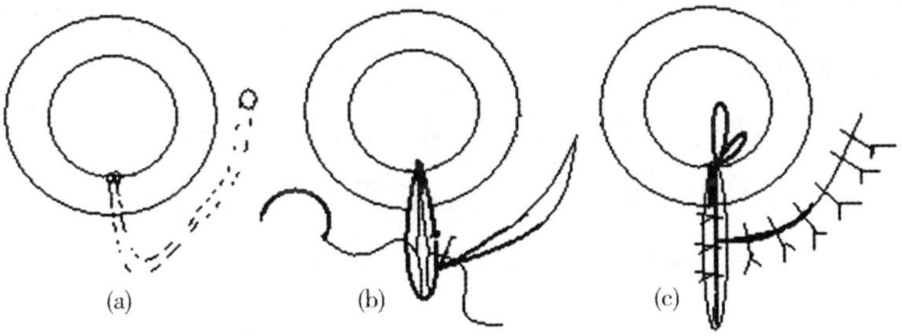

图 11 -3　切开挂线部分缝合内口引流术

a，术前；b，术中；c，术后

操作方法：病员取截石位，腰俞穴麻醉，碘伏消毒肛门周围及会阴部皮肤，铺无菌孔巾。确定内口和瘘管走行，从外口开始沿探针切开瘘管，直至肛门缘。彻底搔刮已切开的管道和腔穴，清除管壁着色的腐朽组织。将探针由肛缘顺瘘管从内口穿出。切开内口以下肛管皮肤、内括约肌和外括约肌皮下部、浅部。搔刮、清除感染的肛窦、肛门腺，修整创面，在探针头部结扎一粗丝线，再在粗丝末端结孔—橡皮筋，然后将探针从管道中退出，使橡皮筋留在管道内，用止血钳夹住橡皮筋末端，适度拉紧，以止血钳在橡皮筋贴近括约肌处夹住，再在钳下方用粗丝线将橡皮筋结扎。冲洗伤口，将远端部分（低位）切口用丝线全层间断缝合，不留死腔。若切口深大，可放置橡皮条引流，24 小时后拔出，在引流口、橡皮筋上下方各放置—凡士林纱条，外用塔纱压迫，胶布固定，术后处理同“肛瘘切开部分缝合内口引流术”。

挂线疗法的机理如下。

①异物刺激作用：药线或橡皮筋作为一种异物，可刺激局部产生炎性反应，通过炎性反应引起的纤维化而使括约肌断端与周围组织粘连固定。

②慢性勒割作用：通过紧线或弹力收缩，以线代刀在局部产生压迫性缺血坏死而慢慢分离，在逐渐分离过程中，括约肌的分离和组织的纤维化修复可同时进行，使分离后的肌端有附着支点，缩小分离后距离，减少功能障碍。

③引流作用：挂线为固定在病灶深部的导线，具有良好的引流作用，可减轻感染。

④标志作用：挂线具有良好的标志作用，可标明外口与内口关系，为处理瘘管、切开已纤维化的括约肌提供准确位置。

挂线疗法的优点：简便、经济、安全，对肛门括约肌功能影响较小，不会引起肛门失禁，较好地解决了高位肛瘘手术中切断肛门括约肌造成的肛门失禁问题，显著减少了肛管及其周围组织的缺损。瘢痕小，不会造成严重的肛门畸形，引流通畅，复发率低。

挂线疗法的不足之处：组织结扎在橡皮筋内，疼痛较重，往往持续 24 小时或更久。应用药线虽然疼痛较轻，但往往需要紧线或切除残余的纤维结缔组织，从而增加患者痛苦。有异物感，分泌物多，不易清洁。创面愈合的时间长，挂线处可遗留明显凹陷。

六、曹吉勋诊治经验

曹老治疗肛瘘效果好，复发率低，他认为肛瘘手术的治疗关键点在于要想一次性治愈肛瘘，必须同时达到两个基本要求：一是准确找到并处理内口，清理主管、支管及死腔窦道；二是要保证手术切口引流通畅。在达到这两个要求的同时应保护肛门括约肌功能正常。

第一个基本要求其实就是要彻底找到并处理肛瘘的整个病变区域。内口、主管、支管都是肛瘘的病变区域，如果完整地处理了病变组织，那么肛瘘是肯定可以被治愈的。所以，我们在进行肛瘘手术时，最重要的一点就是要明确肛瘘的病变范围。

首先应明确一个原理：病变的地方一定是有异常表现的；有异常表现的地方一定是有病变的。肛瘘的病变主要表现在对组织的炎症刺激上，组织受到炎症刺激后，就会有异常表现，主要为条索状管道、硬结、组织纤维化等。肛门指检是最关键的一步。指检时，有病变的地方一定能够检查到变硬的组织结构。我们就可以通过检查肛周皮下、肛管、肛管周围、肛直环、直肠壁、直肠壁四周的状态来判定肛瘘的走向和范围。如果检查到某个区域或间隙是完全柔软的状态，没有硬化的表现，那么可以基本判断肛瘘并没有波及这个区域。因为有的医生在检查或手术时会不小心穿破肛瘘管壁而到达正常组织，造成判断失误和不必要的创伤。而有异常表现的地方一定是有病变的，我们检查时发现某个间隙或部位有异常，如直肠黏膜下有肿块，骨盆直肠间隙变硬等，那么在手术中就一定要探查到这些部位，不能因为位置较深，管道弯曲就放弃处理，否则肛瘘必然复发。

其次是准确找到并处理内口，这是治疗肛瘘的关键。肛瘘的内口，即是感染的肛窦、肛腺，也就是肛瘘的原发病灶。95%的肛瘘，都是由肛窦、肛腺感染而引发的。有些肛瘘病例，特别是高位复杂性肛瘘手术中因瘘道弯曲、位置深、内口寻找困难，医生就认为该肛瘘没有内口而放弃处理，最后导致了肛瘘的不愈或复发率很高。所以我们在手术过程中必须仔细探查内口并处理，才可能一次性治愈肛瘘。

探针探查，亚甲蓝染色是寻找内口的常用方法，是肛肠科医生应熟练掌握的技巧。从外向内，或者从内向外使用探针寻查管道的方法在各教材或文献中均有详细介绍，能用探针直接探通，亚甲蓝直接染色染通，那手术就轻而易举。如不能直接探通，那就需要进行仔细的探查。先明确肛瘘的病变范围，通过其病变范围大小及和肛管的位置关系，参考所罗门定律来明确内口的大致点位，再寻找内口的具体位置。一般可以采用亚甲蓝染色后，边切开边探查的方法。先切开明确的瘘管管道，暴露创口，再寻找位置不明的管道，或者分离变硬的组织，沿其走向一直分离到靠近齿线的位置。如最后实在找不到确切的内口，则应该把最可疑的肛窦切开并处理，这样可以大大降低肛瘘的复发概率，并且不会延长术后伤口的愈合时间。

充分利用腔内超声、核磁共振等辅助手段确定肛瘘病变的位置、范围，指导我们诊断及手术治疗。

合理设计手术切口，保证切口引流通畅是治愈肛瘘的另一个重要因素。

临床中发现，有肛瘘患者内口已经清除彻底，但切口总是不能愈合，或者不能封闭，形成新的管道；或者伤口假性愈合，这些情况多是由于手术切口引流不通畅造成的。在具体操作中应注意：低位引流，在管道或腔隙的最下方要设计引流口，避免形成低位的死腔；连通内口的主引流口应较其他切口深大，因为该切口往往是肛瘘位置最深的地方，也应是最后愈合的地方；手术切口应延长，让分泌物能顺利流出。另外术后换药也至关重要，换药时应注意：合理放置引流条，让手术切口自基底部向上生长，避免切口表面粘连而形成假性愈合；较深的切口在愈合过程中，皮肤的切口常会变小，不利于放置引流条及引流，可以在局麻下适当地剪开皮肤，扩大创口。创口缩小后形成小的瘘道经久不愈，要注意切口底部是否因粘连形成了局部的死腔，若有应在局麻下剪开，使其暴露，充分引流，经过这种操作后伤口往往会迅速愈合。

据曹老的经验，无论位置多高、范围多大的肛瘘，术后 3 周左右，都应有愈合的倾向。若这时还存在较大、较深大的腔隙，分泌物多，应及时检查切口情况，处理可能存在的问题。

第十二章

骶尾部疾病

一、概述

骶尾部囊肿和窦又称为潜毛囊肿或潜毛窦、肛门后囊肿、尾部囊肿或骶骨囊肿等。此病在骶尾部的软组织内，有的成囊状，覆盖柱状上皮，内有液体和上皮碎屑；有的是窦，覆盖鳞状上皮，瘘管在皮下，外口在近中线皮肤上，有黄色稀淡臭味液体流出，窦内有毛发，有时由窦口突出，常有急性或慢性炎症。本病男性比女性多见。虽然婴儿出生后就可见此病，但常发于20~30岁，因毛发增长和皮脂腺分泌增加而发生症状，往往被误诊为一般肛瘘或肛周脓肿，经多次手术治疗却无法根治。

二、病因病理

（一）中医学认识

中医对骶尾部疾病病因的认识，可归纳为以下两个方面。

1. 由于先天禀赋不足，肾气不充，造成骶尾部发育不全而形成漏。

2. 外感风湿燥热之邪所致。如《河间六书》云："盖以风热不散，谷气流溢，传于下部，故令肛门肿满，结如梅李核，甚至乃变而为瘘也。"

（二）西医学认识

本病有先天性和后天性两种学说。一般认为，是胚胎发生异常，但在生长过程中，究竟是何种胚胎组织发生改变所致，仍未有一致意见。神经起源学说认为，由髓管尾部残留部分生成囊肿，在囊或窦的组织内有神经组织，有的病例因囊肿与神经管相连，可引起脑膜炎。但临床上却很少看到囊肿与椎管相通。

外胚叶内陷学说认为，当胚胎进入第三个月或第四个月，外胚叶内皮表面向内凹陷，生成囊肿。后天学说认为，由于损伤、手术或异物刺激及慢性感染，可引起肉芽肿反应。如汗毛窦的发生，先是毛发逐渐穿入皮肤，成一短道，以后加深成窦，病理上可看到这种改变。另外，也有其他因素，如多毛症、骶尾部皮脂腺过度活动、臀裂过深、臀部受伤、久坐、损伤骶尾部皮肤等，都可使皮脂腺组织和碎屑积存于囊内，引起炎症。

常见的病理变化有四种类型。

1. *骶尾部窝*　位于骶尾关节、骶骨下部或尾骨尖部的凹陷，在正中线上，常是一个，有的数个，壁内有很多汗腺，表示有轻度先天性异常。

2. *骶尾部窦*　位置与骶尾部窝的位置相同，单纯骶尾部窦无并发症时，只有一个圆孔，排出少量分泌物，有时孔内有束毛发。窦道在皮下脂肪内，常向上行向骶骨，在骶骨筋膜浅面，成为囊肿。有时穿过筋膜，侵入骶骨裂孔；也有的经过脊椎裂，与脊椎相通。窦道覆盖角化鳞状上皮，与窦口的皮肤相连，皮内有很多毛囊和汗腺，壁内有急性和慢性炎细胞浸润和纤维组织增生，有的窦道因广泛感染，没有上皮，仅覆盖肉芽组织。由于长期刺激，可发生恶性病变。

3. *骶后囊肿*　是与骶尾部窦相同的病变，囊不与外界相通，可扩宽加深，常因感染生成囊肿，破溃或切开后成瘘，常流脓水。囊内覆盖柱状上皮，内有毛发和上皮碎屑，囊壁平滑光亮，有纤维组织外膜。

4. *骶前囊肿*　发生于骶骨和直肠间隙的囊性肿物。50%患者早期无任何临床症状，或仅有轻微的肛门坠胀感。如囊肿继发感染，则可能出现肛周红肿疼痛、流脓等症状，肛门小凹有时会被当成肛瘘的外口而误认为肛瘘。

三、临床表现

（一）症状

无感染时，常无症状，有的感觉骶尾部疼痛、肿胀，常有分泌物由窦口流出，污染衣物。如有感染，症状与脓肿相似：疼痛，压痛，发冷，发热，周身不适。有的能自行逐渐消散，但多数自然破裂或切开成窦。若反复发作，生成多数窦口。有的病人发作1~2次后，症状消失，但大部分病人反复发作，逐渐加重。

（二）体征

当囊肿处于静止期，在骶尾部中线皮上可见不规则小孔，小的如针尖，大的直径数毫米；周围皮肤变硬，有切口瘢痕；孔内有肉芽组织，有时有毛发。如用探针探查，可探入数毫米，甚至超过 10 cm，挤压可排出稀淡臭味液体。急性期有触痛、红肿，排出更多的脓性分泌物，有时有蜂窝组织炎，生成脓肿。

（三）特殊检查

1. *彩色多普勒超声*　B 超可以协助准确定位囊肿和窦，判断其范围、内容物、性质、是否形成窦道、与直肠间隙和肛管的位置关系及周围组织的声像图特点。其图像特征为：在骶尾部皮下软组织内能够观察到不均质地的低回声或无回声区，形态不规整，内回声不均，部分能够观察到液性无回声区。

2. CT　CT 可以显示囊肿和窦的位置、大小、密度、边界及与周围组织的关系。其图像特征为：轴位上示类圆形囊状包块影，MPR 示大多呈条索状瘘管，窦口均开口于皮肤。病灶边界不清晰，形态不规则，均未累及肌层，不与肛门相通，骶骨未见明显破坏征象。

3. MRI　MRI 在判定囊内容物、囊肿与周围血管的关系及判断软组织方面有明显的优势。其图像特征为：病变多位于臀间裂第 3 骶椎上缘至第 2 尾椎下缘水平，沿着骶尾部皮下及骶尾部筋膜间向头侧走行，与筋膜间以线状脂肪分隔，窦道多位于中线，部分略偏离中线，但均在中线左右 0.5 cm 以内；窦道末端伴或不伴与之相连的囊状病灶，窦口位于窦道的头端、尾端或二者兼有；病灶边界多清晰，合并感染时边界不清。

四、诊断与鉴别诊断

（一）诊断依据

1. *症状*　反复发作的骶尾部脓肿和有分泌物的慢性窦道。

2. *体征*　中线位见到藏毛腔。指诊扪及骶骨前的肿块。

3. 病理切片报告。

（二）鉴别诊断

要注意与疖、痈、肛瘘、肉芽肿等相鉴别。疖生在皮内，向皮突起，尖有黄头；痈有许多孔，内有坏死组织；肛瘘外口距肛门比距尾骨尖近，瘘管行向肛门，肛门内有内口，肛门直肠周围有脓肿病史；结核性肉芽肿与骨相通，经

X线检查，可见骨质被破坏，身体其他部分可有结核病变；放线菌病，经分泌物涂片或培养，可找到霉菌；梅毒肉芽肿，有梅毒史，梅毒血清反应阳性。

五、治疗

（一）一般治疗

骶尾部窝不需要治疗。骶尾部窦和骶尾部囊肿破溃，常流脓水，应坐浴保持局部清洁。如感染发炎、肿痛，可局部热敷，用中药清热解毒，软坚散结，常用仙方活命饮加减；或用抗生素消炎。如已成脓肿，宜切开引流。因骶尾部皮肤和皮下组织较厚且硬，早期外观可无明显的脓肿症状，如炎症蔓延，可引起骶尾部蜂窝组织炎和深部组织坏死，所以要及早切开引流。目前有一些新兴的治疗手段，效果尚可，简述如下。

1. *脱毛治疗*　骶尾部窦多与患者局部卫生条件差，久坐，体毛茂密及肥胖有关，剃毛、激光脱毛可作为预防慢性藏毛窦感染的措施，以避免藏毛窦复发和脓肿形成。

2. *苯酚治疗*　治疗步骤为脱毛、搔刮囊肿、将1～3 ml晶体苯酚注入囊肿及窦道内。通常需要重复1～4次上述过程，直至伤口愈合。

3. *激光治疗*　在窦道顶端根据感染范围大小，作一圆形或椭圆形切口，用蚊式钳从切口伸入，清理窦道内的毛发。光纤导管自小凹探入，在指示灯的指引下沿窦道到达末端，即切口处。激光所用功率为10 W，波长为1 470 nm，以1 mm/s的速度牵拉光纤导管自切口向小凹方向消融闭合窦道。

4. *填充材料治疗*　包括纤维蛋白胶封堵治疗、脱细胞真皮基质填塞骶尾部窦道等。

以上这些治疗方法，只能控制临床症状，如要根治，应作手术治疗。

（二）手术治疗

这是本病的主要治疗方法。如有炎症，应等炎症消散或待囊肿内炎症控制后，再行手术治疗。

1. *骶后囊肿切除一期缝合术*

（1）中线缝合术：切除全部囊肿，将伤口完全缝合，使其一期愈合。手术时，由外口注入亚甲蓝过氧化氢溶液，围绕外口做一梭形切口，切开皮肤，紧靠肿块组织切到骶骨筋膜，将所有病变组织由骶骨筋膜上切除。如骶骨筋膜已被侵犯，也要切除。有时还需要切除尾骨。然后再沿骶骨两侧缘切开两侧臀肌上方筋膜，并将切口延深向外侧 5 ~ 6 cm。将两侧肌肉和筋膜游离，缝合于中线，以免有张力。最后缝合伤口，以纱布压迫和胶布固定。有时游离一侧臀肌，使伤口容易缝合。手术后，病人俯卧或侧卧，不宜仰卧，避免影响伤口；但术后当天，可以仰卧，以压迫伤口，便于粘连和引流。手术后可酌情更换敷料，7 天后拆线，伤口仍需压迫固定。如伤口愈合良好，可以行走，但避免蹲坐使伤口紧张，2 ~ 3 周后，可增加活动量。

（2）偏中线缝合术：包括 Limberg 皮瓣技术、Karydakis 皮瓣技术、Bascom 臀沟抬高技术、“Z”形皮瓣技术、“V－Y”皮瓣技术及这些技术的改良术式。

Limberg 皮瓣技术：底部需偏离臀沟中线 2 cm，将骶尾部全部病灶和中线处皮肤小凹等病变范围全部切除，切除深度为达骶骨筋膜，不需要达到骨膜。在菱形区域右侧角做水平菱形边等长切口，以所作水平切口远点作一夹角为60°的等菱形边斜切口。将设置好的皮瓣提起、旋转，覆盖在皮肤缺损处，然后逐层缝合伤口，在皮瓣下放置负压引流管并用弹力腹带包扎伤口。

Karydakis 皮瓣技术：根据患者患处位置，在偏离臀沟中线 2 ~ 3 cm 处取椭圆形切口，切除范围包括骶尾部全部病灶及皮肤小凹，操作过程中无须切除正常组织，深度需深至骨膜，冲洗后放置引流管，移动皮瓣至对侧、侧方缝合。

Bascom 臀沟抬高技术：先将两侧臀部向中线挤压，标记出两侧皮肤接触缘。用宽胶布将双臀向外侧牵拉，完全暴露病灶及臀沟，确定病灶范围后行椭圆形切口切除病变皮肤及窦道，切口底角偏离臀中 1 ~ 2 cm，然后沿皮下 0.5 ~ 0.7 cm 脂肪层游离健康侧皮瓣至可以无张力缝合，一般游离不超过术前标记线。间断缝合脂肪层，消灭无效腔，抬高臀沟，皮下放置引流管。

2. 骶后囊肿切除部分缝合术　切除囊肿后，将伤口两侧皮肤缝于骶骨筋膜，缝合大部分伤口，使之一期愈合。中间留一段伤口引流，让其逐渐愈合。具体操作方法是：围绕骶尾部窦口作梭形切口，切开皮肤和皮下组织，并向外侧与皮肤表面成45°，切至臀肌上方筋膜到骶骨外侧，切除囊肿及所侵犯的组织，形成一底宽口窄的伤口。将皮肤和肌肉在中线上缝合于骶骨筋膜，中间留一间隙，伤口上下端褥状缝合，并在中线缝于骶骨筋膜。各缝线缚于胶管上，再盖以敷料压迫。手术后的处理，与囊肿切除一期缝合相同。

3. 骶后囊肿切除延期缝合术　将病变组织完全切除后，伤口以凡士林纱布填塞24小时。以后每天换药，当伤口清洁、炎症消散后，再作延期缝合，将伤口边缘组织缝于骶骨筋膜。此法适用于严重感染病人，或一期缝合伤口、因手术后感染、伤口引流的病人。但因二次手术，愈合时间较长。另外，将病变组织切除后，在切口两侧分别作垂直褥式缝合，保留缝线，使切口两侧皮肤靠拢，并与底部黏合，关闭死腔，外敷凡士林纱布包扎固定。4天后，用止血钳将伤口两侧相对应的所留缝线分别进行结扎，使伤口完全闭合。

4. 骶后囊肿切除伤口开放术　切除病变组织，以纱布填塞伤口，使伤口由肉芽组织填塞粘连，形成瘢痕，即可愈合。有时也可植皮。这种手术适用于伤口过大、无法缝合的病人，或做过手术复发的病人。

5. 骶后袋状缝合术　切开囊肿，切除囊壁，将伤口底部边缘与皮肤缝合，伤口由肉芽组织粘连愈合。如有脓肿，切除脓肿上部组织，使脓腔外露。将有槽探针由外口探入囊肿内，切开上部组织。如有数个外口，用同法切开，搔刮瘘管和囊壁，剪去伤口边缘皮肤，使囊壁内面裸露，将皮肤与囊壁边缘以丝线连续缝合；如壁薄不能缝合时，可将皮肤缝于底部结缔组织。手术后第二天，可下床活动，不限制饮食，每天换药，8天后拆线。此法为姑息治疗，不能根治，只在万不得已时采用。

6. 微创术式　相对于传统外科手术方式而言，微创治疗不仅可以缩短住院时间、愈合时间，减少并发症，还能避免整块切除带来的问题。

（1）皮肤穿孔器骶尾部窦切除术：此术式利用皮肤穿孔器切除藏毛窦的小凹，并从该切口彻底清除潜在窦道及坏死组织。用探针自小凹探入，探查病变深度，用合适尺寸的皮肤穿孔器切除小凹组织直至探出藏毛腔，然后彻底清除毛发及残骸，最后冲洗创面，保持切口引流通畅，不需要包扎。

（2）内镜下骶尾部窦治疗术：先确定主要的外口，用透热法切开并扩大，将内镜插入瘘管内，用内镜钳清理瘘管，去除毛发和毛囊，然后烧灼消融肉芽组织清创，轻轻刷洗创面清除坏死组织，最后冲洗瘘管。内镜下治疗骶尾部窦疗程短、无痛，复发率低，被认为是儿童和青少年骶尾部窦的首选治疗方法。

7. 经骶尾入路骶前囊肿切除缝合术　取旁骶尾或后正中切口入路，逐层切开至骶尾骨，横断肛尾韧带，必要时切除尾骨或部分骶骨以暴露术野。进入骶前间隙，暴露肿物，尽量采用钝性方法将病灶与邻近组织分离。若肿物与直肠壁紧密粘连，须小心分离以避免损伤直肠，必要时术者可将食指伸入直肠内以帮助暴露并引导手术。手术时尽可能完整切除肿物，并尽量避免污染术野。对于直肠局部切除或损伤者，可行一期修补。盆底腹膜受到破坏时，予以修复。创面彻底止血、冲洗，放置密闭持续负压引流管或双套管，自切口旁引出。分层关闭手术切口。

六、曹吉勋诊治经验

曹老认为，骶尾部囊肿和窦的治疗方式多种多样，应按病变的不同类型和病变范围的大小，选用一种住院时间短、疼痛小、复发率低、经济简便的治疗方式。

如果存在活动性感染和急性脓肿，行骶尾部囊肿和窦切除术会降低伤口愈合率、增加复发率。急性脓肿期，不论是初发还是复发病例，均需行切开引流和脓腔搔刮术，比单纯的引流复发率低。

手术切除是骶尾部慢性囊肿和窦的标准治疗方法，要点是完整切除囊肿、窦道及中线小凹等病灶及受累组织。开放性切除术操作较为简单，手术时间短，但是术后创面愈合所需时间长。对于无症状或藏毛囊肿较小的患者可行切除中线缝合，治愈率高。对于切除后组织缺损大、张力大的患者，使用偏中线缝合比中线缝合愈合时间短，伤口并发症少，复发率低。Limberg 皮瓣技术的适用范围较广，用于病灶面积大、范围广、深度深的患者，适用其他术式的患者往往也适合接受该术式治疗，既往多次骶尾部藏毛囊肿和窦术后复发的患者也可以选用该术式治疗。但术后瘢痕长，属于该术式的弊端。Karydakis 皮瓣技术与 Bascom 臀沟抬高术对术者的要求较高，适用于病灶纵轴在中线附近、病灶范围长度在 10 cm 以内的患者，术后瘢痕小、疼痛轻，患者恢复快，复发率低。

骶尾部囊肿和窦一期闭合后放置引流可以用于引流清除渗出液和冲洗创面。一期闭合后放置引流管能降低术后创口积液发生率和伤口裂开率，加快术后恢复。建议行骶尾部囊肿和窦一期闭合术后选择性地放置引流。

曹老建议手术前应注意控制一些已知与外科手术部位复发相关的危险因素，如改善营养状态、停止吸烟、控制血糖水平和肥胖等。由于复发性骶尾部囊肿和窦常常提示其他问题，应当警惕炎症性肠病（IBD）、免疫抑制、皮肤肿瘤等其他慢性直肠周围疾病。

第十三章

肛周坏死性筋膜炎

一、概述

肛周坏死性筋膜炎（PNF）是一种发生于肛周、会阴部的严重软组织感染性疾病，多种细菌协调作用，包括革兰阳性的溶血性链球菌、金黄葡萄球菌、革兰阴性菌和厌氧菌，造成皮肤及软组织化脓性坏死。本病进展迅速，可经血液循环引起全身脓毒血症，常并发休克、多器官功能衰竭（MODS）甚至死亡。肛周坏死性筋膜炎常伴有全身和局部组织的免疫功能损害，如继发于擦伤、挫伤、昆虫叮咬等皮肤轻度损伤后，空腔脏器手术后，肛周脓肿引流、拔牙、腹腔镜操作后，甚至是局部注射后（多在注射毒品后）。长期使用皮质类固醇、免疫抑制剂者，糖尿病血糖控制较差者好发本病。发病率较低，为（1.6～3.3）/100 000。对早期感染诊断和治疗的延误，可能导致更高的病死率。最新文献报道，该病病死率为9%～25%，甚至更高。肛周坏死性筋膜炎多见于男性，平均发病年龄为50.9岁。

二、病因病理

（一）中医学认识

中医对肛周坏死性筋膜炎病因的认识同肛痈，主要可归纳为以下几个方面。

1. 感受外邪，入里化热，壅滞气血，腐肉成脓。如《灵枢·痈疽》云："寒气客于经脉之中则血泣，血泣则不通，不通则卫气归之，不得复反，故痈肿。寒气化为热，热胜则肉腐、肉腐则为脓。"又如《河间六书》云："风热不散，谷气流溢，传于下部，故令肛门肿痛，结如梅李核，甚者乃变而为瘘也。"

2. 饮食醇酒厚味，损伤脾胃，酿生湿热，湿热蕴结肛门。如《素问·至直要大论》云："膏粱之变，足生大丁。"《外科正宗》云："夫脏毒者，醇酒厚味，勤劳辛苦，蕴毒流注肛门结成肿块。"《丹溪心法》云："坐卧湿地，醉饱房劳，生冷停寒，酒面积热，以致荣血失道，渗入大肠，此肠风脏毒之所由作也。"

3. 三阴亏损，湿热结聚肛门。如《疡科心得集·辨悬痈论》云："患此者俱是极虚之人，由三阴亏损湿热积聚而发。"

4. 负重奔走，劳碌不停，妇人生产用力，气陷阻滞，湿热瘀毒下注。如《外症医案汇编·肛痈》云："负重奔走，劳碌不停，妇人生产用力，以上皆能气陷阻滞，湿热瘀毒下注。"

5. 虚劳久嗽、痰火结肿肛门。如《外科正宗·脏毒论》云："又有虚劳久嗽、痰火结肿肛门如粟者，破必成漏。"

（二）西医学认识

肛周坏死性筋膜炎是由多种细菌混合感染、需氧菌和厌氧菌协同作用的结果。最常见的有大肠埃希菌、链球菌、葡萄球菌、拟杆菌类、克雷伯菌、梭状芽孢杆菌和念珠菌等。在生理情况下，这些病原菌毒性很低，不会对人体造成危害，但存在易感因素如糖尿病、免疫抑制、营养不良、周围性血管疾病、肾功能衰竭、恶性肿瘤或肥胖等时，一旦发生皮肤或消化道等的侵袭性损伤，上述细菌就会变成致病菌，产生极强的毒性和破坏力。其特征性组织学表现为：皮下坏死，多形核细胞浸润，血管内纤维性血栓形成，坏死筋膜和真皮内可见病原微生物；需氧菌诱导血小板聚集和补体沉积，厌氧菌如拟杆菌产生肝素酶和胶原酶，使血管中形成血栓，皮肤和软组织发生缺血、坏死；链球菌和葡萄球菌产生透明质酸酶、链激酶和链道酶，使坏死和缺血组织部位的吞噬细胞功能严重受损，导致感染坏死迅速发展，组织溶解，局部表现为奇臭的血性渗液、坏死；厌氧菌产生的氢气和氮气在皮下组织内聚集，导致捻发音的产生。

三、临床表现

（一）症状

1. *局部症状起病急*　该病早期局部体征较隐匿而不易引起患者注意，24 小时内可波及整个肢体。

（1）片状红肿、疼痛：早期仅表现为肛周或会阴区局部皮肤红肿疼痛，男性患者可能伴有阴囊肿胀。皮肤红肿，呈紫红色片状，边界不清，疼痛。此时皮下组织已经坏死，因淋巴通路被迅速破坏，故少有淋巴管炎和淋巴结炎。感染24小时内可波及整个肢体。个别病例起病缓慢、早期处于潜伏状态。受累皮肤发红或发白、水肿，触痛明显，病灶边界不清，呈弥漫性蜂窝织炎状。

（2）疼痛缓解，患部麻木：由于炎性物质的刺激和病菌的侵袭，早期感染局部有剧烈疼痛。当病灶部位的感觉神经被破坏后，则剧烈疼痛可被麻木或麻痹所替代，这是本病的特征之一。

2. *全身中毒症状* 疾病早期，局部感染症状尚轻，患者即可出现畏寒、高热、厌食、脱水、意识障碍、低血压、贫血、黄疸等严重的全身性中毒症状。若未及时救治，可出现弥漫性血管内凝血和中毒性休克等。局部体征与全身症状的轻重不相称是本病的主要特征。

该病通常发病隐匿，其早期症状与肛周蜂窝组织炎及肛周脓肿的症状相似，仅表现为肛周或会阴区局部皮肤红肿疼痛；男性患者伴有阴囊肿胀，继而出现张力性水疱、表皮坏死呈紫黑色、破溃后有恶臭的洗肉水样稀薄液体；局部检查时有明显捻发音。部分患者早期阶段可表现不明显，但病情可在数小时内急剧恶化，出现持续高热、心动过速、贫血、电解质紊乱、意识障碍等脓毒性休克症状。若未及时干预，最终可导致多脏器功能衰竭，甚至死亡。

（二）体征

1. *局部肿胀* 肛周或会阴区局部皮肤红肿胀，男性患者可伴有阴囊肿胀。皮肤红肿，呈紫红色片状，边界不清。

2. *血性水疱* 由于营养血管被破坏和血管栓塞，皮肤的颜色逐渐发紫、发黑，出现含血性液体的水疱或大疱。

3. *奇臭的血性渗液* 皮下脂肪和筋膜水肿，渗液发黏、混浊、发黑，最终液化坏死。渗出液为血性浆液，有奇臭。坏死广泛扩散，呈潜行状，有时产生皮下气体，检查可发现捻发音。

（三）辅助检查

1. *血常规* 红细胞计数及血红蛋白测定：因细菌溶血毒素和其他毒素对骨髓造血功能的抑制，60% ~90%患者的红细胞和血红蛋白数量有轻度至中度的降低；白细胞计数：呈类白血病反应，白细胞数升高，计数大多在（20 ~30）$\times 10^9$/L之间，有核左移，并出现中毒颗粒。

2. 血清降钙素及C反应蛋白（CRP） 均有明显增高，且与病情严重程度呈正相关。

3. 血清电解质 可出现低血钙。

4. 尿液检查 尿量、尿比重：在液体供给充足时出现少尿或无尿，尿比重恒定等，有助于肾脏功能早期损害的判断。尿蛋白定性：尿蛋白阳性提示肾小球和肾小管存在损害。

5. 血液细菌学检查 涂片镜检：取病变边缘的分泌物和水疱液，做涂片检查。细菌培养：取分泌物和水疱液分别行需氧菌和厌氧菌培养，未发现梭状芽孢杆菌有助于本病的判断。

6. 血清抗体 血中有链球菌诱导产生的抗体（链球菌释放的透明质酸酶和脱氧核糖核酸酶B能诱导产生滴度很高的抗体），有助于诊断。

7. 血清胆红素 血胆红素升高提示有红细胞溶血情况。

8. 影像学检查 X线摄片：皮下组织内有气体。CT：显示组织中的小气泡影。

9. 活组织检查 取筋膜组织进行冷冻切片，对诊断也有帮助。

四、诊断与鉴别诊断

（一）诊断依据

肛周坏死性筋膜炎的诊断建立在临床表现的基础上，结合必要的实验室检查及影像学检查。患者白细胞明显增多，常高于 $20\times10^{9}/L$，同时可能出现低蛋白血症、贫血、血小板减少、高血糖症和低钠血症等。CT、磁共振成像（MRI）及超声检查可探及肛周组织结构紊乱和气体形成，帮助确定健康组织边缘及软组织中的液体，了解病变的进展情况。对于重症患者，不必等待完善所有检查，因为等待过程中病情可能会突然恶化，延误最佳手术时机。

Fisher提出六条诊断标准：

（1）皮下浅筋膜的广泛性坏死伴广泛潜行的坑道，向周围组织内扩散。

（2）中度至重度的全身中毒症状伴神志改变。

（3）未累及肌肉。

（4）伤口、血培养未发现梭状芽孢杆菌。

（5）无重要血管阻塞情况。

（6）清创组织病检发现有广泛白细胞浸润，筋膜和邻近组织灶性坏死和微血管栓塞。细菌学检查对诊断具有重要意义，培养取材最好采自进展性病变的边缘和水疱液，做涂片检查，并分别行需氧菌和厌氧菌培养。测定血中有无链球菌诱导产生的抗体（链球菌释放的透明质酸酶和脱氧核糖核酸酶 B，能产生滴度很高的抗体），有助于诊断。

（二）鉴别诊断

1. 化脓性汗腺炎　化脓性汗腺炎是一种皮肤及皮下组织的慢性炎性疾病。其病变范围较广泛，呈弥漫性或结节状，局部常隆起，变硬，皮肤常有许多窦道溃口，且有脓汁。其鉴别要点是化脓性汗腺炎的病变在皮肤和皮下组织，窦道不与直肠相通。病变区皮肤色素沉着，有特殊臭味。

2. 肛周脓肿　肛周脓肿为肛周的急性化脓性感染，以局部红肿热痛为主症，成脓后局部有波动感，伴随不同程度全身感染症状。但无皮下脂肪和筋膜水肿、渗液发黏、混浊、发黑、坏死。皮下无气体产生，检查无捻发音。

五、治疗

肛周坏死性筋膜炎是外科危重急症，治疗的关键在于早期诊断，及时治疗。主要的治疗原则包括：早期彻底清创引流，使用广谱抗生素，予以营养支持治疗，监测生命体征，反复评估病情。手术的目的是广泛切开引流，清除坏死组织，减少毒素的吸收。同时，需要给予强力的抗生素治疗，以控制感染。对症支持治疗包括吸氧、补充血容量、纠正电解质紊乱、控制血糖等。中医内治主要运用于术后，辨证论治可参考肛痈。

（一）清创引流

病变组织及周围存在着广泛的血管血栓，药物常难以到达，早期诊断，应立即手术治疗。彻底清创，充分引流是治疗成功的关键。

在不延迟初次清创时间的前提下，术前应优化患者的生理状况。脓毒症患者应给予积极的液体复苏和正性肌力或血管活性药物支持；对于危重患者，应开放中心静脉通路，放置导尿管和鼻饲管，给予肠内营养；气管插管和机械通气也是必要的；请麻醉科医师会诊，首选全身麻醉；应查血型和交叉配血，备血液制品。

使用手术刀片和组织剪，从明显坏死皮肤或病灶中心切开，建议采用多切口清创模式，从最严重的区域逐渐向外扩展，直到健康的软组织为止。根据皮肤的外观，坏死区域通常远远超出最初预期的范围。应彻底探查伤口的边缘和深度，以确保完全切除坏死组织。若皮肤没有感染坏死，可行减压引流切口，清除皮下坏死组织，切口之间予松挂线对口引流，对感染累及深部的腔隙予置管引流。若清创不彻底，可增加患者感染性休克和肝肾功能衰竭的发生率。由于本病可危及生命，对清创后是否需要采取进一步的皮肤覆盖和重建措施，应放在次要位置，但对于男性应保护睾丸，必要时可将其植入股窝内，待二期修复重建。术中应避免注射稀释的肾上腺素，尽管肾上腺素可减少出血，但其会促进沿筋膜平面的感染播散或损害组织活力，出血时可使用电灼法止血。在清创过程中，应从多个部位获得多个组织的活检和培养物，进行微生物学和组织学评估以确认致病菌，指导敏感抗生素和抗菌敷料的选择应用。伤口边缘的标本也可行病理检查，以确认手术是否已彻底清除所有坏死和感染组织。使用广谱抗菌液如0.025%次氯酸钠或双氧水反复冲洗伤口，但对深部组织不推荐使用双氧水冲洗，以防发生气体栓塞。抗菌敷料及纱布覆盖固定，送回重症监护室进行后续治疗。

若术中发现病情比术前评估更严重，应与患者或家属讨论，是否需行转移性结肠造口术，并告知该疾病的真实预后。对于肛周大范围感染，甚至累及直肠、盆腔和腹膜的患者，可从转移性结肠造口术中受益，以减少肠道细菌对继发性伤口污染的风险。术前讨论应确定造口的位置、造口方法（腹腔镜或开放）及可能的回纳时机。

如果患者生命体征继续恶化，在保证患者安全的情况下，可行MRI检查以明确是否有残留坏死感染灶，必要时进行二次手术再次清创。常规换药时，对于小范围的坏死组织，应及时清创，平均需要3~4次清创。除了标准的术后血液检查和定期临床评估外，建议每6~8小时检测1次降钙素原、C反应蛋白和乳酸水平，因为这些实验室感染标志物有助于确定重复清创的时机。其中降钙素原与感染严重程度和器官功能障碍密切相关，也有助于指导抗菌药物的使用时间及疗效评估。皮肤缺损较大，难以自愈时，应待炎症消退后，择期行植皮术。手术操作中应注意健康筋膜的保护，损伤后易造成感染扩散。

（二）抗感染治疗

坏死性筋膜炎是多种细菌的混合感染（各种需氧菌和厌氧菌），全身中毒症状出现早、病情重，应联合应用抗生素。在未确定致病菌之前，早期应经验性、足量、规范地使用广谱抗生素。通常选用2~3联抗生素联合使用，如三代或四代头孢类抗生素、克林霉素、甲硝唑等，必要时可予碳青霉烯类抗生素；根据病情轻重，使用疗程在1～2周。根据细菌培养及药敏试验及时更换敏感的抗生素。

（三）支持治疗

积极纠正水、电解质紊乱。贫血和低蛋白血症者，可输注新鲜血、白蛋白或血浆；可采用鼻饲或静脉高营养、要素饮食等保证足够的热量摄入。

（四）高压氧治疗

近年来，外科感染中合并厌氧菌的混合性感染日益增多，而高压氧治疗对专性厌氧菌有效。

（五）并发症的观察

在治疗全程中应密切观察患者的血压、脉搏、尿量，做血细胞比容、电解质、凝血机制、血气分析等检查，及时治疗心肾衰竭，预防弥漫性血管内凝血与休克的发生。

六、曹吉勋诊治经验

曹老指出，肛周坏死性筋膜炎的预后较差，死亡率高，其死亡率与是否及时就诊、手术、营养支持等治疗相关。因此，对于疑似肛周坏死性筋膜炎的患者，应尽早确诊并进行治疗，以提高生存率。当疑诊肛周坏死性筋膜炎（败血症、临床症状迅速恶化、皮肤坏死或水疱及皮肤捻发音、男性阴囊肿胀）时，基于组织外观应进行一定范围的清创手术，通过探查以明确诊断。虽然多数肛周坏死性筋膜炎患者早期临床表现不明显，有的可能有上呼吸道或轻微皮肤感染史，但有时数小时内病情就会急剧恶化。如果未能认识到疾病的严重程度，会延误初始清创，进而延误确定性治疗。

肛周坏死性筋膜炎治疗思路如下。

（1）开启“争分夺秒”的多学科联合抢救绿色通道模式。

（2）立即建立静脉双通道或深静脉置管补液扩容加广谱抗生素（建议应用碳青霉烯类抗生素）治疗，持续吸氧，心电血氧饱和度监测，急诊手术。

（3）手术关键点：①广泛切开引流为原则，切开范围宜大；②切开方式以多切口为宜，切口尽量沿皮纹设计且切口间皮桥宽度应留足至少1 cm；③病变波及肛门前侧时，则应切开双侧腹股沟区减压；④探查是否有相通的肛窦感染，若有需要一并处理；⑤切口内坏死的筋膜应尽量清除，并用双氧水反复冲洗；⑥取细菌涂片、培养及病理活检。

（4）术后处理：①符合入 ICU 指征者，入 ICU 治疗；②全身应用广谱抗生素，一般选用碳青霉烯类抗生素；③加强支持疗法及对症治疗，控制血糖，纠正电解质紊乱及酸碱平衡；④局部可选用甲硝唑冲洗换药，清除坏死筋膜，保持引流通畅；⑤严密观察，若局部感染有扩散，应及时扩创。

（5）中医辨证施治：根据全身和局部症状辨证遣方用药。常用方剂：早期宜使用仙方活命饮、龙胆泻肝汤、五味消毒饮，意识障碍则用安宫牛黄丸、紫雪丹、至宝丹，后期治疗用八珍汤、四妙散加味。

总之，肛周坏死性筋膜炎是一种严重的感染性疾病，其早期症状易与其他疾病混淆，因此需要医生具备丰富的临床经验并提高警惕。对于疑似患者，应尽早进行诊断和治疗，以提高生存率。

第十四章

直肠脱垂

一、概述

直肠脱垂是直肠黏膜和肌层部分或全层从正常位置突出到肛门外的疾病。仅黏膜层下移被称为直肠黏膜脱垂，又称为不完全性脱垂，直肠黏膜全层或部分乙状结肠向下移位，被称为直肠全层脱垂，又称为完全性脱垂。直肠脱垂可能导致排便困难、肛门感觉异常、直肠内突出物体感或疼痛等症状。中医称为脱肛，古籍又称为“人州出”“脱肛痔”“盘肠痔”“截肠痔”等。直肠脱垂发病在全球范围内并不常见，好发者通常为中年女性，特别是生育过多的女性。有研究表明，直肠脱垂在女性中的患病率为 0.5% ~5%，而在男性中为 0.5% ~2%。但有报道称，儿童和老年人也会发生。儿童发病，常为自限性疾病，5 岁前可自愈。

二、病因病理

（一）中医学认识

本病因脾虚气陷所致，素有气血亏虚者亦可为实邪所侵而发病，故临证亦可出现虚实兼夹之象。

1. 脾虚气陷　小儿先天不足，气血未旺，或老年气血衰退，或劳倦，或久病体虚，或妇人生产时用力努挣，以致气血不足，中气下陷，不能固摄而成。

2. 湿热下注　素体气虚，摄纳失司，复染湿热而脱。

（二）西医学认识

1. 病因　发病原因尚未完全清楚，以下因素可能与发病有关。

（1）解剖因素：小儿骶尾骨弯度较小，直肠较垂直，当腹内压增高时，直肠缺乏有效支持而容易脱垂。直肠前陷凹腹膜反折过低，腹内压增高和肠襻压迫均可使直肠前壁突入直肠壶腹部导致直肠脱垂。

（2）腹内压增高：长期腹泻、便秘、慢性咳嗽、重体力活及排尿困难等引起腹内压增高，可导致直肠脱垂。排便时异常用力，使肛提肌及盆底组织功能减弱，也是直肠脱垂的常见原因。

（3）盆底松弛学说：随着年龄的增加，尤其是老年人，直肠周围缺乏固定组织，如侧韧带松弛、系膜较游离，以及盆底、肛管周围肌肉的松弛等均是直肠脱垂的原因。正常状况下位于盆底的小肠在直立位重力的作用下，有压迫盆底及直肠向远端移位的趋势，从而形成脱垂。女性患者妊娠期胎体对盆腔有压迫，使其血流不畅，直肠黏膜慢性瘀血减弱了肠管黏膜的张力，使之松弛形成脱垂。相关因素有超重婴儿、第二产程的延长、产钳的应用、多胎、产后缺乏恢复性锻炼等。

（4）其他：外伤、手术引起腰骶神经麻痹，致肛管括约肌松弛，引起直肠黏膜脱垂。

2. *发病机制*　目前关于直肠脱垂的发病机制有 4 种学说。

（1）滑动疝学说：直肠脱垂患者有一个共同的解剖特点，就是直肠前陷凹异常低而深。1912 年，Moschcowitz 就描述了这一现象，提出直肠脱垂是一种滑动疝，直肠前陷凹腹膜反折过低，直肠膀胱或直肠子宫陷凹过深，构成疝囊。当腹腔压力增高时，直肠前壁受压，腹腔内容物将直肠前壁推入直肠腔内，严重时经肛管向外脱出。目前认为这是导致直肠脱垂最重要的发病机制。

（2）会阴下降综合征学说：该学说于 1966 年由 Parks 提出。他认为腹壁收缩用力时直肠前壁更紧密地覆盖在肛管上口，但不突入其中，即活瓣自制理论。若因某种原因直肠排空异常，则腹壁进一步用力，可致盆底肌肉弹性下降甚至消失，整个盆底下降。如果腹壁过度用力加压排便数年以上，便后的盆底复位反射效果下降，直肠前壁黏膜陷入肛管不易复位，并刺激齿线的神经末梢产生坠胀感，使患者更用力排便，形成恶性循环，最终使会阴持续下降而形成会阴下降综合征，如果继续发展则导致套叠或脱垂。

（3）肠套叠学说：该学说于 1967 年由 Devadhar 提出。他认为首先是直肠黏膜感觉下降，引起直肠扩张，大块粪便嵌塞，反射性引起强有力的直肠肌肉系统收缩，强调存在“关键点”，即最大的感觉减弱并引起肌肉过度收缩的一点，处于恒定的可预知的位置，一般在骶骨岬下 5 cm 处，直肠肌肉系统的过度收缩力长期集中于这一点，使直肠前壁凹入直肠腔，逐渐产生套叠样变化，最终形成脱垂。

（4）提肌功能障碍综合征学说：认为由于长期用力排便、神经病变或全身衰竭引起提肌板下垂，直肠尾骨缝、裂隙韧带和提肌悬带下脱并分离，提肌裂隙增宽并下降使直肠颈处于腹内压的直接作用下，引起所有裂隙内脏器都失去提肌及其韧带的支持而松弛，这时若用力排便，在下降的粪便之前提肌收缩未能开放直肠颈，此时增加的腹内压通过宽的提肌裂隙传导，进一步关闭直肠颈，引起套叠和脱垂。

三、临床表现

（一）症状

患者直肠内脱垂时主要表现为肛门坠胀、排便不尽感、肛门阻塞感等排便障碍的症状。部分患者在排便时有下腹和腰骶部胀痛，病程较长者可引起不同程度的肛门失禁表现。

（二）体征

完全性脱垂时可表现为排便时肿物自肛门脱出，即直肠外脱垂。直肠外脱垂初发时肿物较小，排便时脱出，便后自行复位。以后肿物脱出渐频，体积增大，便后需手助托回肛门内，可伴有排便不尽和下坠感。最后在咳嗽、用力甚至站立时亦可脱出。随着脱垂加重，肛门松弛明显，引起不同程度的肛门失禁，常有黏液流出，导致肛周皮肤湿疹、瘙痒，黏膜糜烂，破溃后有血液流出。直肠外脱垂较少出现肛门坠胀、排便不尽感、排便阻塞感等排便障碍的症状。

直肠内脱垂检查时，触及直肠壶腹部黏膜折叠堆积、柔软光滑、上下移动，内脱垂的部分与肠壁之间可有环形沟。

完全性脱垂检查时让患者下蹲后用力屏气，使直肠脱出肛门外，呈椭圆形或宝塔状，表面黏膜有“同心环”皱襞。

（三）特殊检查

（1）排便造影是诊断直肠内脱垂的主要手段。该检查可以明确内脱垂的类型，也可显示黏膜脱垂的深度。直肠内脱垂的典型表现是直肠壁向远侧肠腔脱垂，肠腔变细，近侧直肠进入远端的直肠和肛管，鞘部呈杯口状，并常伴有盆底下降，直肠前突及耻骨直肠肌痉挛等。

（2）盆腔动态磁共振检查不仅可以明确直肠脱垂情况，还可以了解骶曲结构是否异常，是否合并子宫、膀胱等盆底结构下移等。

（3）钡灌肠造影可以了解有无过长的乙状结肠。

（4）结肠镜检查可排除造成脱垂的肠道新生物、炎症、痔等病变。

（5）肛门直肠测压能客观地评估肛管直肠的功能，尤其是伴有排便功能障碍的患者，对判断排便功能障碍的原因有帮助。

四、诊断与鉴别诊断

（一）诊断依据

直肠脱垂的患者病史一般较长，直肠外脱垂依据典型的病史与肛门部肿物脱出的体征诊断不难。直肠内脱垂往往表现为明显的肛门坠胀、排便不尽感、肛门阻塞感等。因为缺乏特异的体征，通常需要结合排便造影或盆腔动态磁共振检查完成诊断。

（二）鉴别诊断

1. *内痔* 内痔脱出可见梅花状痔块，充血呈暗红色，易出血，痔块间是凹陷的正常黏膜，外观呈放射状。直肠指诊，内痔时括约肌收缩有力，而直肠脱垂时括约肌松弛。

2. *肛门直肠肿瘤* 常有便血、排便习惯、大便形状等改变，直肠指诊时可扪及质地较硬的肿块，指套常有血迹，通过肠镜活检明确。

（三）分类

根据直肠脱垂的程度，分为不完全性脱垂和完全性脱垂两种。

1. *不完全性脱垂* 为直肠下端黏膜与肌层分离，且向下移位形成皱襞，直肠黏膜层脱出肛外，脱出物呈半球形，故又称直肠黏膜脱垂或直肠内脱垂。可以是部分黏膜或全环黏膜脱垂。脱垂部分为两层黏膜，与肛门之间无沟状凹陷。

2. *完全性脱垂* 为直肠全层脱出，严重时直肠和肛管均翻出肛门外，故又称直肠外脱垂。脱出的直肠呈圆锥形，脱出部可以直肠腔为中心呈同心圆排列的黏膜环形沟。脱出组织多，严重时其长度可超过 10 cm，形状呈宝塔状，黏膜皱襞呈环状排列，脱垂部分为两层折叠的肠壁组织。成人大多是完全性脱垂，女性较多。直肠外脱垂是否是直肠内脱垂发展而来，是否是一个疾病的两个不同阶段，目前尚有争议。

完全性直肠脱垂临床上又分为Ⅲ度。

Ⅰ度：直肠壶腹内肠套叠，即隐性直肠脱垂、内脱垂。

Ⅱ度：直肠全层脱垂于肛门外，肛管位置正常，肛门括约肌功能正常，不伴有肛门失禁。

Ⅲ度：直肠和部分乙状结肠及肛管脱出于肛外，肛门括约肌功能受损，伴有肛门不完全性或完全性失禁。

五、治疗

（一）中医治疗

脱肛的治疗当以补气升提为大法。以虚证为主者，治以补中升陷，益气升提；以实证为主者，治以清化湿热；虚实兼杂者，当虚实兼顾。

1. 内治法

（1）脾虚气陷证。证候：便时肛门肿物脱出，轻重程度不一，色淡红；伴有肛门坠胀，大便带血，神疲乏力，食欲不振，甚则头昏耳鸣，腰膝酸软；舌淡，苔薄白，脉弱。

治法：补气升提，收敛固摄。

方药：补中益气汤加减。常用黄芪、人参、炙甘草、当归身、橘皮、升麻、柴胡、白术。血虚者，面色萎黄或苍白，加芍药、地黄以养血益气；脱肛较重，不能回纳者，重用黄芪、人参、升麻、柴胡，必要时加诃子、五倍子、金樱子以增强收敛固摄作用；兼便溏者，加茯苓、薏苡仁、泽泻以健脾渗湿止泻。

（2）湿热下注证。证候：肛门肿物脱出，色紫暗或深红，甚则表面溃破、糜烂，肛门坠痛，肛内有灼热感；舌红，苔黄腻，脉弦数。

治法：清热利湿。

方药：萆薢渗湿汤或葛根芩连汤加减。常用萆薢、薏苡仁、土茯苓、牡丹皮、泽泻、黄柏、滑石、通草等。如肿痛出血较多者，加地榆炭、炒槐花、侧柏炭以凉血止血；伴发热，肛门灼痛，糜烂者，加金银花、连翘、马齿苋、黄柏等以增清热解毒。

2. 外治疗法

（1）熏洗。脱肛日久，肛门周围潮湿瘙痒者，可用苦参汤先熏后洗以除湿止痒，如脱出肿胀，甚则表面破溃、糜烂，伴肛门坠痛，可用苦参汤加石榴皮、枯矾、五倍子煎水熏洗。

（2）外敷。对脱出物可外敷五倍子散或马勃散以收敛固涩。

（二）西医治疗

尽管有明确的解剖学改变，非手术治疗仍是大多数患者的首选。

1. 非手术治疗

（1）建立良好的排便习惯，让患者了解直肠脱垂发生、发展的原因，认识到过度用力排便会加重直肠内脱垂和盆底肌肉神经的损伤。排便困难时应避免过度用力，以及排便时间过久。

（2）直肠脱垂多伴有盆底肌肉松弛，盆底下降，甚至阴部神经的牵拉损伤。因此，坚持提肛锻炼，可增强盆底肌肉及肛门括约肌的力量，从而减轻症状。

（3）调节饮食，提倡多食富含纤维素的蔬菜、水果等，多饮水。必要时可服用润肠通便药物，使大便软化易于排出。

（4）药物治疗针对直肠脱垂并无特效，但从中医的角度来讲，直肠内脱垂属于中气下陷，宜补中益气、升举固脱，可采用补中益气汤或提肛散等。临床上应根据患者的症状个体化选择用药。

（5）胶布贴合法适用于幼儿早期直肠脱垂。将脱垂直肠复位后，取俯卧位，用纱布卷堵住肛门，再将两臀部靠拢，用胶布固定。

2. 手术治疗

对于长期（大于6个月）非手术治疗失败的患者，可选择手术治疗。手术的目的是消除脱垂，改善肛门失禁、便秘或排便障碍等。迄今为止，报道的术式较多，按照常规的路径，直肠脱垂的手术方式可分为经会阴修补术和经腹修补术两大类，常见有如下几种。

（1）经会阴修补术：适于小的脱垂或体质虚弱、伴有严重疾病的老年患者。经会阴修补术在功能方面疗效较差，表现在术后大便失禁和没有紧迫感。直肠贮袋的切除或重建会进一步损害已经下降的括约肌功能，降低患者的控便能力。相较于经腹修补术，其复发率较高。

①直肠黏膜下和直肠周围硬化剂注射疗法：患者一般取胸膝位，经肛门显露直肠，距肛缘约8 cm，在其相同的高度左右两侧及后侧向黏膜下层注入药物5～8 ml。再采用直肠指诊引导，将穿刺针达左右骨盆直肠间隙，边退针边注射，呈扇形分布。再将穿刺针沿直肠后壁进针4 cm左右，达直肠后间隙，注入药物。每个部位注入量为10～15 ml。通过药物的致炎作用和异物的刺激，使直肠黏膜与肌层之间、直肠与周围组织之间产生纤维化而粘连固定直肠黏膜和直

肠，以防止其脱垂。常用的硬化剂有消痔灵、5%鱼肝油酸钠等。如果肛周皮肤消毒不严格，可发生肛周脓肿。

②直肠黏膜套扎法：膝胸位、截石位、左侧卧位均可。充分扩肛，显露直肠黏膜，用组织钳钳夹齿状线上方2 cm左右的直肠松弛的黏膜，将胶圈套至黏膜的根部完成套扎。同法在不同点位、不同深度多次套扎，直至脱垂或套叠的直肠黏膜得到纠正。之后套扎的黏膜逐渐缺血坏死，随后脱落，套扎处黏膜与黏膜下层形成瘢痕愈合，从而起到粘连固定的作用。

③直肠黏膜间断缝扎术：先以组织钳夹持齿状线上方3 cm处的直肠前壁，提拉组织，随后以大弯血管钳夹持松弛多余的直肠前壁黏膜底部，稍向外拉，以3-0可吸收线在其上方缝合1针，使局部黏膜固定于肌层，以3-0号可吸收线在大弯血管钳下方贯穿黏膜，然后边松血管钳边结扎。将第一次缝合的组织稍向外拉，再用组织钳在其上方3 cm处夹持松弛下垂的黏膜，再以大弯血管钳在其底部夹持，注意不能夹住肌层。继以3-0可吸收缝线在上方结扎1针，再如第一次的方法用丝线结扎黏膜。

④直肠黏膜切除术（Delorme手术）：在距齿状线1.5 cm以上四周黏膜下注射1∶200 000 U去甲肾上腺素生理盐水，总量50～80 ml，使松弛的黏膜隆起。用电刀在齿线上1～1.5 cm处环形切开黏膜层。组织钳夹住远端黏膜边缘，一边向下牵拉，一边用组织剪在黏膜下层做锐性分离，显露直肠壁的肌层。环形分离一周，一直分离到指诊发现直肠黏膜过度松弛的情况消失，无脱垂存在，整个直肠黏膜呈平滑状态时为止。一般游离下的黏膜长度为5～15 cm，黏膜管游离的长度主要依据术前排便造影所显示的直肠内脱垂的总深度而定。注意切勿分离过长，避免黏膜吻合时张力过大。将分离后的黏膜下肌层做横向折叠缝合，再间断吻合直肠黏膜。

⑤经肛吻合器直肠切除术（STARR）：该手术的原理是采用经肛双吻合器技术，第一把吻合器在直肠前壁切除直肠套叠脱垂的前半部分和直肠前突的突出部分，同时完成吻合，纠正直肠前壁的解剖异常。第二把吻合器于直肠后壁切除直肠套叠脱垂的后半部分，同时完成吻合。该手术同时纠正了直肠前突和直肠套叠脱垂两种解剖异常，理论上疗效优于传统手术。

⑥吻合器痔上黏膜环切术（PPH）：用PPH吻合器将痔上方的直肠黏膜脱垂带环形切除。扩肛后，用一个特制的圆形肛管扩张器导入肛门内部，使黏膜

脱垂部分复位。移去扩张器的内心，导入肛镜缝扎器，荷包缝合脱垂黏膜。旋开圆形吻合器，使其钉转头深入荷包线上端，然后将缝线打结，拉动缝线，使脱垂黏膜层置于吻合器的空腔中，闭合吻合器，将脱垂黏膜切除。

⑦经会阴直肠乙状结肠部分切除术（Altemeier 术）：在齿状线近侧 1.5 ~ 2.5 cm（保留直肠肛管移行区）以电刀或超声刀环形切开外层直肠至肌层。在前方打开下降的盆底腹膜进入盆腔，向两侧及后方切开外层肠管并将之完全翻转，从而使套叠的双层肠管复位为延续的单层肠管。选定脱垂肠管无张力情况下，以预定的上切缘为指引，继续游离肠管及系膜。离断近端肠管，再行全层端端吻合，对合并肛门松弛的患者可同期加行盆底抬高术和肛提肌裂隙缩小术、肛门紧缩术。

（2）经腹修补术：保留直肠对于获得满意的排便控制力非常重要。多数修补方法基于相同的外科原则：直肠游离，脱垂复位，提升直肠并固定于骶骨。常见的术式有直肠固定术、直肠缝合固定 + 乙状结肠切除术、腹腔镜腹侧补片直肠固定术等。随着腔镜技术的发展，所有经腹术式均可在腹腔镜或机器人下完成，其优点包括微创、疼痛轻、恢复快、腹部切口美观、更短的住院日等。然而，经腹入路的直肠各种悬吊固定手术仍然存在一些争议，主要表现在是否切除冗长的乙状结肠、是否应用补片悬吊等。在选择经会阴入路与经腹入路的问题上也存在较大争议。目前倾向于：会阴入路尤其适合高龄、体弱、不能耐受腹腔手术的患者；经腹入路手术有更少的复发率等。

六、曹吉勋诊治经验

曹老在直肠脱垂的诊治方面有着丰富的经验和研究成果。根据曹吉勋教授的研究和临床实践，他对直肠脱垂的诊治经验主要包括以下几个方面。

1. *诊断方法*　注重通过详细的病史询问和仔细的体格检查来确定直肠脱垂的诊断。他倡导使用肛门指诊法，结合直肠指诊和肛门镜检查，以明确直肠脱垂的程度和性质。

2. *治疗方法*　对于轻度直肠脱垂，可以采用保守治疗，包括饮食调整、便秘防治、盆底肌锻炼等；对于中度和重度直肠脱垂，建议手术治疗。他提倡手术方式选择的个体化，根据患者的年龄、病情、生活方式等因素选择最合适的手术方式。

3. *手术技术*　在手术治疗中倡导精细化手术技术，尽可能保留肛门功能。

他提出了一系列改良的手术技术，如直肠韧带复位术、直肠黏膜肌层切除术等，以提高手术的成功率和患者的生活质量。

4. *术后康复* 强调术后的康复管理，包括术后饮食、排便习惯的调整，以及盆底肌锻炼等，帮助患者尽快恢复肛门功能，预防并发症的发生。

总的来说，曹吉勋教授在直肠脱垂的诊治方面注重综合治疗，既注重手术治疗的精细化和个体化，又注重术后的康复管理，以期达到最佳的治疗效果和患者的满意度。

第十五章

肛门直肠肿瘤

第一节　直肠癌

一、概述

直肠癌，是起源于直肠乙状结肠交界处至齿状线处的恶性肿瘤，多数直肠癌由腺瘤性息肉演变而来。其病因复杂，可能与环境、饮食、生活习惯和遗传因素等多因素共同作用有关。高危人群包括食用低纤维、高脂肪和高蛋白饮食的人群、有直肠癌家族史者、长期吸烟和肥胖者及经常承受精神压力者。根据国际癌症研究中心（IARC）的最新统计数据，2020 年我国新发结直肠癌病例约为 55 万例，死亡病例约为 29 万例，分别位居我国恶性肿瘤发病和死亡的第 2 位和第 5 位。

二、病因病理

（一）中医学认识

根据直肠癌的临床症状，可将其归类于中医学“锁肛痔”的范畴，而中医关于锁肛痔病因的认识主要有以下几点。

1. 湿热蕴结　忧思抑郁，脾胃失和；或饮食不洁、久痢久泻、息肉虫积损伤脾胃，运化失司，湿热内生，浸淫肠道，下注肛门，蕴毒积聚，结而为肿。

2. 气滞血瘀　病久则湿热蕴阻大肠，腑气不畅，气血湿毒瘀滞大肠。

3. 气阴两虚　疾病后期，久泻久痢或肿块耗伤气血，致气阴两虚。

湿热下注，火毒内蕴，气滞血瘀为本病之标；正气不足，脾肾两亏乃本病之本。

（二）西医学认识

1. 遗传因素　大约有1/3的直肠癌可以发现有一定的基因突变，但能明显确定是遗传性直肠癌的病例低于10%。

2. 环境因素　高脂、高蛋白、低纤维素饮食是直肠癌发生的危险因素之一。

三、临床表现

（一）症状

1. 便血　便血是直肠癌最常见的早期症状。大便带血，血为鲜红色或暗红色，量不多，同时伴有黏液，呈持续性，此时常被误认为“痔疮”。病情进一步发展，可出现大便次数增多，有里急后重，排便不尽感，粪便中有血液、脓液、黏液，并有特殊的臭味。

2. 排便习惯及大便性状改变　排便习惯改变也是直肠癌常见的早期症状。表现为排便次数增多，便意频繁，有排便不尽感，有时为便秘，同时肛门内有不适或下坠感；病程后期因肠腔狭窄，粪便少，大便形状变细、变扁，并出现腹胀、腹痛、肠鸣音亢进等肠梗阻征象。

3. 腹痛　疾病早期腹痛少见，偶有腹部隐痛，多为便前隐痛，排便后缓解。随着疾病进展，隐痛会逐渐加重，由间歇性逐渐过渡到持续性钝痛；当肿瘤进展至肠梗阻时，会出现阵发性绞痛，根据梗阻的程度，疼痛持续或缓解时间不定；肿瘤穿孔后，腹痛剧烈程度和持续时间根据消化液和肠内容物流入腹腔的多少，会表现不同，轻者隐痛，重者出现持续性剧烈腹痛。

4. 全身症状　直肠癌进展到晚期时，往往会有贫血、消瘦、乏力、发热等全身表现。由于肿瘤生长消耗体内营养，长期慢性失血出现贫血、消瘦；肿瘤破溃继发感染，引起发热和中毒症状。直肠癌也常见血行转移，可经门脉系统首先到肝脏，因此肝脏也是直肠癌最常见的远处转移器官，可出现肝大、腹水及黄疸表现；转移至肺，出现咳嗽、血痰；转移至脑，会出现精神改变，头痛甚至昏迷；转移至骨，出现骨痛，严重时出现病理性骨折。直肠癌也可直接浸润周围组织与脏器。癌肿突破浆膜后可播散至全腹，引起癌性腹膜炎，导致腹腔积液等。肿瘤种植盆腔，可有直肠前凹包块。最后引起恶病质。

（二）体征

80%的直肠癌位于手指可触及的部位，肿瘤较大时指检可较清楚地扪及肠壁上的肿块、巨大溃疡或肠腔狭窄，退指后可见指套上染有血液、脓液和黏液的混合物。

四、诊断与鉴别诊断

（一）诊断依据

1. 体格检查　直肠指检是诊断直肠癌最重要的检查方法，对疑似直肠癌患者必须做常规直肠指检，指检发现癌肿时要扪清大小、范围、部位和固定程度，并及时做活组织检查，以便确定治疗方法。对于女性直肠癌病人，怀疑肿瘤侵犯阴道壁者，推荐行三合诊，了解肿块与阴道后壁的关系。

2. 辅助检查

（1）实验室检查。粪便常规：注意有无白细胞、红细胞。粪便隐血试验：是最简单的检查方法之一，常作为大规模普查手段，或对高危人群直肠癌的初筛手段。肿瘤标志物检查：直肠癌病人在诊断时、治疗前、评价疗效和随访时，必须检测外周血癌胚抗原（CEA）、CA19－9；有肝转移的病人建议检测甲胎蛋白（AFP）；疑有腹膜、卵巢转移的病人建议检测 CA125。尿常规：观察有无血尿，结合泌尿系统影像学检查了解肿瘤是否侵犯泌尿系统。

（2）内镜检查。对指检疑似直肠癌病人均推荐全结肠镜检查，检查过程中发现任何直肠内病损均应送病理科进一步检测。

（3）影像学检查。CT 可用于诊断和鉴别诊断直肠癌，判断直肠癌临床分期和直肠癌远处转移，评价结直肠癌新辅助或转化治疗效果及随访筛查局部复发和远处转移。

盆腔 MRI 可用于判断直肠癌手术前、新辅助治疗或转化治疗前 cTNM 分期，侧方淋巴结转移等；上腹 MRI 可用于诊断肝脏转移瘤，评价直肠癌原发灶及肝脏转移瘤新辅助或转化治疗效果，以及随访筛查局部复发。

直肠内置超声可用于判断 T2 期及以下直肠癌肿瘤分期，此外，新辅助治疗或转化治疗后，若肝脏转移瘤于 CT 或 MRI 增强扫描中未见显示，推荐术前或术中行超声造影检查以协助诊断转移瘤。

（4）病理组织学检查。病理活检报告是直肠癌诊断及治疗的依据，活检病理应尽量明确有无黏膜下层浸润，对高级别上皮内瘤变或黏膜内癌的病例，建议综合其他临床信息包括内镜或影像学评估的肿瘤大小、浸润深度、是否可疑淋巴结转移等，进行多学科讨论以便正确诊治。低位直肠肿瘤涉及临床治疗决策时，建议病理医师在报告中备注说明活检组织有无达到癌变程度。

（5）开腹或腹腔镜探查术。以下情况，建议行开腹或腹腔镜探查术：经过各种诊断手段尚不能明确诊断且高度怀疑直肠肿瘤；出现肠梗阻，进行保守治疗无效；疑出现肠穿孔；保守治疗无效的下消化道大出血。

（二）鉴别诊断

1. 直肠息肉　无痛性便血，量时多时少，少有黏液，肛门镜或直肠镜检查可见有蒂或无蒂肿物，病理检查可协助诊断。

2. 溃疡性结肠炎　黏液血便，或里急后重，肠镜检查可见直肠黏膜充血、水肿或糜烂、溃疡，无明显肿物及肠腔狭窄，大便培养无致病菌生长。

3. 痢疾　黏液血便，里急后重，大便培养有痢疾杆菌，抗痢疾治疗效果显著。

4. 痔　痔与直肠癌不难鉴别，误认常因未行相关检查所致，痔疮多为无痛性出血，血色鲜红不与粪便相混和，直肠癌出血常伴有黏液而出现黏液血便和直肠刺激症状。

（三）分类

根据中国抗癌协会的规定，直肠癌可被分为以下几种类型。

1. 隆起型　凡肿瘤的主体向肠腔内突出者，均属本型。

2. 溃疡型　溃疡型是最常见的大体类型，此型肿瘤的中央形成较大的溃疡，溃疡底部达到或超过肌层。根据溃疡的外形及局部生长情况，又可分为局限溃疡型和浸润溃疡型。

3. 浸润型　此型肿瘤以向肠壁各层浸润生长为特点。病灶处肠壁增厚，表面黏膜皱襞增粗、不规则或消失变平。

4. 胶样型　当肿瘤组织中形成大量黏液时，肿瘤剖面可呈半透明的胶状，此类型见于黏液腺癌。

五、治疗

（一）西医治疗

1. 手术治疗

（1）手术治疗原则：①全面探查，由远及近：必须探查并记录肝脏、胃肠道、子宫及附件、腹膜、大网膜及相关肠系膜和主要血管旁淋巴结和肿瘤邻近器官的情况；②推荐常规切除足够的肠管，清扫区域淋巴结，并进行整块切除，建议常规清扫两站以上淋巴结；③推荐锐性分离技术；④推荐遵循无瘤手术原则；⑤对已失去根治性手术机会的肿瘤，如果病人无出血、梗阻、穿孔症状或未压迫周围器官引起相关症状，则根据多学科会诊评估确定是否需要切除原发灶。

（2）手术方法有以下两种。

①内镜下切除、局部切除或肠段切除术：适用于早期直肠癌的治疗，侵入黏膜下层的浅浸润癌可考虑行内镜下切除。决定行内镜下切除前，需要仔细评估肿瘤大小，预测浸润深度、肿瘤分化程度等相关信息。

②根治性手术治疗：中上段直肠癌推荐行低位前切除术，低位直肠癌推荐行腹会阴联合切除术或慎重选择保肛手术，中下段直肠癌切除须遵循 TME 原则，尽可能锐性分离游离直肠系膜。行根治性手术时应注意以下几点：首先，尽量保证环周切缘阴性，对可疑环周切缘阳性者，应追加后续治疗；其次，肠壁远切缘需距离肿瘤 1 ~ 2 cm，直肠系膜远切缘距离肿瘤 ≥5 cm 或切除全直肠系膜，必要时可行术中冰冻切片病理学检查，确定切缘有无肿瘤细胞残留；此外，应尽可能保留肛门括约肌功能、排尿和性功能。

2. *内科药物治疗*　内科药物治疗的总原则为：必须明确治疗目的，确定属于术前治疗、术后辅助治疗或姑息治疗；必须在全身治疗前完善影像学基线评估，同时推荐完善相关分子标记物检测。

（1）术前新辅助治疗：肿瘤距离肛缘位置较低、保肛意愿强烈的早期直肠癌病人，也可在充分沟通的情况下考虑术前新辅助治疗，其治疗的目的在于降低局部复发率及肝转移率，提高手术切除率，提高保肛率，延长病人无病生存期。新辅助放化疗、新辅助化疗或新辅助免疫治疗适用于 MRI 评估距肛缘 <12 cm 的直肠癌，直肠癌新辅助治疗后应进行全面的评估，评估有无新发远处转移、原发灶及淋巴结退缩情况。

（2）辅助治疗：辅助治疗应根据病人的原发部位、病理分期、分子指标及术后恢复状况来决定。推荐术后 4 周左右开始辅助化疗（体质差者适当延长），化疗时限 3 ~6 个月。在治疗期间应该根据病人体力情况、药物毒性、术后 TN 分期和病人意愿，酌情调整药物剂量和（或）缩短化疗周期。有放化疗禁忌的病人不推荐辅助治疗。

（二）中医治疗

1. 内治法

（1）湿热蕴结证。

证候：下腹疼痛，大便带血，里急后重，肛门灼烧感，或发热恶心，胸闷烦躁，舌质红，舌苔黄或黄厚腻，脉滑数。

治法：清热利湿，解毒散结。

方药：槐花地榆汤加减。

（2）气滞血瘀证。

证候：烦热，口干喜饮，腹痛拒按，泻下脓血便或黏液血便，里急后重，或频或细，舌质紫暗或有瘀斑，脉涩或脉细数。

治法：化瘀解毒，理气化滞。

方药：膈下逐瘀汤加减。

（3）气血两虚证。

证候：面色苍白或萎黄，唇甲无华，神疲乏力，少气懒言，有脱肛及下坠感，舌质淡，舌苔薄白，脉沉细无力。

治法：补益气血

方药：八珍汤加减。

2. 外治法

1）灌肠疗法

（1）苦参 20 g，青黛 10 g，血竭 9 g，全蝎 9 g，枯矾 6 g，儿茶 12 g，鸦胆子 5 g（打碎）。将上方药物加水 600 ml，煎至 200 ml 左右。从肛门插入导尿管 20 ~ 30 cm 深，注药后保留 2 ~ 3 小时。每日 1 ~ 2 次，30 天为 1 个疗程。

（2）生大黄 20 g，黄柏 15 g，栀子 15 g，蒲公英 30 g，金银花 20 g，红花 15 g，苦参 20 g。方法同上。

（3）败酱草、白花蛇舌草等浓煎保留灌肠，每日 2 次，每次 40 ml。

2）药栓塞肛

硇砂 3 g、鸦胆子 9 g、乌梅肉 15 g、冰片 1.5 g，制成 3 个等量栓子，每天 1 ~ 2 次，每次一粒塞肛。

3）温针灸法

对直肠癌根治术后患者实施温针灸干预治疗，可显著提升患者免疫功能，改善患者胃肠道症状。取穴：选取双侧足三里、三阴交、阴陵泉、上巨虚、照海，单手持针直刺进针约25 mm，得气后，行平补平泻手法约20 s。将厚1 mm、大小约4 cm×4 cm的纸片中心打孔后置于针身上隔热保护皮肤，于针柄套置长约15 mm的艾条段，每穴灸2段，留针45分钟。于术后第1天开始，每天1次，持续治疗15天。

六、曹吉勋诊治经验

直肠癌的治疗是一个漫长而复杂的过程，患者的证型、病机随时都在发生变化，曹老认为随着病程的进展，如何使中医药契合复杂多变的治疗进程是成功延长患者生存期的关键。曹老指出，应该在疾病发展过程中准确把握其正邪消长变化关系，以此为基础分证而治。比如在早期以邪实为主，正气未衰，治疗应以攻邪为主；晚期患者气血耗伤，脏腑亏虚，治疗应以扶正为主；同时应根据患者所处的治疗环节灵活调整，术前应扶正以增强免疫力、提高耐受；术后则应以补益气血为主，并根据不同的并发症灵活加减；化疗期间则以抗癌、固护脾胃、减轻副反应为主。曹老认为，在复杂多变的治疗进程中灵活地发挥出中医药的优势，是取得疗效的前提。

第二节 肛管及肛周恶性肿瘤

一、概述

根据《AJCC癌症分期手册》（第七版）的规定，肿瘤中心点位于齿状线1 cm之内的为肛管癌（AC）；关于肛门周围肿瘤的定义则有一定的争议，肛管癌发病率低，国内数据较少，2019年美国约8 300例新发肛管癌，约占所有消化道肿瘤的3%，但其发病率有逐年攀升的趋势。

二、病因病理

（一）中医学认识

1. 湿热蕴结　忧思抑郁，脾胃失和；或饮食不洁、久痢久泻、息肉虫积损伤脾胃，运化失司，湿热内生，浸淫肠道，下注肛门，蕴毒积聚，结而为肿。

2. 气滞血瘀　病久则湿热蕴阻大肠，腑气不畅，气血湿毒瘀滞大肠。

3. 气阴两虚　疾病后期，久泻久痢或肿块耗伤气血，致气阴两虚。

湿热下注，火毒内蕴，气滞血瘀结而为肿为本病之标；正气不足，脾肾两亏乃本病之本。

（二）西医学认识

1. 病毒感染　人乳头瘤病毒（HPV）感染被认为是肛管鳞状细胞癌的首要病因，HPV为DNA病毒，病毒通过将DNA整合到上皮细胞的DNA中发挥致癌作用。目前发现60余种HPV与不同类型的鳞状上皮损害有关。病变经过为，先出现良性尖锐湿疣，到表皮内新生物，最后发展成为侵袭性肿瘤。其中肛殖区主要为HPV6和HPV11感染，其他的还有HPV16、HPV18、HPV31和HPV33。近年来的流行病学调查发现，除HPV之外，Ⅱ型单纯疱疹病毒和衣原体感染也是潜在致癌因素。

2. 肛周慢性感染疾病　有研究显示，41%的患者在肛管癌之前存在肛瘘及其他良性疾病，慢性瘘道可以发生癌变，相反，癌的发展也可以导致组织破坏和肛瘘形成，但肛瘘和肛周黏液腺癌的因果关系还有争论。

3. 性行为紊乱　男同性恋及肛门性交者是该病的高危人群。

4. 免疫缺陷　免疫缺陷是肛管肿瘤发生的重要原因，人体免疫缺陷病毒（HIV）感染者患肛区肿瘤的危险性明显增加。

5. 遗传因素　可能与第11对染色体或第3对染色体短臂改变有关。

三、临床表现

（一）症状

1. 便血　便血是肛管癌常见的早期症状。大便带血，血为鲜红色或暗红色，量不多，同时伴有黏液，呈持续性，此时常被误认为“痔疮”。病情进一步发展，可出现大便次数增多，有里急后重、排便不尽感，粪便中有血液、脓液、粘液，并有特殊的臭味。

2. 肛周疼痛　肛周疼痛是肛管癌的主要特征，初时表现为肛门不适，而后逐渐加重以致持续疼痛，便后更为明显。

3. 肛门瘙痒伴分泌物　肛管癌异常分泌物刺激肛周组织，导致患者肛门瘙痒，分泌物常伴腥臭味。

4. 肛周肿物　直肠指检或用肛窥器检查可见肛管内有溃疡型肿块或息肉样、蕈状肿块，也有浸润型肿块伴肛管缩窄。

（二）体征

直肠指检是诊断肛管癌最重要的检查方法，早期肛管癌肿块较小，可活动，呈疣状；进一步发展，在肛门部可看到突起包块或溃疡，基底不平，质硬，并可能有卫星转移结节和腹股沟淋巴结转移，指检发现癌肿时要扪清大小、范围、部位和固定程度，并及时做活组织检查，以便确定治疗方法。

四、诊断与鉴别诊断

（一）诊断依据

1. 体格检查　包括一般情况、全身浅表淋巴结检查、直肠指检，对疑似肛管癌的必须常规直肠指检，常可扪及肿块，早期呈疣状、可活动；若形成溃疡，可有压痛。对女性患者应加做三合诊以明确有无阴道受侵及妇科疾病。

2. 实验室检查　包括血常规，尿常规，粪便常规，生化系列，HPV、HIV检测等。

3. 影像学检查

（1）CT：AC 患者治疗前推荐行胸、腹及盆腔增强 CT 检查，排除远处转移。胸、腹及盆腔增强 CT 评价标准同结直肠癌。当临床、超声或 CT 不能确诊肝转移灶，或肝转移灶数目影响治疗决策时，推荐增强 MRI。有条件的可考虑肝特异性对比剂增强扫描。

（2）MRI：推荐 MRI 作为 AC 的常规检查项目。盆腔 MRI 检查前建议肌注山莨菪碱抑制肠道蠕动（有禁忌证除外），扫描范围包括盆腔与双侧腹股沟。对有 MRI 禁忌证者，可行盆腔增强 CT 扫描。

具体评价内容包括：肿瘤大小、位置；与肛缘、齿状线的关系；与肛门内外括约肌、肛提肌及邻近器官（如阴道、尿道、前列腺等）的关系；区域淋巴结及髂血管区、腹股沟、腹膜后淋巴结转移情况等。

（3）超声检查：推荐肛管内超声检查作为早期 AC 的常规检查项目，与盆腔 MRI 联合确定术前分期，判定是否可行局部扩大切除手术。超声检查还可用于临床怀疑肝转移时。对影像学检查不能确诊的肝脏可疑病灶，可行超声引导下穿刺获取病理诊断。

（4）PET－CT：不推荐作为常规检查，当病情复杂、常规检查不能确诊或分期时，可推荐使用。欧美国家普遍建议用 PET－CT 评估 AC 临床分期，但不能取代常规检查。

4. 病理学诊断　病理学活检是诊断肛管鳞状细胞癌的金标准，也是治疗的依据。因受活检取材深度限制，活检病理可能无法明确有无黏膜下层浸润，浸润性癌活检可能误诊为高级别上皮内瘤变或黏膜内癌。细针穿刺活检可用于证实肿大淋巴结是否转移。对女性可行宫颈脱落细胞学检查，与宫颈癌鉴别。为确保病理学报告内容的准确性，应保证标本的固定及保存、取材范围、诊断规范等。

（二）鉴别诊断

1. 痢疾　黏液血便，里急后重，大便培养有痢疾杆菌，抗痢疾治疗效果显著。

2. 痔　痔疮多为无痛性出血，血色鲜红不与粪便相混和，肛管癌出血常伴有脓液、黏液，并有特殊的臭味。

（三）分类

1. 鳞状细胞癌　最常见，占全部肛管癌的70%左右，起源于肛管上部的移行上皮细胞区，癌细胞往往为典型的非角化型细胞，这区别于肛周鳞癌。可以发生在齿线以上，也可以出现在齿线以下。

2. 一穴肛原癌　相对常见，占全部肛管癌的20% ~25%，是一种特殊起源的肿瘤。该病起源于肛管移行区或齿线以上，其病理特点是分化良好的基底样细胞癌由一群群嗜碱性的小细胞组成，在这些细胞群的周边有明显的“栅栏样”分布的细胞核，有时其组织学表现类似于膀胱肿瘤而使人想到“移行细胞癌”。在这些细胞群的中心有时可见到乳酪样坏死。在分化较差的肿瘤中，这种典型的细胞逐渐消失，变成一薄层深染的，有时具有多形核的小细胞。鳞状细胞癌、基底细胞癌和（或）移行细胞癌的分类主要根据其中哪种细胞占优势来定。

3. 肛管腺癌　常为向下生长的原发性直肠腺癌，原发性肛管腺癌只占8%，发生于异位黏膜腺岛或会阴部皮脂腺者更少见。

4. 肛腺腺癌　起源于肛腺的腺癌十分罕见，男女之比约为1.4∶1，平均发病年龄在55岁，男女年龄分布无明显差异。癌瘤由鳞状细胞、黏液细胞和中间型细胞混合组成。

5. 肛瘘癌变　很少见，肛瘘癌变的癌组织多由鳞状上皮、黏液分泌性柱状上皮组成，常表现为分级低，分化好，腹股沟淋巴结转移晚。

6. 恶性黑色素瘤　在所有肛管直肠肿瘤中，恶性黑色素瘤是预后最差的一种，较少见，占全部黑色素瘤的1%～3%，占原发性肛管恶性肿瘤的0.2%～2%，80%发生在齿线肛管处。男女发病率基本相当，平均发病年龄约为55岁。以出血为主要症状，肿块常会自肛门口脱出。该病的特点是恶性程度高，肿瘤进展快。

五、治疗

（一）西医治疗

对于鳞癌与一穴肛原癌，目前的治疗方式是以放疗和化疗为主的综合治疗，手术治疗是疾病的组织病理活检手段或综合治疗效果不佳时的补救措施，单纯放疗主要用于有明显化疗禁忌证的情况下，一般不将化疗单独作为肛管癌的治疗方法。

1. 同步放化疗　联合治疗可以获得满意的无瘤生存率和总体生存率，被认为是肛管癌的标准治疗方案。放疗靶区原则上应包括原发肿瘤、肛管、盆腔及腹股沟淋巴结区，一般给予总剂量为45～60 Gy。丝裂霉素C联合5－FU是目前标准的同步化疗方案，其他还包括5－FU联合顺铂。

2. 手术治疗（局部切除）　在20世纪80年代前，手术曾是肛管鳞状细胞癌的主要治疗模式，绝大多数肛管癌均需施行腹会阴联合切除术（APR），在出现新辅助化疗之前，也可考虑选择性应用局部切除，治疗方法的选择取决于由浸润深度决定的肿瘤分期。

（1）局部切除：适用于病灶局限于黏膜和黏膜下层的肿瘤或者原位癌。对于侵犯部位更深的肿瘤，如内括约肌，可采用包括内括约肌在内的局部切除。此外，局部切除标本的质量和病理分期对指导术后治疗及预后评估至关重要。

（2）腹会阴联合切除：目前已不用作肛管癌的标准治疗手段，但需注意的是，当肛门缘被肿瘤侵犯时，需要切除的肛门周围皮肤范围比一般直肠腺癌更广一些。

（3）腹股沟清扫：由于肿瘤有转移至腹股沟淋巴结的可能性，因此过去提倡将根治性淋巴结清扫作为一种有价值的辅助治疗手段，但由于它的并发症较多，因此只有当术后发现淋巴结肿大时，才用根治性淋巴结清扫术。

3. 内科治疗

（1）一线姑息化疗：适用于复发或转移性肛管鳞状细胞癌，方案包括双药（铂类联合紫衫，铂类联合5-FU）及三药方案（标准DCF或改良DCF）。

（2）靶向治疗：目前尚无高级别证据，但可尝试化疗联合表皮生长因子受体单抗治疗。

（3）后线治疗：尚无公认有效的二线化疗方案，可考虑将帕博利珠单抗和纳武利尤单抗作为复发或转移性肛管鳞状细胞癌的二线治疗方案或参加临床研究。

4. 残留、复发的局部病变和转移病变的处理　腹会阴联合切除术可作为局部残留和复发的挽救性治疗，转移性的病变一般采用姑息疗法。积极的化疗可选择5-FU和顺铂。肝、肺上的转移灶在原发病灶得到控制、转移数目不多时可考虑手术切除。

5. 肛管鳞状细胞癌治疗后的评估　非转移性肛管鳞状细胞癌在放化疗完成后8~12周，应重新接受直肠指检、肛门镜检，根据病情是否完全缓解、或持续或进展进行分类。

6. 黑色素瘤的治疗　肛管移行区发生的恶性肿瘤，除肛管鳞状细胞癌、肛管腺癌等外，还包括恶性黑色素瘤，其治疗原则与鳞癌和一穴肛原癌有所不同，经典的治疗方法是腹会阴联合切除手术，同时进行广泛的盆腔和腹股沟淋巴结清扫。此外，肛管恶性黑色素瘤出现远处转移比例较高，故推荐PET-CT作为治疗前的整合评估手段。

（二）中医治疗

1. 内治法

（1）湿热蕴结证。

证候：肛门坠胀，便次增多，大便带血，色泽暗红，或夹黏液，或下痢赤白，里急后重；舌红，苔黄腻，脉滑数。

治法：清热利湿。

方药：槐角地榆丸加减。

（2）气滞血瘀证。

证候：肛周肿物隆起，触之坚硬如石，疼痛拒按，或大便带血，色紫暗，里急后重，排便困难；舌紫暗，脉涩。

治法：行气活血。

方药：桃红四物汤合失笑散加减。

（3）气阴两虚证。

证候：面色无华，消瘦乏力，便溏或排便困难，便中带血，色泽紫暗，肛门坠胀；或伴心烦口干，夜间盗汗；舌红或绛，苔少，脉细弱或细数。

治法：益气养阴，清热解毒。

方药：四君子汤合增液汤加减。

2. 外治法

（1）熏洗法：取药用蛇床子 30 g、苦参 30 g、薄荷 10 g，加清水 1 000 ml，煮沸后加入生大黄 10 g，煎 2 分钟，将雄黄 10 g、芒硝 10 g 放入盆中，浆煮沸的汤药倒入盆中搅拌，趁热气上腾之际，熏蒸肛门处，待水温降低则改为坐浴，每晚一次。

（2）敷药法：肛管癌溃烂者外敷九华膏或黄连膏等。

六、曹吉勋诊治经验

锁肛痔外因为湿、热、毒、瘀，内因为脾、肾亏虚，临证中曹老以辨证为基础，强调随证而治的治疗方针，根据锁肛痔在疾病进展中病机发展的不同变化，早期以攻邪为主，晚期则偏重固护正气，辨明标本虚实，进行个体化的辨证论治，随证加减用药，从而达到治疗目的，为患者提高生活质量、延长生存期。

第十六章

便秘

一、概述

便秘可发生于任何年龄，随着年龄增加，便秘的发生率也随之增高，尤其是老年人群，便秘的患病率大幅度升高，在长期接受照护的老年人中便秘的患病率甚至高达80%。有研究显示，女性的患病率高于男性。便秘是指在多种致病因素作用下，结直肠、肛门的结构和功能发生改变，临床出现排便困难、排便量少、排便次数减少或排便不尽感及相关不适等症状的一类疾病。便秘严重时可能继发精神心理障碍，如抑郁症、焦虑症、精神分裂症，甚至自杀倾向等。慢性便秘的病程≥6 个月。多数便秘患者就诊于多个学科，若治疗效果不满意或一直失败，则称为顽固性便秘或难治性便秘，“顽固性”意指经一般药物及非手术治疗很难奏效，常需手术治疗。

二、病因病理

（一）中医学认识

中医学认为，便秘的基本病变为大肠传导失常。《素问》有云“大肠者，传导之官，变化出焉……魄门亦为五脏使，水谷不得久藏”，又如《严氏济生方·秘结论治》说：“素问云，平居之人，五脏之气，贵乎平顺，阴阳二气，贵乎不偏，然精液流通，肠胃益润，则传送如经矣。摄养乖理，三焦气涩，运掉不行，于是乎壅结于肠胃之间，遂成五秘之患。夫五秘者，风秘、气秘、湿秘、寒秘、热秘是也。”但便秘与肺脾胃肝肾等脏腑、情志、气血津液、饮食、年老体虚等皆有密切关系，长期便秘患者则须考虑“久病入络”“久病成瘀”

“怪病多痰”等。《内经·逆调篇》有言：“五脏不平，六腑闭塞之所生也，头痛耳鸣，九窍不利，肠胃之所生也。”

初起便秘多考虑因饮食不节、外邪犯胃、情志失调、禀赋不足等，而出现热结、寒凝、气滞、气血阴阳亏虚等引起的肠道传导失司，形成热秘、气秘、冷秘之实秘，及阴阳气血不足之虚秘。如果肠道内的糟粕不能够按时排出体外而“久留”“久藏”则会诸证蜂起，《古今医统大全》认为：“……六腑不通则五脏之气壅滞不平……六腑为肠胃最要，肠胃结滞，则气不流通，气不流通则逆上，而为头痛耳鸣者矣。”此书还论及便秘的危害：“……若转输之官失职致使心肺之阳不降，肝肾之阴不升，而成天地不交之否，清浊相淆，而成壅塞……”随着病情迁延或者滥用苦寒泻剂，耗气伤精，损及机体气血阴阳，使得脏腑更虚，津液进一步亏损，而生他变，可见“痰”“瘀”，甚至“肠痈”。

（二）西医学认识

目前便秘的发病机制不清，仍处于探索当中，病因复杂难明，导致“便秘比肠癌难治十倍”。目前一般将致病因素分为原发性和继发性两种。

1. 原发性因素

（1）排便动力不足（结肠瘫痪症学说）：老年体弱者，孕妇，久病、久坐或久站者，可因膈肌、腹肌、肛门括约肌收缩力减弱，腹压降低等，导致排便困难而发生便秘。

结肠瘫痪症是指慢性重度顽固性结肠慢传输性便秘。导致结肠瘫痪症的病因很多，有肠神经系统异常、消化道激素分泌异常、肠道平滑肌异常、肠道菌群失调、性激素水平变化等。其中肠神经系统的生物学特性及其病理条件下的发病机制，在结肠瘫痪症的病因中占主导地位。

（2）膳食纤维摄入不足：饮食过少者、“精饮食”为主食者，因膳食纤维摄入过少导致粪便生成少，不能引起结直肠正常的反射性蠕动，粪便停留时间延长而发生便秘。

（3）肠道菌群失调：目前关于慢性便秘和肠道菌群失调的研究尚处于起步阶段，通过调节肠道菌群可改善便秘症状，提示肠道菌群可能是慢性便秘发生过程中一个非常重要的因素。

（4）长期忍便：因忙于工作、情绪紧张、忧愁焦虑、旅行、携带手机报纸等如厕，或因患肛裂等肛门疼痛，从而忽视便意，或有意延长排便时间，久而久之造成直肠压力感受性降低而发生便秘。

2. 继发性因素

（1）消化道器质性病变：消化道肿瘤、慢性炎症性肠病、先天性巨结肠或巨结肠同源病、腹部手术术后引起的肠粘连等器质性改变，使肠腔绝对性或相对性狭窄，粪便通过困难而发生便秘。

（2）药物性因素：长期服用蒽醌类等泻剂，使肠壁神经受损，影响肠道正常蠕动和排便反射，形成泻剂结肠而发生便秘。另有如神经精神类药物等治疗其他系统疾病所引起的便秘，停药后排便困难多可缓解（逆转），不在此列。

（3）神经系统、内分泌功能障碍：脑中风、神经系统肿瘤、截瘫等致神经传导障碍；下垂体功能不全、甲状腺功能减退、糖尿病等内分泌功能障碍性疾病，常伴有便秘。

三、临床表现

临床症状与便秘的类型和病程长短高度相关，以排便困难、粪质干硬、频次减少或排便不尽感为主要表现，可伴有下腹胀痛、食欲减退、疲乏无力，可有头晕、烦躁、焦虑、失眠等症状。部分患者可因用力排坚硬粪块而伴肛门疼痛、肛裂、痔疮和肛窦炎。常可在左下腹乙状结肠部位触及条索块状物。便秘患者临床表现繁杂多样，除了排便困难外，临床上还会见到诸多看似与便秘不相干的伴随症状，如听力下降、视力下降、记忆力下降、齿痛等，通过治疗排便通畅后，上述症状随之消失可证。

四、专科检查

（一）肛门直肠指诊

肛门直肠指诊是必做检查，可以初步了解不协调性排便，以及肛门直肠部的异常结构改变。肛门直肠指诊简便、易行，可初步评估肛门静息压力、肛门括约肌的收缩和舒张功能、直肠推进力及耻骨直肠肌在排便过程中的收缩程度等。

（二）胃肠传输试验

检查方法包括口服不透 X 线标志物法、放射性核素显像法、氢呼气试验、无线动力胶囊测压等，其中以口服不透 X 线标志物法在临床应用最为广泛。通过口服装有不透 X 线标志物的胶囊，并于服后 8 小时、24 小时、48 小时、72 小时分别摄片观察标志物在肠道内的分布状态，间接判断胃肠的蠕动功能。若

72 小时标志物排出少于 80% 即可诊断为结肠慢传输，根据不同时段标志物的分布状态，了解各个肠段的传输功能状态，是慢传输型便秘的主要诊断依据。

（三）钡灌肠、排便造影

排便造影能检出便秘患者存在的结肠态学改变和排便功能异常，包括 X 线法和核磁共振法。通常采用 X 线法，通过经肛门向直肠、全结肠注入钡剂，充分充盈肠腔，从正位、侧位、斜位、卧位、立位分别拍片观察整个大肠的状态长短、走形，有无冗长、下垂、盘曲，有无畸形、狭窄、扩张，袋形是否正常等。并让患者坐在特制的马桶上模拟生理性排便活动，动态观察肛门直肠的功能和解剖结构变化。分别取静息、提肛、力排、力排末期四个时相，测量肛直角肛上距、耻骨直肠肌压迹、直肠前突深度、直肠内脱垂或套叠程度等数值，为直肠黏膜脱垂、直肠前突、耻骨直肠肌肥厚痉挛、盆底痉挛综合征、会阴下降、骶直分离等的诊断提供依据。

排便造影的测量指标及诊断标准如下。

1. *肛直角* 为肛管轴线与近似直肠轴线的夹角，正常静坐时为（101.9 ± 16.4）°，力排时为（120.2 ± 16.7）°。当肛直角增大小于 21.27°为Ⅰ度异常；不增大为Ⅱ度异常；变小为Ⅲ度异常。

2. *肛上距* 耻尾线为耻骨联合与尾骨尖的连线，相当于盆底位置，肛上距为肛管与直肠轴线交点到耻尾线垂直连线之间的距离，正常情况下：男性静坐时为（11.77 ± 9.1）mm，力排时为（23.0 ± 13.6）mm；女性静坐时为（15.00 ± 10.02）mm，力排时为（32.8 ± 13.3）mm；男性肛上距≥31 mm，女性≥36 mm 可诊断为会阴下降。

3. *直肠前突的深度* 直肠前突的深度为直肠突出形成弧线顶点的切线与直肠突出起始部之间连线的长度。深度 >6 mm 为直肠前突。当直肠前突的深度为 6 ~ 15 mm 时为轻度，16 ~ 30 mm 为中度，大于 31 mm 为重度。

4. *乙耻距* 乙耻距为乙状结肠最下曲下缘与耻尾线的垂直距离，正常力排时应小于 0，大于 0 时为内脏下垂。

5. *骶直距* 骶直距为第 3 骶椎到直肠后缘的距离，正常值≤20 mm，>20 mm 为骶直分离。

6. *直肠内脱垂或套叠深度* 用力排便时，直肠下段前壁或后壁上出现内折（即增粗和松弛的直肠黏膜向下延伸到直肠或肛管上部），致壁缘呈羽毛状凹陷改变，严重时直肠壶腹部变窄，呈细管状。内折的最高点至最深点的垂直距离，诊断标准分Ⅲ度：Ⅰ度≤1.5 cm；Ⅱ度1.6～3.0 cm；Ⅲ度≥3.1 cm。核磁共振法具有能同时对比观察盆腔软组织结构、多平面成像、分辨率高、无辐射等优点。

（四）盆腔动态多重造影

通过腹腔穿刺，向腹腔内注入造影剂（碘普罗胺）；安置尿管，向膀胱内注入造影剂；在（女性）阴道内放置显影纱布；直肠内注入造影剂（硫酸钡）。嘱患者在特制的马桶上行排便动作，动态摄影，了解整个盆腔内组织器官在排便过程中的改变，能全面了解盆底的功能状态。此项检查是在盆腔四重造影的基础上创新而来，操作过程相对繁琐，需临床医生参与，腹腔穿刺有相应风险，目前国内能开展的医院十分少，但是检查的意义重大。

（五）肛门直肠测压、球囊逼出试验、盆底肌电测量

肛门直肠测压是利用压力测定装置，通过测定肛管、直肠压力的异常变化，可以了解某些肌肉功能状况，有利于疾病的诊断。常用的方法是将气囊或灌注式测定导管置入肛管、直肠内，通过压力转换器，将信号传导到生理测压仪或电子计算机，测定静息压、收缩压、直肠顺应性及直肠肛门抑制反射等指标。

球囊逼出试验是用50 ml水囊置入患者直肠内，模拟粪块，嘱患者自行排出，若5分钟内不能排出，则为阳性。

盆底肌电图检查是通过记录盆底肌肉在静息、排便状态下的电活动变化，来了解盆底肌肉的功能状态及神经支配情况，主要用来了解肛门内、外括约肌及耻骨直肠肌的功能。

此三项检查组合进行，可判断排便的协调性，为生物反馈治疗方案的选择和制定提供依据及判断疗效。

（六）盆底超声

盆底超声可动态评估盆底肌运动的协调性及合并的盆底解剖结构的异常，用于功能性排便障碍的诊断，主要包括直肠腔内超声与经阴道超声。通过盆底超声检查可以诊断盆底失弛缓：经阴道超声力排动作时肛直角的变化，与静息时的肛直角相比，当肛直角在拉伸过程中未打开或变窄时，即可诊断盆底失弛缓；同时可以排除直肠前突、会阴下降、直肠内套叠、肠疝、子宫脱垂、膀胱脱垂等异常结构所致便秘。

（七）脑肠功能测试（胃肠心理评估）

由专业精神心理医师问诊及查体，并完成汉密尔顿抑郁量表、汉密尔顿焦虑量表、艾森克人格测试等评分，综合评估患是否有精神心理障碍；若有，判断便秘和精神心理障碍的因果关系，为便秘的分度提供依据，并制定相应的干预方案。

五、诊断与鉴别诊断

（一）诊断标准

1. 功能性便秘的诊断标准　参照罗马Ⅳ标准，需要排除肠道及全身器质性因素、药物及其他原因导致的便秘并符合以下标准。

（1）必须符合下列2个或2个以上的症状。

①至少25%的时间排便感到费力；

②至少25%的时间排便为块便或硬便（参照布里斯托粪便量表1～2型）；

③至少25%的时间排便有不尽感；

④至少25%的时间排便有肛门直肠梗阻或阻塞感；

⑤至少25%的时间排便需要手法辅助（如用手指协助排便、盆底支持）；

⑥每周自发性排便少于3次（有便意，且在不服用补救性泻剂或手法辅助情况下排便过程通畅，便后无不适感）。

（2）不使用泻药时很少出现稀便。

（3）不符合IBS－C的诊断标准。

（4）诊断之前症状出现至少6个月，且近3个月症状符合以上诊断标准。

2. 慢性顽固性便秘的诊断标准　参照《2017版便秘的分度与临床策略专家共识》，采用分度诊断的办法，将症状学、形态学、功能学、心理学检查多个角度与层面的异常显示于诊断中，如“慢性顽固性便秘（重度A期混合型）：①结肠慢传输（结肠瘫痪症）；②结肠冗长症；③直肠黏膜脱垂；④直肠前突（中度）；⑤盆底疝；⑥轻度抑郁伴焦虑”。

便秘病的分度标准如下。

（1）轻度便秘：以下情况均属于轻度便秘。

a. 病程＜6个月。

b. 病程≥6个月，但排便困难的相关症状较轻，对患者的生活、工作影响不大。

c. 保守治疗有效者，如使用药物、生物反馈治疗及中医非药物治疗等有效。

轻度便秘分两型：轻度Ⅰ型，精神与心理专业评估无精神心理障碍者；轻度Ⅱ型，精神与心理专业评估有不同程度的精神心理异常者。

（2）中度便秘：轻度便秘Ⅰ型经以上保守治疗方案规范治疗无效或疗效很差者，即为中度便秘。以下情况均属于中度便秘。

a. 病程≥6 个月。

b. 病程虽 <6 个月，但排便障碍的相关症状较重，患者自觉特别痛苦。

c. 精神心理专业评估无精神异常者。

d. 经规范保守治疗无效或效果很差，患者痛苦大，严重影响患者的生活质量。

（3）重度便秘：符合中度便秘诊断标准，伴有精神心理障碍者均属于重度便秘。重度便秘是由轻度Ⅱ型或者中度便秘发展而来。根据精神症状的严重程度又分为 A 期和 B 期。

A 期：患者存在焦虑、抑郁等精神症状，但症状较轻；自知力完好；社会功能完整，或社会功能轻度受损。

a. 生活自理，人际交往正常。

b. 工作感到吃力，但尚能胜任。

c. 能基本胜任家庭职责。

d. 未查及明显精神病性症状，尚处于焦虑症、抑郁症等精神疾病前期。

B 期：精神心理专业明确诊断为焦虑症、抑郁症、精神分裂症等精神心理疾病者。

（二）鉴别诊断

对短期内出现排便习惯改变的便秘患者，应着重与消化道肿瘤相鉴别，具体有以下情况需详细鉴别。

（1）药物相关性便秘。

（2）机械性梗阻：结肠肿瘤，其他肠内或肠外包块，肠管狭窄。

（3）术后异常。

（4）代谢性疾病：甲状腺功能减退症，糖尿病，高钙血症，低钾血症，低镁血症。

(5) 慢性肾功能不全。

(6) 肌病：淀粉样变性，硬皮病，皮肌炎，强直性肌营养不良。

(7) 神经病变：帕金森病，脊髓损伤，脑血管疾病，截瘫，多发性硬化症。

(8) 肠神经病变：先天性巨结肠病，慢性假性肠梗阻。

(9) 肛门直肠疾病：肛裂，肛门狭窄。

六、治疗

总的治疗目的是缓解症状，恢复排便生理功能。治疗原则是：能不用药的，决不用药；能用中药的，决不用西药；能不手术的，决不手术；能小手术的，决不大手术。MDT 治疗模式为：内外结合，中西合璧，身心同治，上下兼顾，分度论治。

（一）西医治疗

治疗原则是个体化的综合治疗，包括推荐合理的日常膳食，建立正确的排便习惯，调整患者的精神心理状态；对有明确病因者进行以病因治疗为主的综合治理；需长期应用通便药维持治疗者，应避免滥用泻药。需外科手术时应全面完善便秘专科检查，明确病变部位及累计范围，严格掌握适应证，并对手术疗效作出客观预测。

按照便秘病的分度制定治疗策略，轻度便秘临床策略：制定个体化的保守治疗方案；中度便秘临床策略：中度便秘确诊后建议尽早手术治疗；重度便秘临床策略：重度便秘必须慎重手术。其中重度便秘，因患者均有不同程度的精神心理障碍，外科手术的风险较高，并且手术只能改善结肠的解剖与形态学结构，无法解决慢性便秘继发的精神心理障碍等中毒性损害。故施行外科手术需要建立多学科诊疗模式，除了需要具备熟练的外科手术技巧外，还应具备较强的中医临床能力，配置专业的精神心理学评估和干预小组，共同完成整个治疗方案。

1. 调整生活方式　合理的膳食、饮水、适度运动、建立良好的排便习惯是便秘的基础治疗措施。

膳食：增加纤维素和水分的摄入；适度运动：尤其对久病卧床、运动少的老年患者更有益；建立良好的排便习惯：结肠活动在晨醒和餐后时最为活跃，建议患者在晨起或餐后 2 小时内尝试排便，排便时集中注意力，减少外界因素的干扰，建立良好的排便习惯。

2. 药物治疗　对于改变生活方式不能缓解的便秘，应选择性给予药物治疗，单一药物不能缓解则需选择联合用药；需长期口服药物维持的便秘，应根据患者临床表现适时调整治疗方案。

（1）容积性泻药（膨松药）：通过滞留粪便中的水分，增加粪便含水量和粪便体积，从而起到通便作用，主要用于轻度便秘患者，服药时应补充足够的液体。常用的有欧车前、聚卡波非钙、麦麸等。

（2）渗透性泻药：可在肠内形成高渗状态，吸收水分，增加粪便体积，刺激肠道蠕动，可用于轻、中度便秘患者，药物包括不被吸收的糖类（如乳果糖）和盐类泻药（如硫酸镁）等。

（3）刺激性泻药：作用于肠神经系统，增强肠道动力和刺激肠道分泌，包括比沙可啶、酚酞、蒽醌类药物和蓖麻油等。应避免长期使用刺激性泻药。

（4）促动力药：作用于肠神经末梢，释放运动性神经递质、拮抗抑制性神经递质或直接作用于平滑肌，增加肠道动力，对慢传输型便秘有较好的效果。

（5）促分泌药：刺激肠液分泌，促进排便，包括芦比前列酮、利那洛肽。

（6）灌肠药和栓剂：通过肛内给药，润滑并刺激肠壁，软化粪便，适合粪便干结、粪便嵌塞患者临时使用。便秘合并痔者可用复方角菜酸酯栓。

3. 精神心理治疗　给予合并精神心理障碍、睡眠障碍的患者心理指导和认知治疗等。可予合并明显心理障碍的患者抗抑郁焦虑药物治疗，存在严重精神心理障碍者应接受精神心理科的专科治疗。

4. 生物反馈　循证医学证实生物反馈是盆底肌功能障碍所致便秘的有效治疗方法。

5. 其他治疗　包括口服益生菌、骶神经调控、安置肠道起搏器、粪菌移植疗法等。

6. 手术治疗　当患者症状严重影响工作和生活，经过规范化保守治疗无效时，可考虑手术治疗。此时绝大部分患者为混合型便秘，需要同时处理结肠慢传输和出口梗阻问题，一般先处理出口梗阻，后期再处理结肠慢传输。便秘外科治疗的最佳时机是无精神心理障碍的中度便秘。合并有精神症状的重度便秘患者，必须慎重选择手术，尤其是B期重度便秘患者若处于精神心理疾病发病期则不宜手术，应先行精神心理治疗，降期后再选择手术时机。

术前应行相关检查以全面了解肠道和肛门直肠功能及形态学异常的严重程度。对经检查明确显示存在形态和（或）功能性异常者，有针对性地选择手术方式。

（1）结肠慢传输型便秘：术前准确判断病变的结肠范围、术中精准地切除病变的结肠甚为关键。如果切除长度不足，则便秘会复发或术后收效甚微；如果切除肠管过多，术后会出现顽固性腹泻、大便失禁严重影响生活质量。因此，需个体化地行选择性结肠切除术，或为结肠次全切除术，或选全结肠切除术。选择性结肠切除术的核心是术前全面完善便秘的症状学、形态学、功能学、心理学检查，明确病变结肠的范围及程度，并在此基础上确定个体化的结肠切除长度。选择性结肠切除术中这种选择取舍包括对结肠近端升结肠的取舍，也包括对结肠远端降乙直部的取舍，以及吻合口的设计。根据患者的不同情况分别采取升－直、盲－直或回－直等吻合。尽可能多地保留功能肠段，减少术后顽固性腹泻的发生；同时尽可能多地切除病理性肠段，减少术后的复发。

（2）出口梗阻型便秘：对于存在盆底疝、直肠内脱垂、直肠前突等的出口梗阻型便秘，则可采用盆底抬高术、直肠悬吊固定术、STARR 术、PPH 术、直肠前突修补术等治疗。

（3）混合型便秘：慢性顽固性便秘以混合型为主，出口梗阻的结构改变因素非常常见，轻重不一，需结合盆腔动态多重造影及肛门直肠测压、肛直肠肌电测量、球囊逼出试验、心理测试、结肠传输试验综合评估，术中应尽可能多地切除病理性肠段，并同期纠正盆底肛直肠结构及功能异常，同时又尽可能多地保留功能性肠段，对于升结肠及直肠段的保留及吻合方式则需进行深入的分析，力争能准确判断，设置个体化的手术方案。

7. 特殊人群的治疗

（1）老年人便秘：缺乏运动、因慢性疾病服用多种药物是老年人发生便秘的重要原因，应尽量停用导致便秘的药物，注意改变生活方式。对粪便嵌塞者，应首先清除嵌塞的粪便。通便药可首选容积性泻药和渗透性泻药，对严重便秘患者，也可短期适量应用刺激性泻药。

而对于保守治疗不能奏效者，可酌情选择以手术治疗为主的综合治疗方案。但针对下列情况，推荐选择肠道造口术：年龄太大；不能耐受手术治疗的；基础疾病较重，已不能耐受手术治疗的。

（2）妊娠期便秘：增加膳食纤维、多饮水和适当运动是这类患者的主要治疗措施。容积性泻药、乳果糖、聚乙二醇安全性好，可选用。应避免使用蒽醌类泻药和蓖麻油。

（3）儿童便秘：儿童基础治疗包括家庭教育、合理饮食和排便习惯训练。可选用开塞露灌肠，乳果糖口服液，7岁以上的儿童可口服聚乙二醇4000散。

（二）中医治疗

治疗的目的是调整阴阳平衡、畅通经络、恢复排便生理功能，治疗原则是辨证施治。

1. *辨证治疗*

（1）肠道实热证：大便干结，数日一行，或下利臭秽，脐腹疼痛拒按，按之则硬或坚硬有块，口干口臭，或见潮热谵语，舌红苔黄燥，脉滑数。

治法：泻热润肠通便。

方药：大承气汤加减。兼气虚血弱者，加人参、当归以益气养血；兼易怒目赤者，加朱砂、芦荟、麦冬以清肝泻火；兼见赤白下利者，加白头翁、白蔻清热以凉血利湿。

（2）肠道气滞证：大便干结或大便质软，欲排不得排，或排而不尽，嗳气，腹胀，矢气，食纳减少，舌苔薄腻，脉弦。

治法：行气导滞通便。

方药：济川清肠散加减。腹部胀甚者，加厚朴、莱菔子以助理气；目赤耳鸣、舌红苔黄者，加龙胆草、栀子、黄芩以清肝火；呕吐呃逆者，加半夏陈皮代赭石以降胃气；小腹急结、二便皆不通者，加桃仁、丹皮、芍药以凉血祛瘀。

（3）肠道湿滞证：大便黏腻不爽，排便不尽感，肛门坠胀，常伴胃脘痞满，嗳气或恶心呕吐，可伴身重困倦，食少纳呆，小便黄赤。舌苔黄腻，脉滑数。

治法：利湿导滞通便。

方药：三仁汤加减。伴便后肛门灼热不适者，加用黄连、黄柏以加强清利下焦湿热；伴口中黏腻、渴不欲饮、脘腹胀满者，加用枳实、茯苓、陈皮以破气消痞、化痰行滞。

（4）脾虚气弱证：大便质软，排出困难，努挣则汗出气短，神疲、乏力、懒言，舌淡苔白，脉弱。

治法：补益中焦、升清降浊。

方药：补中益气汤加减。懒言少动、气息微弱者，加麦冬、五味子以补肺益气；脘腹痞满、舌苔白腻者，加白扁豆、薏苡仁以健脾祛湿；纳呆食少、胃脘胀满者，加炒麦芽、砂仁、木香以醒脾和胃。

（5）脾肾阳虚证：大便干或不干，畏寒肢冷，小便清长，腹中冷疼，腰膝酸软，舌淡苔白，脉沉迟。

治法：补肾温阳通便。

方药：济川煎加减。倦怠乏力明显者，加参芪以补气；伴口疮、反酸者，加芩连以泻火；腹中冷痛较甚者，加肉桂、木香以温中行气止痛；恶心呕吐者，加半夏、砂仁以和胃降逆。

（6）阴虚肠燥证：大便干结呈羊屎状，烦渴引饮，口干唇燥，舌干红，脉细数。

治法：滋阴润燥通便。

方药：增液承气汤加减。口苦、心下烦躁者，加玉竹、石斛以养胃阴；大便干硬难下者，加火麻仁、柏子仁、瓜蒌仁以助润肠；腰膝酸软甚，加熟地、山茱萸以滋肾阴。

（7）气阴两虚证：排便减少，大便干结，排便费力，舌体瘦薄，苔少而干，脉细无力。

治法：益气养阴通便。

方药：玄参汤加减。情志抑郁不舒者，加合欢花、远志以疏肝解郁；失眠多梦眠浅者，加酸枣仁、生地以养血安神。

2. *针灸治疗*　普通针刺：主穴为天枢穴、大肠俞、腹结，配穴：按灵龟八法取穴。

耳穴压豆：主穴为肝、直肠；配穴：实证加大肠、三焦、腹，虚症加肺、脾、内分泌。

3. *药膳调理*

（1）除碱魔芋粉 50 g，红薯粉 150 g，两者混匀后制成粉条服用。

（2）谷白皮 250 g 粉碎成最细粉，玉米粉 500 g，两者混匀蒸制成馒头，做主食食用。

七、曹吉勋诊治经验

慢性顽固性便秘围手术期治疗采用多学科诊疗模式（MTD），俗称“五驾马车”：外科手术为基础，中医中药为保障，精神心理为支柱，康复理疗为辅助，亲情关怀为护航。在多重维度的共同参与下，致力于让患者恢复健康。

选择性结肠切除术后 2 周内不控制排便，2 周后根据病情酌情使用止泻药。

从术后12小时开始口服中药，先给予中药增液承气汤加减，小茴香烫熨腹部，艾灸涌泉及百会穴；排气排便后以健脾开胃为主，给予中药香砂六君子汤加减或开胃散口服，消肿止痛汤坐浴，石膏冰片散与香油调制后涂抹肛门处皮肤，预防粪性皮炎，患者逐步从术后12小时流质饮食到一周左右半流质饮食再过渡至普食，原则均为少量多餐；中焦脾胃健运后，以温补肝肾为主，给予肠胃康口服，具体视病情随证加减。后期中医药仍以补虚为主，具体辨证施治。术后康复期间酌情配合针灸等理疗手段加快康复：针刺足三里、三阴交、气海、中脘等穴，耳穴压豆取神门、交感为主，以调畅经络，镇静安眠，术后20天开始生物反馈、磁疗联合济川捭阖术治疗，训练新的排便功能，养成新的排便习惯。

第十七章

炎症性肠病

炎症性肠病（IBD）是一组以肠道慢性炎症为特征的疾病，主要包括克罗恩病（CD）和溃疡性结肠炎（UC）。

第一节　克罗恩病

一、概述

克罗恩病又称节段性肠炎，是一种病因不明的肠道慢性、非特异性、溃疡性、坏死性炎症，常伴有肉芽组织增生。病变多见于末段回肠与邻近结肠，但从口腔至肛门各段消化道均可受累，常呈节段性分布。临床表现以腹痛、腹泻、肠梗阻等为主要症状，伴有发热、营养障碍和关节炎等全身症状。重症患者迁延不愈，预后不良。

二、病因病理

（一）中医学认识

本病属中医“伏梁”“肠痈”“便血”“肠僻”范畴。本病是由于感受外邪、饮食劳倦、情志内伤、素体虚弱等，导致脾胃受损、运化失司、湿热蕴结肠道、气机阻滞而成。病位在大肠，病性属本虚标实，与肝、脾、肾有关。初起时以邪实为主，多见湿热、气滞。病久迁延可致脾胃虚弱，或脾肾两虚，亦可出现正虚血瘀、虚实夹杂之症候表现。

（二）西医学认识

本病病因尚未明确，可能与下列因素有关。

1. 免疫　近年来发现，患者存在肠道菌群失调，可能是机体对于自身存在的异常肠道菌群产生的免疫反应所致。

2. 感染　目前学者认为主要是细菌感染和病毒感染两种因素。

3. 遗传　现在学者认为，多个易感基因与环境因素一起参与了本病的发生与发展。

三、临床表现

（一）症状

（1）腹痛是本病最常见的症状，多见于右下腹或脐周，呈间歇性腹痛。多数为痉挛性阵痛，伴肠鸣音增加，排便或肛门排气后可缓解。

（2）腹泻是本病的常见症状，早期间歇性发作，后期可呈持续性发作。病变肠段有炎症，肠道功能紊乱。粪便呈糊状，无脓血或黏液，常伴里急后重。

（3）多数患者为间歇性低热或中等度不规则热，少数为弛张高热伴毒血症。高热则见于急重病例或有化脓性并发症时。

（4）腹部肿块。

（5）瘘管形成。

（6）肛门直肠周围病变。

（7）严重患者有体重下降、低蛋白血症、贫血，营养不良。部分病人有杵状指关节炎、虹膜睫状体炎、葡萄膜炎、结节性红斑、口腔黏膜溃疡、皮肤溃疡、慢性活动性肝炎或脾肿大等。

（二）实验室检查

1. 血液检查　白细胞增多，贫血，血沉增快。生化检查可发现低蛋白血症。血清溶菌酶浓度明显增高。

2. 大便检查　有不消化食物，隐血试验可呈阳性，并发肠道吸收功能不良者，粪中脂肪含量增加，病变累及直肠、结肠，大便可有黏液及脓血。

3. 肠胃X线钡餐检查　主要的X线表现为节段性肠段受累，多以回肠末端和右升结肠为主。典型的X线征象是回肠末端肠腔狭窄，肠壁僵硬，黏膜皱襞呈一细条状阴影，称为线样征。

4. 结肠镜检查　通过直肠、乙状结肠及纤维结肠镜检查可见黏膜水肿、充血，非连续性病变、铺路石样改变，伴有圆形、线状或沟槽样溃疡。

5. CT检查　典型的克罗恩病肠道病变的影像学特点主要包括肠壁增厚，肠黏膜强化伴肠壁分层改变，肠系膜血管增多伴扩张扭曲呈梳样征等。

6. 肛周磁共振检查　对于疑诊克罗恩病合并肛瘘的患者，需要评估肛瘘是否存在、肛瘘类型、是否合并脓肿及肛瘘与周围组织的关系。

四、诊断与鉴别诊断

克罗恩病无单一或严格定义的金标准，诊断需结合临床、内镜、影像学和组织病理学表现进行综合分析并随访观察。凡青壮年患者右下腹痛、腹泻、长期低热、乏力、消瘦，右下腹压痛或合并有慢性肠梗阻应考虑本病的可能。X线检查见肠道病变呈阶段性分布、线形溃疡、铺路石样改变和息肉变及回肠末端肠腔狭窄、管壁僵硬等对本病有较大的诊断价值。

（一）诊断依据

1. 国内较统一的诊断标准　我国1993年于太原非感染性肠道疾病学术研讨会上制定了新的《克罗恩病的诊断与鉴别》（又称太原标准），目前被认为是国内较统一的诊断标准。

（1）典型的临床表现：反复发作的右下腹或脐周疼痛，可伴有呕吐、腹泻或便秘。偶见阿弗他口炎。有时腹部可见相应部位的炎性肿块。可伴有肠梗阻、瘘管、腹腔或肛周脓肿等并发症。可伴有或不伴有系统性症状，如发热、多关节炎、虹膜睫状体炎、皮肤病变、硬化性胆管炎、淀粉样变、营养不良、发育障碍等。

（2）X线表现：有胃肠道的炎性病变，如裂隙状溃疡、铺路石征、假息肉、单发或多发性狭窄、瘘管形成等，病变呈节段性分布。

（3）内镜检查：可见到跳跃式分布的纵行或匐行性溃疡，周围黏膜正常或增生呈铺路石样，或病变活检有非干酪样坏死性肉芽肿或大量淋巴细胞聚集。

具备（1）为临床可疑。若同时具备（1）和（2）或（3），可拟诊为本病。急性发作时应排除急性阑尾炎，慢性反复性发作时需排除肠结核，病变单纯累及结肠者需排除溃疡性结肠炎。鉴别诊断有困难时，应手术探查以便病理诊断。

2. 病理诊断标准

（1）肠壁和肠系膜淋巴结非干酪样肉芽肿。

（2）镜下特点：①节段性病变，全壁炎；②裂隙状溃疡；③黏膜下层高度增宽（水肿、淋巴管、血管扩张、纤维组织、淋巴组织增生等所致）；④淋巴细胞聚集；⑤结节病样肉芽肿。

确诊：具备（1）和（2）项下任何四点。

可疑：基本具备病理诊断条件，但无肠系膜淋巴结标本的病理检查结果。

3. 分型和分期

（1）分型：克罗恩病的分型推荐以蒙特利尔分型为准（表17－1）。

表17－1　蒙特利尔分型

项目	标准
确诊年龄	
A1	≤16岁
A2	17～40岁
A3	>40岁
病变部位	
L1	回肠末段
L2	结肠
L3	回结肠
L4	上消化道
疾病	
B1	非狭窄非穿透
B2	狭窄
B3	穿透
P	肛周病变

注：L4可与L1、L2、L3同时存在，B1随着时间推移可发展为B2或B3，肛周病变可与B1、B2、B3同时存在。

克罗恩病的疾病活动度主要分为临床疾病活动度及内镜下疾病活动度，常用的临床疾病活动度评分主要指克罗恩病活动性指数（AI），见表17－2。

表17－2　克罗恩病临床疾病活动度评分

项目	0分	1分	2分	3分	4分
一般情况	良好	稍差	差	不良	极差
腹痛	无	轻	中	重	–
腹部包块	无	可疑	确定	伴触痛	–
腹泻	稀便每日1次记1分				
肠外表现/并发症	每种记1分				

注：肠外表现/并发症包括关节痛、虹膜炎、结节性红斑、坏疽性脓皮病、口腔阿弗他溃疡、肛裂、新瘘管、脓肿等；总分≤4分为缓解期，5～7分为轻度活动期，8～16分为中度活动期，>16分为重度活动期。

克罗恩病常见并发症包括瘘管、腹腔脓肿、肠道狭窄、肠梗阻、肛周病变，需重视的严重并发症包括消化道大出血、肠穿孔。克罗恩病患者骨代谢异常、静脉血栓风险升高、并发肠癌风险升高，故需重视。

标准的克罗恩病诊断举例：克罗恩病（A2L3B1p，中度活动期）+并发症（如合并下肢静脉血栓）。

（2）分期：国际上通用的方法是根据克罗恩病的活动性指标将其分为静止期和活动期，克罗恩病 AI＜150 分为静止期，大于此界限为活动期，静止期基本上没有临床症状。

（二）鉴别诊断

1. 肠白塞病　好发于亚洲人群，常表现为右下腹痛、右下腹包块、消化道出血、复发性口腔溃疡，部分患者出现外阴生殖器皮肤溃疡，针刺试验阳性，内镜下典型表现为回盲部圆形或类圆形的深大溃疡，数量通常＜5 个，边界清楚，无炎性息肉样增生，病理组织学无肉芽肿表现。

2. 肠淋巴瘤　临床表现包括消化道出血、腹痛、腹泻、体重下降、腹部包块、肠梗阻等。影像学可见肠壁轻度而均一性的强化表现。多数淋巴瘤疾病进展较快，及时的内镜下活检或手术探查取得病理标本是本病诊治的关键。

五、治疗

CD 患者治疗原则是诱导疾病缓解、维持缓解；治疗目标为缓解症状、恢复血清/粪便指标。治疗方法包括中医药治疗、西药治疗和手术治疗。

（一）内治法

1. 中医辨证论治

（1）湿热内蕴证。

证候：腹痛拒按，泻下急迫，或大便溏滞不爽，黄褐而臭，或下痢赤白，或便秘；肛周脓液稠厚，肛门胀痛灼热，烦渴喜冷饮，小便短黄，舌红，苔黄腻，脉弦或滑数。

治法：清热化湿，运脾和胃。

主方：白头翁汤加减。

（2）气滞血瘀证。

证候：腹痛，痛处不移，腹部可扪及肿块，胃纳不佳，胸胁胀满，大便不畅或闭结，可有便血，伴肛门胀痛，舌紫暗或有瘀点，苔薄，脉弦或涩。

治法：活血化瘀，理气疏肝。

主方：少腹逐瘀汤加减。

（3）痰瘀互结证。

证候：腹有肿块，腹痛阵作，或腹部胀满，大便难下，或关节肌肤肿胀，僵硬变形，屈伸不利，失眠健忘，肢体麻木，舌质瘀暗，舌苔白腻，脉弦涩。

治法：化痰祛瘀，软坚散结。

主方：血府逐瘀汤合二陈汤加减。

（4）寒湿困脾证。

证候：腹部冷痛，得温痛减，大便溏薄，或清稀如水样、或下痢赤白黏冻，白多赤少，畏寒，头身困重，纳差，舌淡，苔白腻，脉濡缓。

治法：散寒祛湿，温阳健脾。

主方：附子理中汤加减。

（5）脾肾阳虚证。

证候：腹部隐痛，时作时止，喜温喜按；便溏，或五更泻，肛周脓液稀薄，肛门隐痛；舌质淡胖或有齿印，苔白润，脉沉细无力。

治法：温肾健脾，化湿止泻。

主方：参苓白术散合四神丸加减。

（6）肝郁脾虚证。

证候：右少腹或脐周胀痛，腹痛即泻，泻后痛减，腹痛多因抑郁恼怒或精神紧张而发作；便质时干时稀；舌质淡红苔薄白，脉弦细。

治法：疏肝理气，健脾止泻。

主方：痛泻要方合四逆散加减。

2. 针灸治疗

治法：温阳通经，化湿止泻，以足阳明胃经、足太阴脾经、任脉为主。

主穴：天枢、足三里、中脘、上巨虚、三阴交、公孙。

配穴：湿热蕴结配曲池、内庭；脾肾阳虚配脾俞、关元；肝郁脾虚配肝俞、太冲；寒湿困脾配关元、阴陵泉；气滞血瘀配太冲、血海。

操作：患者仰卧位，采用一次性无菌针灸针，局部常规消毒后，直刺20～30 mm，然后进行捻转、提插，行平补平泻手法，得气后留针 20 min，行平补平泻法，以加强得气。

3. 西药治疗

（1）5－氨基水杨酸治疗：氨基水杨酸类药物主要用于轻、中度 CD 的治疗，且主要对溃疡性结肠炎、节段性回肠炎有效，对于小肠型的 CD 目前研究显示没有明确的治疗作用。氨基水杨酸制剂主要成分为柳氮磺吡啶和美沙拉嗪。服用柳氮磺胺吡啶，初始应小剂量随餐服用（如 0.5 g po bid），剂量及服用次数于数日内逐渐增加至每次 1～1.5 g qid。患者需每日补充叶酸 1 mg po，并且每隔 6～12 个月查全血细胞计数和肝功能。

（2）糖皮质激素治疗：中重度活动期 CD 可考虑使用局部或系统性糖皮质激素进行诱导缓解。氢化可的松 300 mg qd 或甲泼尼龙 16～20 mg tid 用于严重病例；口服强的松或泼尼松龙 40～60mg qd，用于中度病例，持续治疗至症状消失（通常 7～28 天），之后每周减量 5～10 mg 直至 20 mg qd。新型激素制剂如布地奈德具有较强的局部活性，从而可避免因长期使用传统糖皮质激素而出现明显副作用。布地奈德用于小肠克罗恩病疗效显著，与强的松龙相比，口服布地奈德不良反应更少，但起效慢，故一般用于症状较轻的患者。使用布地奈德 8 周，可有效维持缓解，但是长期维持缓解有效性尚未得到证实。

（3）免疫抑制剂治疗：免疫治疗多用于常规保守治疗无效的慢性活动性 CD 和有瘘管形成的中重度患者。治疗 CD 的传统免疫抑制剂包括硫唑嘌呤、6－基嘌呤（6－MP）和甲氨蝶呤（MTX）等。硫唑嘌呤的剂量为 1.5～2.5 mg/kg po qd，6－巯基嘌呤剂量 0.75～1.5 mg/kg po qd，甲氨蝶呤每周 15～25 mg 口服或皮下注射。新型制剂包括环孢霉素和他克莫司，用于顽固性瘘管或脓皮病患者。环孢霉素初始剂量为 2～4 mg/kg，静脉持续滴注 24 小时以上，有效者可改为 6～8 mg/kg po qd，并早期联用硫唑嘌呤或 6－巯基嘌呤。环孢霉素用药期间，需监测血药浓度，控制在 100～200 ng/ml（166～333 nmol/L）。

（4）生物制剂治疗：对于伴有高危因素或传统药物治疗失败的轻度活动期 CD，可考虑使用生物制剂进行诱导缓解治疗。英夫利昔单抗、赛妥珠单抗、阿达木单抗对预防克罗恩病或延缓术后复发是有效的。英夫利昔单抗可单剂静脉给药，5 mg/kg，滴注时间大于 2 小时。阿达木单抗的初始负荷剂量为 160 mg，皮下注射；第二周为 80 mg，皮下注射。之后每 2 周予阿达木单抗 40 mg，皮下注射。赛妥珠单抗的用量为 400 mg，皮下注射，每 2 周一次，共予三剂；此后每 4 周一剂维持。

（5）抗生素治疗：CD 患者明显存在全身中毒症状如脓毒血症时，可予以抗生素治疗。以甲硝唑与环丙沙星作用突出。甲硝唑 500 ~ 700 mg po tid，治疗 4 ~ 8 周可控制感染，有助于瘘管愈合。环丙沙星 500 ~ 750 mg po bid，毒性更低。利福昔明为不可吸收抗生素，剂量为 200 mg po tid 或 800 mg po bid，对活动性克罗恩病有益。

（二）手术治疗

外科手术适用于严重的 CD 并发症和内科治疗无效患者。

1. 手术指征

（1）对于激素、免疫抑制剂或生物制剂治疗无效的患者应考虑手术治疗。

（2）即将发生或已经发生穿孔症状的急性结肠炎患者应手术治疗。

（3）内镜下扩张，适用于有症状、药物治疗无效的小肠或吻合口狭窄患者。

（4）伴肠壁脓肿、肠间脓肿、系膜内脓肿或腹膜后脓肿的患者治疗失败时则应考虑手术引流，伴或不伴肠段切除。有自发性穿孔的患者需行手术治疗。对于合并肠道瘘管，或已行药物治疗但仍有局部或全身性脓毒症的症状或体征者，应考虑外科治疗。

（5）明显胃肠道出血且病情稳定的患者，应行内镜下检查和（或）介入治疗；病情不稳定的患者，应行手术探查。

（6）对于结直肠有恶性肿瘤、非腺瘤性不典型增生相关的病变或肿块、高度不典型增生或多灶性低度不典型增生的 CD 患者，可考虑行全结直肠切除。

2. 手术类型

（1）回肠末端、回结肠和上消化道肠段切除：是小肠或近端结肠有症状的炎性病变或穿透性病变最常见的手术方式，尤其当未发生或即将发生短肠综合征及保守治疗失败时。为保留肠管长度和降低复发率，肉眼下肠段无病切缘为 2 cm 较为合适。

（2）结肠切除：CD 急诊手术首选经腹结肠切除术及末端回肠造口。结肠次全切除术或全切除术加末端回肠造口、远端肠道封闭或构建黏液瘘，是重症或爆发性 CD 患者手术治疗的安全选择。需要择期手术的直肠未受累的结肠病变患者，如果发生在单一肠段，可进行节段性结肠切除术。如果累及 2 个或者更多结肠肠段，偏向于行全结肠切除术加回肠直肠吻合术，因为在这种类型的患者中实施节段性切除术复发率较高。

（3）全结直肠切除：难治性直肠炎因为伴随着结肠受累，故常需行全结直肠切除术加永久性回肠造口术；如果不累及结肠，也可考虑单独行直肠切除术加结肠造口术。当需行直肠切除术时，必须切除全部直肠，因为即使是在剩余非常短的直肠远端中，也仍有癌变的可能。

（4）全结直肠切除术加结直肠切除、回肠储物袋肛管吻合术（IPAA）：对于小肠未受累且没有肛周病史的 CD 患者，经严格筛选后可考虑行恢复性结直肠切除术加 IPAA。在经适当筛选的患者中，5 年生存率至少可达 85%。

3. 围手术期管理

术前：术前肠内营养支持 4 ~6 周，减少糖皮质激素的使用剂量，以避免加重疾病。术后肝肾功能正常的患者可在肠功能恢复后使用。CD 术前 6 小时可进食半流质食物、2 小时可口服清流质，但合并胃肠梗阻的患者和急诊患者应禁食、禁饮。

术中：发现十二指肠瘘、残余小肠广泛炎症性病变、高位小肠造口、存在短肠综合征风险时，须术中建立肠内营养途径。

术后：术后经口进食时间须根据患者手术方式、是否造口并发症情况等进行调整。造口患者可于术后 2 ~4 小时恢复进食；根据肠功能恢复情况，一期吻合患者的恢复进食时间适当延长，多数需延长至肠功能恢复。

六、预防调护

调整生活习惯：戒烟、保持健康清淡的饮食、保持充足的睡眠与适当体育运动。早期诊断治疗：及时就医，规范诊疗。出现症状，如腹痛、腹泻、体重下降等症状，尽早就医，遵循医生的治疗方案。预防并发症：CD 患者容易发生肛周并发症，应保持肛门清洁和干燥。心理支持：CD 患者可能会经历焦虑、抑郁等情绪问题，定期心理支持和咨询可缓解患者的心理压力。

第二节 溃疡性结肠炎

一、概述

溃疡性结肠炎（UC）是一种慢性非特异性肠道炎症性疾病，以慢性炎症和浅表黏膜层溃疡为其主要病理特点，其临床表现为持续或反复发作的腹泻、黏液血便、腹痛及里急后重和伴有不同程度的全身症状，包括发烧、乏力、恶心和呕吐等。UC任何年龄均可发病，多见于青壮年期，无明显性别差异。

二、病因病理

（一）中医学认识

UC的发病复杂，故中医对本病的病因病机尚未统一看法，但多数认为是本虚标实。正如张介宾《景岳全书·泄泻》曰："泄泻之本，无不由于脾胃。"脾虚为本，感受外邪、湿热壅滞、饮食不节、情志失调等为标。脾气虚弱，脾胃失于运化生湿，湿浊相困，与肠道糟粕相搏结，热灼血络，肠络受损，下痢赤白脓血，发为本病。日久脾病及肾，阳气虚损，泻痢迁延难愈，形成虚实夹杂之证。

（二）西医学认识

本病目前病因及发病机制尚未明确，但普遍认为其是多因素共同作用的结果。基因易感性、自身免疫功能、肠道微生物、肠道黏膜屏障都是公认与溃疡性结肠炎发生发展密切相关的因素。溃疡性结肠炎的发病有明显的家族聚集倾向和遗传倾向。同时研究认为，UC可触发适应性免疫，导致局部甚至全身炎症发生。UC活动期间可出现肠道菌群中专性厌氧菌减少，兼性厌氧菌特征性增加等肠道微生物群的功能性生态失调，其通过引起宿主异常免疫反应导致肠道炎症。肠道炎症则进一步使肠道上皮通透性增加和肠道黏膜屏障损伤，加重炎症和免疫反应。另外，精神心理、生活环境、感染等因素也与本病相关，如紧张或抑郁情绪可加重患者的肠易激样症状，高脂或高糖饮食可增加肠道上皮炎症发生的可能等。

三、临床表现

（一）症状

1\. *腹泻*　持续或反复发作的腹泻是UC的主要症状，其见于约90%的患者，主要是由黏膜炎症、糜烂及溃疡所致。腹泻次数、形状及便血程度反映疾病进展及预后程度，轻者腹泻一天2~3次，粪质糊状含血少或无血；重者一天6次以上，粪质稀水状含血多或为全血；极重或暴发性病例常在10次以上甚至无法计数。

2\. *便血*　黏液血便是UC最常见的症状，约有90%的患者出现。便血的表现与结肠病变的范围和严重程度密切相关。若直肠或直乙结肠受累者，可为明显的鲜血或血丝附于大便表面。病变累及范围广泛，多为血粪混合、脓血混合，严重者可有大量出血，但多无血块。

3. 腹痛　轻型可无腹痛或仅有腹部不适，多数患者可有腹痛，多为左下腹或下腹部轻中度隐痛，亦可为全腹痛，具有疼痛—便意—便后缓解的规律。

4. 其他症状　UC 患者可具有腹胀、腹鸣等伴随症状，部分中重度患者可有恶心呕吐、食欲不振。活动期时常出现发热、营养不良等全身反应。病情严重时可出现一系列肠外表现，可涉及皮肤、黏膜、关节、眼、肝胆等，其常见的肠外表现包括皮肤黏膜异常（如口腔溃疡、结节性红斑和坏疽性脓皮病）、关节损害（如外周关节炎、脊柱关节炎等）、眼部病变（如虹膜炎、巩膜炎、葡萄膜炎等）、肝胆疾病（如脂肪肝、原发性硬化性胆管炎、胆石症等）。

（二）体征

轻中度患者多为左下腹压痛，部分可扩大为结肠区域广泛压痛，触及痉挛或肠壁增厚的降结肠及乙状结肠。重度和暴发型患者可见腹部膨隆，伴明显压痛，腹部肌肉紧张，肠鸣音减少等。

（三）实验室及其他检查

1. 血液　血红蛋白、白细胞计数、血沉、C 反应蛋白是判断溃疡性结肠炎活动度的重要指标。炎症活动时白细胞计数可升高，以中性粒细胞为主，且伴有血小板计数的增加，与 UC 活动指数呈正相关。

2. 粪便　肉眼可见黏液血便，显微镜下可见红细胞及脓细胞。粪便钙卫蛋白增加提示肠道炎症。

3. 结肠镜检查　结肠镜检查是 UC 诊断的主要依据之一，镜下 UC 病变多从直肠开始，呈连续性、弥漫性分布，病变多较浅表。轻度炎症可见红斑，黏膜充血和血管纹理消失；中度炎症为血管形态消失、出血，黏膜表面糜烂，常伴有粗糙呈颗粒状的外观及黏膜脆性增加（接触性出血）；重度炎症可见黏膜自发性出血及溃疡；缓解期为正常黏膜表现，部分患者可见假性息肉形成或瘢痕样改变；长病程患者可见黏膜萎缩，结肠袋形态消失、肠腔狭窄，以及炎（假）性息肉等。

4. X 线钡餐造影　初期病变侵犯黏膜层，表现为无名沟增粗、模糊；进一步侵犯黏膜下层，则可表现为小钡斑或小毛刺状改变；穿透黏膜下层时，则表现为“双边征”及“纽扣征”的溃疡。当患者处于急性期，表现为散在多发斑点状及不规则龛影；反复发作的患者，则可见假息肉形成及铅管样狭窄。

5. 腹部影像学　UC 影像学上具有结肠壁连续、对称、均匀、轻度增厚及浆膜面光滑的特点，是重要的鉴别诊断征象。

四、诊断与鉴别诊断

（一）诊断依据

UC 诊断缺乏金标准，须在排除其他原因所致结肠炎的基础上，结合临床表现、实验室检查、内镜及病理组织学检查进行综合判断。

1. 临床表现

（1）有持续或反复发作的腹泻、黏液脓血便，伴腹痛、里急后重和不同程度的全身症状，包括体重减轻、发烧、心动过速、乏力，甚至恶心和呕吐等，病程多在 4 周以上。

（2）UC 常见的肠外表现包括：关节损害（如外周关节炎、脊柱关节炎等）、皮肤黏膜异常（如口腔溃疡、结节性红斑和坏疽性脓皮病）、眼部病变（如虹膜炎、巩膜炎、葡萄膜炎等）、肝胆疾病（如脂肪肝、原发性硬化性胆管炎、胆石症等）、血栓栓塞性疾病等。

（3）并发症包括中毒性巨结肠、肠穿孔、下消化道大出血、肠黏膜上皮内瘤变及癌变。

2. 结肠镜检查　结肠镜检查并黏膜活检是 UC 诊断的主要依据。结肠镜下 UC 病变多从直肠开始，呈连续性、弥漫性分布，病变多较浅表。建议多段、多点进行活检，应在每个肠段（包括回肠和直肠）至少取两块活检标本。结肠镜检查和黏膜活检的特征表现详见表 17 -3。

3. 黏膜病理学检查　活动期和缓解期有不同表现。UC 没有特异的组织学特征，但结合基底浆细胞增多、隐窝萎缩扭曲和黏液减少等改变可提示为 UC。病程长或治疗后的 UC 患者炎症可表现为不均匀分布。

4. 影像学　UC 早期黏膜受累，影像学上可无异常表现，随着疾病的进展可显示黏膜面有多发的小溃疡和炎性息肉，结肠壁连续、对称、均匀、轻度增厚，浆膜面光滑，部分还可显示肠腔狭窄、肠管僵直、结肠袋囊变浅或消失及肠管短缩等表现。

表 17-3 溃疡性结肠炎患者结肠镜检查和黏膜活检的特征表现

检查手段	特征分类	病变表现
结肠镜检查	轻度炎症	红斑、黏膜充血和血管纹理消失
	中度炎症	血管形态消失、出血，黏膜表面糜烂，常伴有粗糙呈颗粒状的外观及黏膜脆性增加（接触性出血）
	重度炎症	黏膜自发性出血及溃疡
	缓解期	可见正常黏膜表现，部分患者可有假性息肉形成或瘢痕样改变
	长病程患者	黏膜萎缩并导致结肠袋形态消失、肠腔狭窄，以及炎（假）性息肉
	伴巨结肠病毒感染	可见不规则、深凿样或纵行溃疡，部分伴大片状黏膜缺失
黏膜活检	活动期	（1）固有膜内有弥漫性、急性、慢性炎性细胞浸润，乃至形成隐窝脓肿；隐窝基底部浆细胞增多被认为是溃疡性结肠炎最早的光学显微镜下特征 （2）隐窝结构改变，隐窝大小、形态不规则，分支、出芽，排列紊乱，杯状细胞减少等 （3）可见黏膜表面糜烂、浅溃疡形成和肉芽组织
	缓解期	（1）黏膜糜烂或溃疡愈合 （2）固有膜中性粒细胞浸润减少或消失，慢性炎症细胞浸润减少 （3）隐窝结构改变可保留，如隐窝分支、减少或萎缩，可见结肠脾曲以远 Paneth 细胞化生

5. 手术切除标本病理检查　手术切除标本病理检查肉眼及组织学上可见溃疡性结肠炎的上述特点。

诊断 UC 还需要排除其他原因引起的肠道炎症或损伤。在此基础上，可按下列标准诊断：具有上述典型临床表现者为临床疑诊，安排进一步检查。同时具备上述第 1 项和第 2 项或第 4 项中的任何一项，可拟诊为本病。如再加上第 3 项或第 5 项中病理检查的特征性表现，可以确诊。

6. 疾病分期　完整的 UC 诊断应包括疾病分型、疾病活动程度、累及部位。

（1）根据病程经过分为初发型、慢性复发型、慢性持续型和暴发型。

（2）根据病情分期分为活动期、缓解期。根据严重程度分为轻度、中度和重度。临床评分常用改良 Truelove 和 Witts 疾病严重程度分型（表 17－4）和改良 Mayo 评分。

表 17－4 改良 Truelove 和 Witts 疾病严重程度分型

严重程度分型	排便次数/(次·天$^{-1}$)	脉搏/(次·分钟$^{-1}$)	体温/℃	血红蛋白/(g·L^{-1})	红细胞沉降率/(mm·h^{-1})	C 反应蛋白/(mg·L^{-1})
轻度	<4	<90	<37.5	>115	<20	正常
中度	4～6	≤90	≤37.8	≥105	≤30	≤30
重度	≥6	>90	>37.8	<105	>30	>30

（3）根据病变范围按照采用蒙特利尔分型（表 17－5），分为 E1、E2、E3。

表 17－5 溃疡性结肠炎病变范围的蒙特利尔分型

分型	分布	结肠镜下所见炎性病变累及的最大范围
E1	直肠	局限于直肠，未达乙状结肠
E2	左半结肠	累及左半结肠（脾曲以远）
E3	广泛结肠	广泛病变累及脾曲以近乃至全结肠

（二）鉴别诊断

1. 慢性细菌性痢疾　常有急性细菌性痢疾病史，粪便及分泌物培养多提示痢疾杆菌阳性，抗菌药物治疗有效。

2. 阿米巴痢疾　粪便检查可找到阿米巴滋养体或包囊。结肠镜检查溃疡较深，边缘潜行，溃疡间结肠黏膜正常，活体检查可发现阿米巴的包囊或滋养体。抗阿米巴治疗有效。

3. 直肠、结肠癌　均有脓血便的症状，结直肠癌指检可触及直肠下段硬块，病理检查可鉴别。同时要注意，溃疡性结肠炎有与结肠癌同时存在的可能性。

4. 结肠型克罗恩病　溃疡性结肠炎与结肠型克罗恩病的鉴别如表 17－6。

表 17－6　溃疡性结肠炎与结肠克罗恩病的鉴别

项目	溃疡性结肠炎	结肠型克罗恩病
症状	脓血便多见	有腹泻但脓血便较少见
病变分析	病变连续	呈节段性
直肠受累	绝大多数受累	少见
肠腔狭窄	少见，中心性	多见，偏心性
内镜表现	溃疡较浅表，黏膜弥漫性充血水肿、颗粒状，脆性增加	纵行溃疡、卵石样外观，病变间黏膜外观正常（非弥漫性）
活体组织检查特征	固有膜全层弥漫性炎症反应、隐窝脓肿、隐窝结构明显异常、杯状细胞减少	裂隙状溃疡、非干酪性肉芽肿、黏膜下层淋巴细胞聚集

五、治疗

（一）治疗原则和目的

溃疡性结肠炎总的治疗原则是缓急分治，标本兼顾，内外同治，中西并用，注重整体与局部相结合，并因地、因人制宜。治疗目的是缓解症状、消除炎症、愈合溃疡、预防复发、防止并发症。

（二）治疗要点

（1）内服药物治疗时，重视疾病的分期和临床分型或中医辨证分型而灵活选药。

（2）活动期溃疡性结肠炎，治疗方法和形式宜以灌肠为主。尤其是中药灌肠，一般以清热化湿解毒和化瘀收敛为主。

（3）病变部位不同，治法宜有偏重。

（4）重症患者，尤须谨慎。

（5）加强巩固，减少复发。

（三）长期监督管理治疗

（1）生活规律。

（2）情绪稳定。

（3）饮食调整。

（4）避免受凉。

（5）注意过敏。

（四）内治法

1. 中医辨证论治

（1）大肠湿热证。

证候：腹胀脘闷，腹痛即泻，里急后重，肛门灼痛，舌苔黄厚或腻，可兼有身热、口干口苦、小便短赤等症。

治法：清热燥湿。

方药：芍药汤加减。

（2）脾胃虚弱证。

证候：腹泻、便溏，有黏液或少量脓血，纳差食少，肢体倦怠，舌质淡胖或有齿痕，苔薄白，可兼有腹胀肠鸣、腹部隐痛喜按、面色萎黄等症。

治法：补脾健胃。

方药：参苓白术散加减。

（3）肝郁脾虚证。

证候：下痢多因情绪紧张而发作，腹病欲便，便后痛减。胸胁闷胀。舌质淡红，苔薄白，脉弦或弦细，可兼有太息嗳气，食少腹胀，矢气频作。

治法：疏肝理气，补脾健运。

方药：痛泻要方加减。

（4）脾肾阳虚证。

证候：久痢迁延，脐腹冷痛，喜温喜按，腰膝酸软，形寒肢冷，舌质淡胖，苔白润或有齿痕，脉沉细或沉迟，可兼有腹胀肠鸣，面色酰白，少气懒言等症。

治法：温肾健脾。

方药：十全大补汤合当归四逆汤加减。

（5）寒热错杂证。

证候：黏液血便，腹痛绵绵，喜温喜按，倦急冷。舌质红或淡红，苔薄黄，脉细缓或虚软，可兼有便下不爽，口渴不喜饮或喜热饮。

治法：温阳健脾，清热燥湿。

方药：乌梅丸加减。

（6）热毒炽盛证。

证候：发病急骤，暴下脓血或血便，腹痛拒按，发热，舌质红绛，苔黄腻，脉滑数，可兼有口渴，腹胀，小便黄赤。

治法：清热解毒，凉血止痢。

方药：白头翁汤加减。

2. 西药

（1）氨基水杨酸类：柳氮磺胺啶（SASP）常用于轻至中度活动期治疗和缓解期维持。它在结肠内分解为5－氨基水杨酸（5－ASA）和磺胺吡啶，其中5－ASA是主要活性成分。发作期每日4～6 g分4次服用，病情缓解后减至每日2 g，分4次维持1～2年。需注意磺胺的副作用，如恶心、皮疹和白细胞减少。

（2）肾上腺糖皮质激素：用于重症患者，如氢化可的松或地塞米松，初始静脉滴注，后改为口服泼尼松。激素能改善症状但可能引发溃疡和出血。

（3）免疫抑制剂：如硫唑嘌呤，适用于激素或5－ASA无效的慢性复发患者。常见副作用包括骨髓抑制。

（4）抗生素：用于控制急性重症患者的继发感染，常用药物包括庆大霉素和美沙拉嗪。

（5）外治法：使用氢化可的松或地塞米松溶液灌肠，适用于病变局限于直肠或乙状结肠的轻型患者。用中药如（康复新液、葛根芩连汤加减等）灌肠，已在临床上广泛使用。

（六）手术治疗

1. 术式的选择

（1）全大肠切除＋回肠造瘘术：该术式是治疗本病的传统术式。术后一般无复发，能维持良好的健康状态。副作用是需置人工肛门，可伴有男性性功能障碍等。

（2）全结肠切除＋回肠直肠吻合术：该术式可避免人工肛门，但保留下来的直肠有炎症复发或向回肠蔓延的缺点，且有发生吻合口漏和癌变的可能。

（3）全结肠切除＋直肠黏膜切除＋回肠肛管吻合术：该术式理论上是最理想的术式，但操作复杂，易发生吻合不全、骨盆脓肿等并发症，有临时造瘘的可能。

2. 术后并发症的防治

（1）术后盆腔感染与吻合口漏：是最严重的并发症之一。为预防并发症的发生可行暂时回肠造口，在盆腔腹膜反褶下3 cm处横断直肠肌层剥离远端直肠瓢膜可减少创面渗血积液，及对“J”形肠襟的压迫，彻底引流。

（2）贮袋炎：贮袋肠襟不宜过长，可使用抗炎药物，如严重者需切除贮袋。

（3）性功能障碍：在手术操作时尽可能贴近直肠壁分离，可避免对盆腔神经的损伤而导致性功能障碍。

六、曹吉勋诊治经验

根据其病因、病机及临床表现，炎症性肠病归属中医于“肠澼”“泄泻”“痢疾”“肠风”“脏毒”等范畴，其中又以“泄泻”“痢疾”论述为多。曹老认为，脾胃虚弱是炎症性肠病反复发作的基本病机，脾虚湿热型、脾肾两虚型和肝气乘脾型是基本证型，通过辨证从脾虚为泄泻发病之本出发，参苓白术散为治疗炎症性肠病的基本方，随症加减治疗炎症性肠炎在临床上取得良好的效果。

1. *病因病机* 曹吉勋教授认为该病主要责之于脾胃虚弱，正所云：“清气在下则生飧泄，浊气在上则生䐜胀。”《素问·阴阳应象大论》中有：“饮入于胃，游溢精气，上输于脾，脾气散精，上归于肺，通调水道，下输膀胱，水精四布，五经并行。”李东垣认为“内伤脾胃，百病由生……百病皆由脾胃衰而生”。

该病的病因之本在脾、胃，同时和肝、肾亦密切相关。脾、胃同位于中焦，为气血生化之源、后天之本，脾、胃的升清降浊功能共同维系着肠道的正常传导功能。若脾、胃升降失常，脾失运化致大肠中的水液不得吸收，水与糟粕下注肠道，“清气在下，则生飧泄”，则泄泻发生。

2. *辨证论治* 慢性肠炎分为三型，即脾虚湿热型、脾肾两虚型和肝气乘脾型，三种证型的主证、治则、方剂等具体论述如下。

脾虚湿热型：主证为泻下溏薄或有黏液，或黏液有血，腹中隐痛，泻下水谷不化，里急后重，苔黄，脉濡数。治则为温中健脾，清热利湿止泻。治疗方剂当以参苓白术散合芍药汤加减，药物组成为党参、茯苓、白术、山药、莲肉、干姜、白芍、黄芩、黄连、黄柏、木香、银花、薏苡仁。加减：寒盛者加肉桂；久泻不止，加赤石脂、伏龙肝；脱肛者加黄芪、升麻；热重者，加白头翁、秦皮、当归、赤芍（行血）；湿重于热者，加苍术、陈皮；腹胀者，加厚朴、枳壳；肉积加山楂，食积加建曲、麦芽。

脾肾两虚型：又称五更泻，其主证为黎明前肠鸣腹痛，泻后痛缓，腹凉肢冷，舌淡苔白，脉沉细。治则：健脾温肾固肠。方剂：参苓白术散合四神丸加味，药物组成为肉豆蔻、五味子、补骨脂、吴茱萸、山药、茯苓、肉桂、干姜。

肝气乘脾型：本型腹泻与精神因素有关。主证：每因情志抑郁，或恼怒则疼痛泄泻，胸肋满闷，食少嗳气。舌淡苔少，脉弦。治则：疏肝健脾。方剂：参苓白术散合痛泻要方加减，药物组成为柴胡、防风、白芍、陈皮、山药、白术。

脾虚为泄泻发病之本：不难发现，曹老认为泄泻的根本在于“脾虚”，《伤寒论》273 条“太阴之为病，腹满而吐，食不下，自利益甚，时腹自痛”，该条文所诉诸症与本病患者临床表现较为相符。“饮食入胃，游益精气，上输于脾”，脾阳不足，温化无力，水谷不化，发为自利，邪犯太阴脾土，脾喜燥恶湿，湿邪易困脾，导致水液代谢功能障碍，则发为泄泻，正如《景岳全书·泄泻》所云：“泄泻之本，无不由于脾胃。”李杲认为：“肠胃为市”将肠胃比作庭市，可广容众物，但六淫邪气偏胜，均可损伤脾胃。肝气乘脾泄泻则是由于肝强脾弱土乘木虚所致，临床表现主要以腹痛则污，泻后痛减、脉弦为特点。病在太阴坤土，土克水，病程迁延，损及肾，对于病程长、病情反复的患者，曹老认为已脾肾阳虚，治疗上在培补脾气，散太阴凝寒的同时应温煦肾阳，“少火生气”以疗其疾。

参苓白术散为炎症性肠病的基本方：参苓白术散出自《太平惠民和剂局方》，功可益气健脾、渗湿止泻。方中人参、白术、茯苓益气健脾渗湿为君，因人参价格昂贵，一般以党参代替。党参，归脾，肺经，具有补脾肺气，补血，生津的功效。《本草正义》：“党参力能补脾养胃，润肺生津，健运中气。”其中白术健脾益气，被誉为“脾脏补气健脾第一要药”，李杲认为白术味甘苦性温，补中益气，除胃中热，利腰脊间血。《世补斋医书》：“茯苓一味，为治痰主药，痰之本，水也，茯苓可以行水。痰之动，湿也，茯苓可行湿。”山药、莲子肉为助君药以健脾益气，兼能止泻；以白扁豆、薏苡仁为臣药，以助白术、茯苓健脾渗湿。砂仁醒脾和胃，行气化滞，是为佐使之用。桔梗宣肺、利气，既能通调水道，又能载药上行，达到培土生金的作用：炙甘草健脾和中，调和诸药。全方补中气，渗湿，行气，使脾气健运，湿邪得去，则病自除。若加干姜，因干姜可散太阴之凝寒，直温其阳，使木旺腑通，又可以少火壮阳，鼓动脾阳以升发复健运。《本草备要》记载“治泻痢后重，白芍不可缺”，白芍柔润酸收，味苦性微寒，功效众多，或益阴以缓急，或柔肝以健脾，芍药缓急效强能土中泻木，“能收脾气之散漫而养脾阴”，故为太阴腹痛之主药，故下腹部疼痛时常重用白芍，使其效专，达《医学心悟》中白芍“治腹痛如神”的治疗目的。配用三黄，因黄芩、黄连、黄柏均为清热燥湿药，擅治痢疾、湿疹、腹泻等湿热类疾病。黄芩主治偏于上焦，湿热在肺诸症；黄连主治偏中焦，湿热在心胃诸症；黄柏治主偏下焦，主在肾诸症。

综上，曹老认为本病主要在于脾虚，应从脾虚论治，脾虚是发病的关键，健脾为其治疗的中心思想，然临床该病多属虚实夹杂之证，故治疗应虚实兼顾，才能取得良好疗效。

第十八章

肛门失禁

一、概述

肛门失禁又称大便失禁、排便失禁、排便失禁，通常是指原来肛门控制粪便和气体正常者，出现肛门直肠节制和排便功能障碍，在不同程度上对粪便和气体的失去了控制功能。正常的控便与肛门直肠的感觉功能、括约肌功能、盆底肌肉协调、直肠顺应性和粪便稠度等因素相关，并且互相影响。这项机制中的任何一项失常都可能导致肛门失禁。

肛门失禁的原因常见于肛门直肠手术造成的括约肌损伤，如肛瘘、肛周脓肿手术损伤肛门括约肌、肛门内括约肌的切断手术、耻骨直肠肌的切断等；阴道分娩导致的肛门括约肌损伤也是肛门失禁的重要原因。此外，肛门缺损（肛门皮肤缺损、肛管皮肤缺损）常常对粪便和气体的控制功能下降，也属于肛门失禁的范畴。部分患者可合并肛门直肠狭窄，可表现为肛门失禁与便秘同时存在。肛门失禁对粪便、气体的主动控制能力降低，可导致肛门潮湿、分泌物增多、瘙痒、粪便污染内裤，甚至出现大便次数增多、稀便等症状。

肛门失禁是由多种原因引起的复杂性疾病，虽然不会危及生命，但会影响日常生活和社交，甚至由此带来一系列的精神心理疾患，降低生活质量。肛门失禁的确切发病率难以统计，文献报道发病率为0.1%～18%；消化科就诊患者的发病率为26%，社区居民发病率为2%～3%，老年人发病率为3%～17%，疗养院中人群发病率为46%～54%。本病可发生于各个年龄组，包括儿童。整体而言，肛门失禁随年龄增加发病率有逐渐上升的趋势，考虑与老年患者年龄增加，肛门及盆底肌肉萎缩，肌肉收缩功能下降有关；并且女性发病率高于男性，可能与女性妊娠、分娩损伤肛门及盆底肌肉，以及绝经后雌激素水平下降等因素相关。文献报道在大于60岁的女性人群中，接近9%的人发生排便失禁的频率每周超过1次。

二、病因病理

（一）中医学认识

中医称肛门失禁为“遗失”或“大便滑脱”。中医认为肛门失禁主要与先天禀赋不足，脾肾亏虚，气血两虚，久泄不止，损伤脾胃，中气下陷等有关。脾主肌肉，脾虚肌肉萎缩；肾司二阴，肾虚后阴失约，肛门收缩无力，不能控制谷道开合，流粪、滴水、泄气，则为肛门失禁。《诸病源候论》云：“大便失禁者，由大肠与肛门虚弱冷滑故也。肛门，大肠之候也，俱主行糟粕，既虚弱冷滑，气不能温制，故使大便失禁。”

（二）西医学认识

排便是一项复杂而精确的协调的生理反射机能活动，包括随意和不随意的活动。平时大便存储于乙状结肠，直肠内无粪便。结肠蠕动使粪便下行至直肠，使直肠扩张，刺激感受器而引起便意，触发排便反射。排便反射弧包括感受器、传入神经、神经中枢、传出神经和效应器，任何一个环节出现异常，粪便自制功能均有可能出现障碍而发生肛门失禁。

粪便自制的方式有两种：一是储存器自制作用，即结肠自制机能；二是括约肌自制机能，即肛门自制。这两种粪便自制方式相对独立却又相互影响。

结肠自制机能不依赖于括约肌的作用。左半结肠能储存一定量的粪便，如超过其储存的容量，则可刺激结肠，使粪便进入直肠。括约肌的自制作用，即肛门括约肌抵抗结肠蠕动向前推进的作用，肛门括约肌的收缩力必须大于结肠蠕动的推进力量，括约肌自制才能起作用；如果不能大于结肠蠕动产生的推进力，则会出现肛门失禁。当结肠切除后，回直肠吻合，肛门括约肌虽然完整，但回肠推动力太大，加之粪便不成形，超过了肛门括约肌自制的能力，就会出现肛门失禁。

总的来说，肛门自制由感觉、运动和反射三方面共同完成，综合起来有五种因素：①肛管和肛管直肠连接处及其周围组织对感觉刺激的反应；②耻骨直肠肌收缩使肛管与直肠呈80°~90°肛管直肠角，保持直肠储存器的作用；③肛管是一前后裂缝，腹内压传到肛管直肠连接处，肛管有扑动瓣作用，阻止粪便下行；④耻骨直肠肌和内括约肌的协调作用和肛管直肠内层湿润黏着，使肛管闭合严密；⑥以肛门外括约肌、耻骨直肠肌为主的随意肌收缩对抗排便反射。有一种或几种因素受到破坏，降低肛门自制机能，则可能导致肛门控便功能降低，出现肛门失禁。

三、临床表现

（一）症状

肛门失禁主要表现为肛门不能随意控制排便和排气，粪便或气体从肛门溢出，内裤常被污染，肛门及会阴部常有粪便和黏液附着，并且潮湿、瘙痒、刺激肛门及会阴皮肤出现糜烂、疼痛。咳嗽、用力及下蹲时症状尤为明显，根据失禁严重程度不同，症状有差异。

完全性肛门失禁排便次数增多，肠蠕动时肛门即有粪便溢出，用力屏气或咳嗽时也可使粪便溢出，睡眠时粪便无知觉溢出肛门，污染内裤及衣被。肛门及会阴部潮湿、瘙痒、糜烂，皮肤常呈湿疹样改变。患者需要经常注意控制肛门，防止粪便外溢，但稍不注意，如横过马路、躲避车辆或劈腿牵拉肛门时粪便即会流出，因此，常常需要带护垫，防止污染内裤。

不完全性肛门失禁当粪便干结时可无症状，稀便或腹泻时则不能控制。

感觉性失禁不流出大量粪便，在粪便稀软或不成形时，在排便前有少量粪便溢出，污染内裤，腹泻时更为显著，常有黏液刺激皮肤，引起肛门瘙痒。

（二）体征

1. 肛门视诊　肛门部可见皮肤瘢痕、肛门沟槽样缺损或畸形，肛门及肛周有粪便污染或分泌物，皮肤潮湿、糜烂或溃疡，表皮脱落甚至湿疹样改变。用手向两侧牵开臀部可见肛门松弛、闭合不严或完全张开，可见肠腔及直肠黏膜，做排便动作时可见内痔或直肠黏膜下移、脱出、外翻、充血及糜烂。

2. 肛门指诊　指诊肛门松弛，肛管直肠空旷，阻力小或无阻力，收缩肛门时括约肌和肛管直肠环的收缩力减弱甚至完全消失，部分患者可触及挛缩的瘢痕组织。肛门指诊是诊断肛门失禁最简单、敏感的方法，可初步判断失禁的程度，肛门括约肌的收缩功能、松弛程度，有无直肠黏膜内脱垂、外翻等，其价值不次于仪器检查。

3. 肛门镜检查　可观察肛门和低位直肠黏膜色泽的状态，有无术后瘢痕、糜烂、溃疡、狭窄、肿瘤、瘘管、直肠黏膜脱垂或全层脱垂等。

（三）特殊检查

肛门失禁在症状和查体的基础上，能够做出初步诊断，在此基础上进一步评估失禁的情况，需要一些专科检查。肛门失禁常用的专科检查方式有肛管直肠压力测定、肌电图检查、排便造影、肛管直肠腔内超声检查等。

1. 肛管直肠测压　测压可评价肛门括约肌的功能，包括肛门内括约肌控制的静息压、肛门外括约肌随意收缩时的最大收缩压、直肠肛管抑制反射、直肠感觉功能、直肠顺应性等。在肛门失禁时肛管静息压和肛管最大收缩压均降低，括约肌功能长度缩短，直肠感觉膨胀，耐受容量减少，以及直肠肛管抑制反射减弱或消失等。肛门内括约肌损伤引起的肛门失禁，以肛管静息压降低、肛管高压带缩短、肛管直肠抑制反射减弱为主；肛门外括约肌损伤引起的肛门失禁则以肛管最大收缩压降低为主；神经病变或特发性肛门失禁，表现为肛管静息压和最大收缩压明显降低，肛管高压带缩短，直肠肛管抑制反射、直肠肛管收缩反射均减弱，直肠最大耐受容量降低；直肠炎性疾病引起的肛门失禁，表现为肛门括约肌功能正常，直肠感觉阈值、最大耐受容量及直肠顺应性明显降低。

2. 肌电图检查　肌电图检查可以反映盆底肌肉和肛门括约肌的电生理活动，了解神经和肌肉损伤的部位和程度。肌电图检查可采用直肠肌电和盆底肌电描记法，了解直肠平滑肌的电活动和盆底肌的电活动。肛门失禁患者收缩肛门及用力做排便动作时肌电活动均减弱。

3. 排便造影检查　排便造影是对排便时动态变化的记录，观察排便时盆底肌及肛门直肠周围肌肉的活动情况。肛门失禁可见肛管直肠角变钝或消失、会阴下降、直肠黏膜脱垂、直肠脱垂等形态，通过肛管直肠角的改变，评估耻骨直肠肌的功能状态和损伤程度，为括约肌的修补提供影像学依据。

4. 肛管直肠腔内超声检查　肛管直肠腔内超声检查可简洁快速了解肛门括约肌的解剖形态，可清晰显示肛门外括约肌、内括约肌、耻骨直肠肌、会阴体、直肠阴道隔等组织，显示损伤的部位及范围。

5. 盆腔 MRI 检查　MRI 可以评估整个盆底肌肉的情况，尤其对肛门括约肌的损伤有良好的显示作用，但诊断肛门内括约肌病变的准确性不如肛管直肠腔内超声检查，两者可以相互补充。

6. 生理盐水灌肠试验　患者检查时取坐位，导管插入直肠，以恒定的速度灌注温生理盐水 1 500 ml，记录漏液前的灌注量和最大灌注量，肛门失禁的患者两者均发生明显的下降。

7. 皮肤反射检查　检查咳嗽时肛门有无收缩反射。轻触肛门皮肤时反射收缩迟缓或消失，则需要做腰神经丛和骶丛神经的神经病学检查。

四、诊断与鉴别诊断

（一）诊断依据

通过对患者病史的询问、体格检查和必要的专科辅助检查，肛门失禁不难诊断，但采集病史时应了解失禁发生的时间、频率和失禁的程度。

1. 病史　肛门失禁患者往往有肛肠疾病手术史或外伤病史，或有脊髓损伤、中枢神经系统疾病的病史。

2. 症状　肛门不能控制气体、液体或粪便的排出。肛门不能控制随意排便发生的时间、频率、排出物的数量和性质（气体、液体、干便）对诊断肛门失禁和判定失禁程度有重要意义。

3. 体征　结合肛门视诊、指诊和肛门镜检查，肛周可见瘢痕、肛门缺损或畸形，有粪便或分泌物污染，肛周皮肤潮湿、糜烂或溃疡，表皮脱落甚至湿疹样改变。指诊肛门松弛，收缩力降低，肛门镜检查可见直肠黏膜充血、糜烂、脱垂或痔核脱出。

4. 辅助检查　可采用肛管直肠压力测定、肌电图检查、排便造影、肛管直肠腔内超声检查等评估失禁的范围和严重程度。

（二）鉴别诊断

严重肛门失禁诊断容易，由于部分患者以肛门潮湿、有分泌物、瘙痒等症状为主，没有特异性，故容易对症治疗，但可能忽略对这些症状的原发疾病的治疗，因此有必要加以鉴别。临床需与肛门失禁鉴别的几种常见疾病如下：

1. 直肠阴道瘘　肛周即会阴部常有粪便污染，当肛门括约肌功能正常，直肠阴道隔处可发现瘘口。

2. 肛瘘　部分肛瘘患者肛周有分泌物、潮湿甚至瘙痒，但多有肛周脓肿病史，肛周可见瘘口，肛门指诊可触及条索状物，肛门部松弛，必要时可做肛管直肠腔内超声检查鉴别。

3. 化脓性汗腺炎　化脓性汗腺炎是一种皮肤及皮下组织的慢性炎性疾病。其病变范围较广泛，呈弥漫性或结节状，局部常隆起，变硬，皮肤常有许多窦道溃口，伴有脓性分泌物，可潮湿、瘙痒。其鉴别要点是化脓性汗腺炎病变在皮肤和皮下组织，窦道不与直肠相通。病变区皮肤色素沉着。有特殊臭味。

4. 肛门皮肤病　包括原发性肛门瘙痒症、肛周湿疹、肛周神经性皮炎等，以肛周瘙痒为主，范围可扩展到会阴部，可有渗出、糜烂、结痂、脱屑或皮肤皱褶增厚、苔藓样改变，但没有排气或排便不受控制的病史，肛门括约肌收缩有力。

（三）分类

肛门失禁根据不同的标准，有不同的分类方法，常用的分类方法如下。

1. 根据是否损伤肛门括约肌及其严重程度分类

（1）完全失禁：肛门括约肌损伤严重，指诊肛门松弛，无收缩力或仅有轻微收缩。肛门常张开呈圆形，即洞状肛门，可见肛门缺损、畸形，直肠内容物经肛门流出，不能控制干便、稀便和气体。

（2）不完全失禁：肛门括约肌损伤不严重，肛门闭合不严，括约肌收缩力减弱。能控制干便，但不能控制稀便和气体。

（3）感觉性失禁：肛门括约肌和肛管直肠环无损伤。肛管皮肤显著减少或无皮肤，由黏膜覆盖肛管，或可见直肠黏膜外翻，轻度不能控制排便，有少量的稀便、黏液和气体排出。感觉性失禁是因肛管皮肤缺损或肛管排便感受器损伤引起的失禁，而肛门括约肌和耻骨直肠肌无损伤，特点是在无感觉的情况下排出稀便。

神经系统损伤引起的肛门失禁，肛管直肠环完整，但肛门收缩力减弱或消失。损伤引起的肛门失禁，肛门部可见瘢痕；或括约肌未受损伤，但被瘢痕包绕，造成肛门括约肌收缩不良；或因瘢痕挛缩固定，括约肌不能收缩，影响肛门闭合。肛管直肠环损伤，可摸到断裂或粘连的瘢痕。

2. 根据失禁发生的频率进行分类

（1）轻度失禁：稀便或液体粪便，偶尔污染内裤，常因腹泻引起。发生频率低，每月不超过 1 次。

（2）中度失禁：不能控制稀便和气体，粪便溢出常常污染内裤。发生频率较高，每周至少发生 1 次。

（3）重度失禁：每日均有失禁，影响正常生活，需要采用护垫。发生频率高。

3. 根据临床症状的严重程度进行分级

（1）轻度粪污：偶有液体大便排出。

（2）粪污：有正常排便，在间隔期间有液体大便和少量固体大便排出。

（3）部分失禁：平时有较多粪污，偶有大便不能完全控制。

（4）完全失禁：粪便随时都会排出，不能区别大便性状，完全无意志控制能力。

五、治疗

肛门失禁应首先强调非手术治疗，包括饮食调节、药物治疗、针灸和生物反馈治疗等。在评估及治疗肛门失禁前，应先治疗潜在的全身疾病或胃肠功能异常；如果症状持续存在，再采用进一步的检查；如果确定存在肛门括约肌或盆底损伤，及时采取手术是必要的，以尽可能恢复正常的解剖结构。神经功能障碍性失禁，可采用中药、针灸、按摩、电刺激、生物反馈治疗等保守治疗；括约肌损伤或严重功能障碍，可采用肛门括约肌的重建、修补、肛门成形等手术治疗。

（一）内治法

内治法主要是通过口服药物使粪便成形，对于不完全性失禁及失禁程度较轻的患者有效。

1. 饮食调整　通过胃结肠反射及饮食和药物，提前排空粪便，保持直肠空虚，避免粪便溢出。早上进餐后或晚上睡觉前通过栓剂、灌肠排空粪便，使白天及睡觉后不出现肛门失禁。同时，要避免摄入容易产生稀便或腹泻，以及增加胃肠道蠕动的食物，增加纤维摄入可增加粪便体积和密度，使粪便结成大团，使每天有 1 ~2 次成形粪便排出。这种方法的理论基础是成形粪便比液体粪便更容易控制。

2. 中医辨证论治

（1）气虚下陷型：年老体弱，懒言少语，神疲乏力，便次频数，肛门重坠，舌质淡，苔薄白，脉细无力。

治疗原则：补中益气，升阳举陷，收敛固脱。

方药：补中益气汤合真人养脏汤加减。

（2）脾阳亏虚型：腹胀食少，腹痛喜按，四肢畏寒，大便稀溏，舌质淡，苔白，脉细无力。

治疗原则：温中健脾。

方药：理中汤合四君子汤加减。

（3）脾肾双亏型：表现直肠滑脱不收，肛门有下坠感，兼见头晕，耳鸣，神疲困倦，动辄气促，腰膝酸软无力，夜晚尿频，大便溏泻，舌淡，脉沉弱。

治疗原则：温补脾肾，收敛止泻。

方药：六柱饮加减。

（4）湿热下注型：腹胀腹痛，暴注下泻，里急后重，排便不爽，肛门灼热，身热口渴，尿短黄，舌红苔黄腻，脉滑数。

治疗原则：清热除湿，缓急止痛。

方药：芍药甘草汤合萆薢渗湿汤加减。

3. *西药治疗*　对于长期排稀便或腹泻的患者，止泻药能改变大便次数多和急迫的症状，对患者具有重要意义。洛哌丁胺和地芬诺酯是最常用的止泻药，洛哌丁胺可延长肠内容物的传输时间，刺激肛门括约肌的功能。

（二）外治法

1. *针灸按摩*　主穴：提肛、长强穴；配穴：肾腧、命门、腰腧、百会、足三里、三阴交、关元、承山；补法：加艾炷灸，或配合电针；也可自我按摩上述穴位，并配合臀大肌按摩和提肛锻炼。通过提肛，可增强肛周随意肌的强度，改善肛门功能。

2. *理疗*　可采用电刺激的方法，以电极间隙或连续性刺激肛门括约肌和盆底肌肉，引起肌肉有规律地收缩，可逐步增强肌肉的紧张力和收缩功能。此外，红外线照射、频谱仪及超声治疗，在促进肛周血液循环的同时也能增强肌肉的收缩功能，并且对肛周皮炎、湿疹样改变有治疗效果。

3. *熏洗坐浴*　可采用苦参汤或硝矾洗剂熏洗坐浴，清热祛湿、消肿止痛、收敛止痒。先熏后洗，并在坐浴时反复练习提肛，训练肛门括约肌的收缩力。

4. *盆底生物反馈治疗*　盆底生物反馈治疗是一种有效的治疗方法，通过激励患者并使之行动而起作用。训练可分为 3 个阶段：第一阶段提高肌肉张力，采用 Kegel 法训练；第二阶段训练患者肛门自主收缩时括约肌与直肠的协调性，采用生物反馈触发电刺激训练法，以患者能耐受为限度，通常刺激强度为 8 ~ 20 mA，刺激时间为 20 分钟，频率为 5 ~ 10 Hz；第三阶段以引起直肠扩张感的容量阈值扩张直肠，只要直肠扩张，肛门外括约肌就反射性收缩，防止大便失禁。据报道，生物反馈治疗对 63% ~ 90% 的患者有效，是治疗肛门失禁的理想方法，但治疗耗时，疗程较长。

（三）手术治疗

手术是治疗肛门失禁的主要手段，其原则是在明确病因的基础上进行手术，其目的是恢复直肠、肛管、括约肌和肛管皮肤的正常解剖和生理状态，将直肠恢复成大而能扩张的容器，重建肛管和直肠的角度，修补括约肌，移植肛管皮肤或肛周皮肤，修补盆底。

在肛门前方或两侧切断括约肌时，直肠容量未明显受影响，直肠和肛管的角度未发生变化，可仅作括约肌修补术，修补时，将括约肌端对端缝合。肛门后方损伤造成的肛门失禁，常伴有肛管直肠环损伤，直肠容量和肛管直肠角度发生改变，损伤的轻重依切开的深浅和长度不同。手术应重建肛管和直肠的角度，恢复直肠的容器作用；感觉性失禁应做皮肤移植。

1. 肛门直肠括约肌修补术

（1）肛门括约肌修补术：手术的目的是将损伤后分离的括约肌断端与瘢痕组织分离后重新缝合在一起，缩小肛门直径，增加肛管长度，主要适用于肛门括约肌的损伤，包括括约肌端端缝合术和环切横缝术两种方式。

端端缝合术适用于肛门括约肌损伤或部分肛管直肠环损伤导致的肛门失禁，但肛门括约肌的收缩功能尚可，有功能部分超过 1/2 肛周；对于肛门括约肌萎缩或纤维化明显，以及外伤后切口感染者慎用。通过肛门指诊或肛周超声检查确定括约肌断端的位置后，在肛门括约肌外以瘢痕为中心作弧形切口，将皮下组织连同瘢痕游离，暴露肛门括约肌，寻找断端，将括约肌断端从瘢痕组织游离，采用重叠褥式缝合肛门括约肌断端，肛门大小以能容纳食指（约 1.5 cm）为宜，最后间断缝合皮肤和皮下切口。由于肛门内括约肌松弛可影响肛门外括约肌的随意抑制反射，单独修补肛门外括约肌不能完全恢复肛门的自制功能，因此，手术在修补肛门外括约肌的同时，应尽量修补肛门内括约肌，恢复肛门内括约肌和肛门外括约肌的交互反射作用。

环切横缝术适用于肛管瘢痕较小、肛管直肠环部分损伤导致的不完全性失禁。操作时在瘢痕外侧做“>”或弧形切口，切口深度与瘢痕沟等深，将皮瓣游离至齿线附近，暴露瘢痕沟及缺损的肛门括约肌；牵拉切口呈“—”字形，使切口与原切口垂直，于基底部横行缝合深部组织及部分括约肌 2 ~ 3 针，闭合沟状缺损；将皮瓣修剪后横行缝合。

（2）肛门括约肌折叠术：适用于肛门松弛而括约肌完整引起的肛门失禁，方法包括肛门前侧括约肌折叠术、后侧括约肌折叠术和经阴道括约肌折叠术。

前侧括约肌折叠术是最常用的方法，目的是关闭肛管前三角，缩小肛门。操作时在肛门前方距肛缘 1 ~ 2 cm 处围绕肛门做“>”或弧形切口，游离皮瓣，暴露肛门内括约肌、肛门外括约肌浅部，显示肛管前三角；丝线间断缝合肛门外括约肌浅部和肛门内括约肌，闭合肛管前三角，缩紧肛门；适当修剪皮瓣后缝合切口。

后侧括约肌折叠术与前侧括约肌折叠术相似，其目的也是关闭肛管后三角，缩小肛门，其操作方法与前侧括约肌折叠术相似，不同的是前侧括约肌折叠术在缩小肛门的同时可使肛管下段后移缩小肛管直肠角，后侧括约肌折叠术可通过分离括约肌间隙到达直肠后间隙，通过折叠缝合耻骨直肠肌使直肠下段和肛管上段前移，缩小肛管直肠角。

2. *盆底修补术* 通过折叠缝合肛提肌和耻骨直肠肌，缩小肛管直肠角，增加肛管长度，达到恢复肛门自制功能的目的，如合并有肛门括约肌的损伤可同时修补。

（1）经阴道前方盆底修补术：主要适用于陈旧性Ⅲ度会阴撕裂导致的肛门不完全性失禁。在阴道后壁做“人”字形或弧形切口，切口两端超过括约肌断端处，肛门收缩时可见括约肌断端在皮肤处显示凹陷；将阴道黏膜向下游离到与皮肤交界处，并向下翻转，显示括约肌断端；继续分离直肠阴道隔，显示肛提肌断端；分层缝合肛门括约肌、耻骨直肠肌和肛提肌，紧缩肛门；最后修剪阴道黏膜瓣并作间断缝合。

（2）肛管后方盆底修补术：主要适用于自发性肛门失禁、扩张术引起的肛门失禁和肛管直肠脱垂伴发的肛门失禁，通过折叠缝合后侧肛提肌和耻骨直肠肌，缩小肛管直肠角，增加肛管长度。手术入路与后侧括约肌折叠术相同，显示肛管后三角后继续分离直肠后间隙，并显露直肠后壁及两侧约 2/3 的肠壁，将两侧肛提肌间断缝合，缩小肛提肌缺损；同时，折叠并缝合耻骨直肠肌，使肌肉缩短，肛管直肠角前移；间断缝合肛提肌，关闭肛管后三角。

3. *皮肤移植肛门成形术* 适用于肛管皮肤缺损及黏膜外翻引起的感觉性肛门失禁，修补时将外翻的直肠黏膜切除，将带蒂的皮瓣推进移植在肛管内，恢复肛管的感觉功能。常用的方法有 S 形皮瓣移植肛管成形术、V－Y 皮瓣移植肛管成形术。

（1）S 形皮瓣移植肛管成形术：适用于肛门皮肤完全缺损及黏膜外翻导致的感觉性肛门失禁。操作时从皮肤与黏膜的交界处切开，将黏膜向头侧游离至肛内约 1 cm 齿线水平处切断，分离瘢痕组织，必要时切除部分瘢痕组织，显露肛门内括约肌；以肛门为中心做 S 形切口，游离全层皮瓣，皮瓣在肛门两侧相对；然后将皮瓣一侧牵向肛管前方，一侧牵向肛管后方，向肛内推移，与直肠黏膜间断缝合；皮瓣向肛内推移后，边缘在肛门前后中线处对合，间断缝合皮瓣连接处；S 形皮瓣外侧可完全缝合或部分开放。

（2）V－Y 皮瓣移植肛管成形术：适用于肛管皮肤缺损相对较少的不完全性失禁。操作时在肛缘做 V 形全层皮瓣，切除部分直肠黏膜后将皮瓣向肛内推移，与直肠黏膜缝合，最后缝合皮瓣边缘，使 V 形切口成为 Y 形切口。

六、曹吉勋诊治经验

肛门失禁是肛肠科一个发病率较低的疾病，尽管原因很多，但肛肠疾病的手术和外伤仍然是最主要的原因。在肛门失禁的患者中，临床以不完全性失禁多见，主要表现为对稀便、气体控制不佳，而完全性肛门失禁相对较少。对于肛门失禁的治疗，曹老认为要重视以下几点。

一是在肛肠疾病的手术治疗中，应当把预防肛门失禁放在首位。肛门失禁是肛肠疾病手术最严重的并发症，尤其是肛瘘和肛周脓肿手术有关，因此，术中重视对肛门功能的保护是避免肛门失禁的重要方法。对于有较多的原发瘘管穿过肛门括约肌时，手术应重视对肛门括约肌的保留，避免括约肌切断过多。结构与功能具有一致性，保留肛门括约肌就是保护肛门功能。目前对于高位肛瘘的括约肌保留术已取得了较大的进展，应进一步在临床推广应用，同时提高治愈率。对于括约肌保留术失败的高位肛瘘患者，可采用中医传统挂线疗法，减轻对肛门功能的损伤。同时也需要进一步深刻认识挂线疗法的不足之处，尤其是在肛门功能保护方面，不至于发生完全性肛门失禁，但部分患者肛门控便功能下降也是不可避免的。因此，在确保挂线疗法治愈率的同时，如何进一步减轻挂线疗法对肛门功能保护不够充分这一不足之处，仍需要进一步探索。进一步提高对括约肌保留术治疗肛瘘的认识。目前肛瘘的括约肌保留术主要为全括约肌保留术和外括约肌保留术两大类，对内括约肌的保留重视不够充分，内括约肌损伤导致肛管压力降低也是肛门失禁的重要原因。各种括约肌保留术都有其优势和不足，临床中绝大部分内括约肌和外括约肌保留，或者部分内括约肌和外括约肌切断是括约肌保留术的一个发展方向，在治愈肛瘘的同时又能较好保护肛门功能。重视肛周脓肿手术对肛门括约肌的保护。肛周脓肿和肛瘘是两个相关度极大的肛肠疾病，但治疗存在较大的差别。对于原发瘘管穿过肛门括约肌较多的肛周脓肿，是同时处理原发瘘管还是分次手术，是以控制感染还是不遗留肛瘘为目标，一直都存在争议。从保护肛门功能，避免肛门失禁的角度出发，分次手术，或者形成肛瘘后采用括约肌保留术对避免肛门失禁更有意义。此外，部分肛周脓肿患者感染严重，肛门括约肌水肿，操作过程中容易断裂，采用切开引流这种限制性手术更能保护肛门括约肌，避免肛门失禁。

二是在肛门失禁的治疗中，应该把手术治疗与非手术治疗结合。尽可能通过手术恢复肛门及盆底的正常解剖结构。肛门失禁患者常常有肛门缺损、畸形等形态结构的改变，手术的目的就是尽可能恢复正常的形态结构，通过形态结构的恢复达到肛门功能恢复的目的。对于存在肛门缺损、畸形的患者，应首先采用手术治疗。重视非手术治疗。在手术治疗恢复肛门及盆底形态结构后，部分患者仍存在不同程度的肛门失禁，可通过生物反馈治疗、针灸治疗，提高直肠的感觉灵敏度和肛门括约肌的收缩能力。同时，可通过药物治疗，使粪便成形，避免稀便导致肛门失禁，或通过开塞露、灌肠等方式排空直肠内粪便，避免直肠排空障碍导致肛门失禁。此外，对于部分肛门失禁不严重的患者，手术治疗对改善肛门失禁存在不确定性，也可先采用非手术治疗，如确实疗效不佳再采用手术治疗。

三是在手术及相关的治疗中，应注意细节问题。手术的成败不仅与操作有关，更是围手术期综合处理的结果。对于肛门失禁的手术治疗，部位有一定的特殊性，围术期的处理需要重视。肛门直肠难以保持无菌，但肛门失禁手术操作是清洁切口，因此，术前肠道准备和术后控制排便是必要。一旦切口发生感染，手术成功的概率显著降低。在不影响手术操作的前提下，应尽量使切口远离肛门。关于括约肌瘢痕处理的问题。肛门括约肌损伤后瘢痕会愈合，同时将括约肌固定，避免括约肌过度回缩，在一定程度上起到了保护肛门功能的作用。肛门失禁手术治疗涉及括约肌时，是否需要去除无收缩功能的瘢痕一直存在争议。事实上，去除瘢痕重叠缝合时肌肉容易撕裂、回缩，增加操作的困难，因此，不过度去除瘢痕是必要的，也是括约肌重建能够成功的必要保证。重视括约肌重建及盆底修补可能带来排便不畅的问题。部分患者存在盆底功能障碍的问题，肛门失禁与排便困难可能同时存在，肛门失禁减轻了粪便排出的阻力，在行肛门括约肌修补或盆底修补后，排便阻力增加可能出现排便不畅。因此，在肛门失禁手术中，括约肌重建及盆底修补时需注意肛门大小和直肠容量的问题。

第十九章

肛门皮肤病

第一节　肛周湿疹

一、概述

肛周湿疹是一种局限于肛门周围皮肤，少数可累及会阴部的过敏性皮肤病，以瘙痒难忍、分泌物渗出、皮疹呈多形性、易复发为主要特点。任何年龄均可发病。在中医学中，本病属于肾囊风、风湿疡、顽湿的范畴，又称痤癣。

二、病因病理

（一）中医学认识

中国医学认为，肛周湿疹由湿热下注，血虚夹风所致，多因脏毒浊气下降，风热湿邪侵袭，尿粪浸蚀，虫扰或因饮食失节，脾失健运，内蕴湿热而发作。《医宗金鉴·外科心法要诀》中记载："此证初如粟米，而痒兼痛，破流黄水，浸淫成片，随处可生。由脾胃湿热，外受风邪，相搏而成。"如风盛则瘙痒不止，湿则糜烂流水，风湿互结，发为风湿疡。如日久湿邪凝滞，耗伤阴血，肌肤失养，则见皮厚如革，干枯皲裂，发为顽湿。总之，急性湿疹多因风湿热客于肌肤所致，慢性湿疹，则多为血虚风燥或脾虚所致。

（二）西医学的认识

湿疹的发病原因很复杂，有外在因素与内在因素的相互作用，常是多方面的。外在因素如生活环境、气候条件等均可影响湿疹的发生。外在刺激如紫外线、寒冷、炎热、干燥、多汗、搔抓、摩擦及各种动物皮毛、植物、化学物质等，有些日常生活用品如化妆品、肥皂、人造纤维等均可诱发湿疹。某些食物也可使某些人湿疹加重。内在因素如慢性消化系统疾病、胃肠道功能障碍、精神紧张、失眠、过度疲劳等精神改变，感染病灶、新陈代谢障碍和内分泌功能失调等，均可产生或加重湿疹。

从发病机制上来看，湿疹主要是由复杂的内外激发因子引起的一种迟发型变态反应。但其病因与变应原的性质、免疫反应的特点及与 IgE 介导的迟发反应是否相关，尚未完全阐明。患者可能具有一定的体质，后者受遗传因素支配，故在特定的人中发生，但又受健康情况及环境等条件的影响，例如患者有时不能耐受生活和工作环境中的许多无害刺激，如某些食物可使湿疹加重。患者的敏感性很强，斑贴试验时可对许多物质发生阳性反应；除去某些致敏因子，湿疹病变不会很快消失；但有的患者可通过加强锻炼、改变环境等使机体的反应性发生变化，再接触以往诱发湿疹的各种刺激可不再发生湿疹。这些都说明其发病机制的复杂性。

三、临床表现

局限于肛门周围皮肤，少数可累及会阴部，奇痒难忍，常潮湿，皮肤浸润肥厚，可发生皲裂。急性期皮疹为多数密集的粟粒大的小丘疹、丘疱疹或小水疱，基底潮红。由于搔抓，皮损可呈明显点状渗出及小糜烂面，病变中心往往较重，而逐渐向周围蔓延，外周又有散在丘疹、丘疱疹，故边界不清。当合并有感染时，则炎症可更明显，并形成脓疱，脓液渗出或结黄绿色或污褐色痂。还可合并毛囊炎、疖、局部淋巴结炎等。

当急性湿疹炎症减轻之后，或急性期未及时适当处理，拖延时间较久而发生亚急性湿疹时，皮损以小丘疹、鳞屑和结痂为主，仅有少数丘疱疹或小水疱及糜烂，也可有轻度浸润，自觉仍有剧烈瘙痒。

慢性肛周湿疹可由急性、亚急性湿疹反复发作不愈演变而成，也可开始即呈现慢性炎症。患处皮肤浸润增厚，变成暗红色及色素沉着，表面粗糙，覆以少许糠秕样鳞屑，或因抓破而结痂，个别有不同程度的苔藓样变，具有局限性，边缘也较清楚，外周也可有丘疹、丘疱疹散在，当急性发作时可有明显渗液。自觉症状也有明显瘙痒，常呈阵发性。因皮肤失去正常弹性加上摩擦较多，可产生皲裂而致皮损部有疼痛感。本病病程不定，易复发，经久不愈。

四、诊断与鉴别诊断

（一）诊断依据

主要通过临床表现、病史、局部皮损进行诊断。

（二）鉴别诊断

本病主要与接触性皮炎及神经性皮炎相鉴别。

1. 接触性皮炎　特点是皮肤黏膜接触外源性物质后，接触部位发生境界清楚的皮损，轻者局部出现淡红色至鲜红色水肿性红斑，较重者红斑肿胀明显，并有许多丘疹及水疱，炎症剧烈时可发生大疱、糜烂、渗出及结痂，甚者可有表皮松解、坏死。若皮炎发生在眼睑、唇部或阴囊、包皮等组织疏松部位，则肿胀明显，皮肤光亮，纹理消失。自觉症状多为局部瘙痒和灼热感，或者胀痛感，严重的患者可以伴有发热、畏寒等全身症状。

2. 神经性皮炎　好发于颈部、双肘和骶尾部，初发时局部有阵发性瘙痒，经反复搔抓后，患处出现成群粟粒至米粒大小圆形或多角形扁平丘疹，日久皮疹逐渐融合，形成皮纹加深、皮脊增高的斑片，表面肥厚粗糙，似皮革状。神经性皮炎多为局限性，若皮疹泛发全身，则称为播散性神经性皮炎。好发于中青年，自觉阵发性剧烈瘙痒，夜间尤甚，常不同程度地影响睡眠和工作，病情迁延不愈。

五、治疗

尽可能寻找病因，故需对患者的工作环境、生活习惯、饮食、嗜好及思想情绪等作深入的了解，并对全身情况进行全面检查，检查有无慢性病灶及内脏器官疾病，以去除可能的致病因素。避免各种外界刺激，如热水烫洗、暴力搔抓、过度洗拭及其他敏感物质如皮毛制品等。避免易致敏和有刺激的食物，如鱼、虾、浓茶、咖啡、酒类等。对患者详细交代防护要点，指导用药，使患者与医务人员配合，充分发挥患者的主观能动性。

（一）内治法

1. 中医辨证论治

（1）急性期（风疡）：肛周皮肤潮红，有红色丘疹、渗液、糜烂、结痂，明显瘙痒或痒痛，舌苔薄白或白腻，脉弦滑数者，证属湿热下注。

治法：清热利湿，凉血疏风。

方药：湿重于热者，宜用除湿胃苓汤加减；热重于湿者，宜用龙胆泻肝汤加减。

（2）慢性期（顽湿）：肛周皮肤变厚，色紫暗，表皮剥脱或有皲裂；瘙痒难或痒痛交替发作，心烦失眠，舌苔白，脉沉细或沉弦者，证属血虚生风，湿热凝聚。

治法：养血疏风，健脾利湿。

方药：制首乌 24 g，白术 10 g，车前草 15 g，泽泻 10 g，白鲜皮 10 g，桃仁 10 g，花粉 10 g，当归 10 g，蝉蜕 10 g，僵蚕 10 g，防风 10 g。如脾虚，食欲减退，便溏、身软无力者，用参苓白术散加减，以健脾化湿。

（二）西药

西药可选用抗组胺类药物以镇静止痒。发生急性或亚急性泛发性湿疹时，可静脉滴注 5% 溴化钙、10% 葡萄糖酸钙、10% 硫代硫酸钠溶液或复方甘草酸甘注射液，每日 1 次，10 次为一疗程。对有广泛感染者配合应用有效的抗生素治疗。此外，维生素 B 族、维生素 C 及调整神经功能的药物也有帮助。

口服或注射糖皮质激素一般不宜使用，激素虽对消炎、止痒及减少渗出的作用较快，但停用后很快复发，长期应用易引起许多不良反应。

（三）外治法

根据皮损情况选用适当剂型和药物。急性湿疹无渗出时可用薄荷炉甘石洗剂，渗液较多时选用生理盐水、1% ~3% 硼酸溶液湿敷。伴有感染时可用生理盐水 100 ml 加庆大霉素 32 万 U 湿敷，每日多次，渗出减少后可选用皮质类固醇霜剂和湿敷交替使用。亚急性湿疹仍可用上述溶液湿敷或外搽锌氧油、煤焦油糊剂，亦可使用糖皮质激素霜剂。慢性湿疹常选用糖皮质激素霜剂如地塞米松霜、倍他米松霜；而强效的 0.1% 糠酸莫米松乳膏和 0.05% 卤米松乳膏具有很好的效果且副作用小。局限性肥厚性损害可用 2.5% 醋酸泼尼松龙混悬液或 1% 曲安奈德混悬液 0.5 ~1 ml 皮损内注射、每周 1 次，4 ~6 次为一疗程。他克莫司软膏对肥厚、浸润型湿疹有良好治疗效果，成人可用 0.1% 浓度，儿童可用 0.03% 浓度。

（四）手术治疗

内服药物及外用药物无效或效果不佳时可选用外科手术（如肛周封闭术、肛周任意皮瓣游离成形术）治疗。

六、曹吉勋诊治经验

曹老认为，肛门湿疹首先要明确病因，排除是否由肛管疾病引起，如果是肛管疾病引起，需要在治疗湿疹的同时处理肛管疾病。

第二节 肛门尖锐湿疣

一、概述

肛门尖锐湿疣（CA），又称肛门生殖器疣、性病疣，是由人乳头瘤病毒（HPV）引起的性传播疾病。好发于青壮年，主要通过性接触传播，也可通过非性接触传播。常见的引起肛门尖锐湿疣 HPV 有 30 多种类型，90% 以上的尖锐湿疣是由 HPV6 型及 HPV11 型引起。HPV 侵入肛周皮肤及直肠黏膜后，在侵入部位引起增生性病变，早期表现为小丘疹，后期呈乳头状、菜花状、花冠状损害。本病尚无特效疗法，有复发趋势，与癌症有一定关系。

尖锐湿疣在中医学中属于“瘙瘊”“臊疣”的范畴。

二、病因病理

（一）中医学的认识

其病名首见于《灵枢经脉第十》：“手太阳之别……实则节弛肘废；虚则生疣，小者如指痂疥。”隋朝巢元方《诸病源候论》认为，疣是“风邪博于肌肉而变生也”，病因是风邪客于肌肉所致。《外科证治全书》指出：“疣初起如豆，如花之蕊……系肝虚血燥，治以滋水以生肝血，润风燥以荣筋，归芍地黄加牛膝、川芎主之。”《薛氏医案》曰：“疣属肝胆少阳经，风热血燥，或怒动肝火，或肝客淫气所致。”以上说法指出了疣的病位主要责之于肝，病因主要为风热湿毒下聚，并提出了具体治疗方法。

（二）西医学认识

人体是人乳头瘤病毒的唯一宿主，该病毒是已知的最小的 DNA 病毒，只能在人体活体组织细胞内以复制的形式生长繁殖，不能在体外繁殖，也无法在其他动植物体内生长繁殖。目前 HPV 分为 100 多种亚型，与尖锐湿疣相关的有 34 种，主要相关的有 15 个，其中最常见的为 6、11、16、18 型。HPV 主要感染上皮组织，引起疣状增生。现在有相当多的证据证明，HPV 具有致癌性，宫颈癌的发生与其有密切关系。

尖锐湿疣的病理表现为表皮乳头瘤样增生，角质层轻度增厚伴角化不全，棘层上方及颗粒层出现空泡化细胞，也称凹空细胞，这是本病的特征性表现。真皮层可见毛细血管及淋巴管扩张，周围大量慢性炎症性细胞浸润。

三、临床表现

尖锐湿疣潜伏期一般为 1 ~ 8 个月，平均为 3 个月，80% 以上患者为 20 ~ 40 岁。肛门尖锐湿疣多见于肛周、肛管、直肠。尤以同性恋男性患者多见，偶见于腋窝、脐窝、脚趾间、口腔、乳房等部位。

典型尖锐湿疣初期皮损表现为单个或散在分布的淡红、暗红色小丘疹，质软，而后丘疹逐步增多，范围变广，向外蔓延，疣体增生呈乳头状、菜花状、鸡冠状或蕈样型；疣体表面潮湿，呈白色、淡红色或污灰色。患处潮湿、瘙痒、异物感及性交疼痛；若疣体继续增大，可因局部摩擦而出现糜烂、渗液、破溃乃至感染。直肠内尖锐湿疣者常有肛门下坠，便时肿脱出及便不尽感。妊娠期妇女病情发展较快，疣体生长多而快，治疗较为困难且易复发。少数患者因疣体生长过快而形成巨大型尖锐湿疣，呈疣状或菜花状，可伴有感染、坏死，外形类似肿瘤，组织病理学可鉴别。

HPV 亚临床感染及潜伏感染者常无不适症状，肉眼也无疣体可见，仅实验室检查有 HPV 感染，醋酸白试验及配合放大镜或阴道镜检查可提高检出率。

尖锐湿疣的检测方法主要有以下几种方式。

1. 醋酸白试验　用棉签将 5% 醋酸溶液涂于皮损上，5 分钟后观察可发现 HPV 感染部位出现均匀一致的白色改变，界限清楚，该方法特异性不高。

2. 细胞学检查　用宫颈或阴道疣体组织涂片，巴氏染色，可见空泡化细胞及角化不良细胞同时存在，有诊断价值。

3. 组织病理学检查　典型表现为表皮乳头瘤样增生伴角化不全，棘层肥厚和颗粒层、棘层上部色染，核周围有透亮的晕（凹空细胞），胞质着色淡，为特征性改变；真皮浅层毛细血管扩张，周围常有炎性细胞浸润。

4. 聚合酶链式反应（PCR）　聚合酶链式反应（PCR）是一种有效检测 HPV 的方法，敏感性高，方法简单快捷，临床使用广泛。

另外还有免疫学检查及核酸杂交试验，前者因敏感性不高，后者因操作复杂，检查条件要求较高而应用率不高。

四、诊断与鉴别诊断

（一）诊断依据

尖锐湿疣主要依据病史（性接触史、配偶感染史或间接接触史等）、典型临床表现和实验室检查结果（醋酸白试验、组织病理学检查）进行诊断。

（二）鉴别诊断

肛门尖锐湿疣应和生殖器部位的其他皮肤病、增生性性病及生理性变异疾病相鉴别。

1. 肛门扁平湿疣　肛门扁平湿疣是二期梅毒的典型表现，主要表现为肛周部位的扁平状丘疹性损害，色红，表面糜烂、潮湿，渗出物呈灰白色。镜检可见大量梅毒螺旋体，快速血浆反应素环状卡片试验（RPR 试验）、梅毒螺旋体血凝试验（TPHA）阳性。

2. 肛管直肠鳞状细胞癌　多见于肛瘘反复发作，局部长期炎症刺激者及年老者，组织增生明显，呈浸润性生长，向内发展，易感染、破溃。病理学检查细胞异型性增生明显，部分可见角化珠，无尖锐湿疣的空泡化细胞。

3. 肛周皮脂腺增生　表现为肛周群集生长的针尖大小的淡黄色小丘疹，醋酸白试验阴性，组织病理学检查可见成熟的皮脂腺组织。

4. 阴茎珍珠状丘疹　发生在男性龟头冠状沟边缘的针尖大小成行排列的淡红色、淡黄色或白色的互不融合的小丘疹，患者常无自觉症状，是一种生理性改变，醋酸白试验阴性。

5. 假性湿疣　又叫绒毛状小阴唇，发生在成年女性小阴唇内侧及阴道前庭，表现为群集生长的鱼子样丘疹，湿润、柔软，为正常生理性变异，醋酸白试验阴性。

该病还需同鲍恩样丘疹病、阴茎系带旁腺增生、传染性软疣、大汗腺痒疹、汗管瘤等相鉴别。

五、治疗

肛门尖锐湿疣的治疗原则为：去除疣体、消灭病毒、提高免疫、减少复发。肛门尖锐湿疣的治疗方式多种多样，主要分药物治疗、物理治疗及手术治疗三大类。在治疗方案的选择上，疣体较小或疣体数目少者，可用局部药物治疗；

疣体较大或数目较多者，多用物理方式治疗；无论局部药物治疗还是物理治疗，均应辅助免疫治疗，以减少复发。

（一）内治法

1. 中医辨证论治　尖锐湿疣主要由疫毒湿热邪气下注所致。尖锐湿疣以全身辨证为主，局部辨证为辅。辨证以全身症状、疣体的性状、舌象与脉象为主要依据。临床常将尖锐湿疣分为湿毒下注证、正虚毒蕴证二型。

（1）湿毒下注证。

证候：外生殖器或肛门等处出现疣状赘生物，灰色、褐色或淡红色，质软，表面秽浊潮湿，触之易于出血，气味恶臭；小便黄；舌苔黄腻，脉滑或弦数。

治法：清热解毒利湿化浊。

主方：萆薢化毒汤（《疡科心得集》）加减。

（2）正虚毒蕴证。

证候：外生殖器或肛门等处出现疣状赘生物，反复发作，难以根治，体弱肢体倦怠，大便溏，声音低弱，小便清长，或女性白带多清稀；舌苔白，舌淡胖，脉细弱。

治法：健脾扶正，化湿解毒。

主方：参苓白术散（《太平惠民和剂局方》）加减。

2. 中成药　根据不同的证型选用不同的中成药。湿毒下注证，予以清热解毒利湿，可选用三妙丸、四妙丸。正虚毒蕴证应健脾扶正，化湿解毒，可选用四妙丸合用资生丸或参苓白术丸。

3. 西药　主要为口服类的免疫调节剂，主要起辅助治疗作用，如左旋咪唑、转移因子胶囊等；另外还应服用减少该类药物及其他治疗副作用的相关药物。

（二）外治法

1. 熏洗法　选用虎杖、大黄、板蓝根、山豆根、龙胆草、香附各 30 g；或用白矾、皂矾各 120 g，侧柏叶、生薏苡仁、儿茶各 20 g。煎水趁热熏，待温度适宜洗浴疣体，每日 1 ~ 2 次。

2. 其他

点涂法：用中药鸦胆子仁捣烂外敷或用鸦胆子油点涂疣体包扎，3 ~ 5 天换药一次，注意保护正常皮肤，适用于小疣体。

火针：局麻下用火针从疣体顶部直刺至基底部，视疣体大小每个疣体 1 ~3 次至脱落。

注射：用 1∶1 氟尿嘧啶注射液直接注射于疣体，使疣体硬化坏死脱落。

3. 敷药法

（1）5% 足叶草毒素酊：先用凡士林或抗生素乳膏涂于疣体周围正常皮肤，再用无菌棉签蘸取 5% 足叶草毒素酊涂于疣体表面。2 次/日，3 日为一个疗程，间隔 4 日，若仍有少许残留疣体，可再使用 1 个疗程。本品有致畸作用，孕妇禁用。

（2）5% 咪喹莫特霜：每周 3 次，每次用药后 6 ~10 小时洗去，连用 16 周，该药疗效可，副作用较小，患者可自行涂药。

（3）50% 三氯醋酸溶液：直接涂于疣体上，1 次/日，用 1 ~2 次，若需重复用药需间隔 1 周。使用时注意保护正常组织黏膜。

（4）5% 氟尿嘧啶乳膏：通过抑制 DNA 及 RNA 的合成达到治疗目的，同时有免疫刺激作用，涂于患处，1 ~2 次/日，孕妇禁用。

（5）抗 HPV 蛋白外敷，2 日一次，可有效抗病毒治疗。

4. CO_2激光、冷冻、高频电刀治疗　CO_2激光、冷冻、高频电刀治疗肛周、直肠下端尖锐湿疣是一类迅速有效的治疗方法，适合疣体较小或散发者，主要用于门诊治疗，需要注意的是治疗时的深度掌握，过深易导致创面愈合缓慢及瘢痕的产生，过浅容易复发。

5. 光动力疗法（PDT）　原理是光敏剂进入体内并在病灶组织中聚集，在特定波长激光的照射下被激发，产生单态氧或其他自由基，造成疣体组织坏死，而对正常组织损伤降至最低。皮肤科运用最多的光敏剂是 5 - 氨基酮戊酸（ALA），它是一种卟啉前体，一般外用 3 ~4 小时照射，常用光源有氦氖激光、氩离子染料激光（630 nm）、非连续性激光（卟啉可用 505、580、630 nm）、脉冲激光等。不良反应为局部烧灼感、红斑、疼痛。

（三）手术治疗

手术治疗主要用于疣体较大者，使用高频电刀完整切除疣体基底部，范围达正常皮肤 0.2cm 处，深度达真皮层，对于单个疣体可行电烧灼，使其碳化。对于疣体过大不能一次性完整切除者，可分次切除。还有报道使用吻合器对肛内齿线上感染的尖锐湿疣，或尖锐湿疣与痔混合在一起的患者行吻合切闭术。

手术治疗后需每日换药，使用微波等减少疼痛、水肿等不良反应。

（四）免疫疗法

本方法单独使用效果不佳，且费用较高，但可作为尖锐湿疣的一种辅助治疗手段。

1. 干扰素　可用于皮下、肌内或疣体基底下注射，3次/周，一般连续4~8周。

2. 转移因子　1~2 U/次，肌内注射，1~2次/周，1月为1个疗程。

3. 胸腺素　胸腺素α 15 mg/次，肌肉或皮下注射，1~2日/次，疗程据病情而定。

4. 聚肌胞　2 ml/次，1日/次，连续10天，1~2月可重复使用。

5. 白细胞介素-2　各生产单位推荐用量不同，应在临床医师指导下使用。

（五）特殊情况的处理

1. 妊娠

（1）妊娠期忌用咪喹莫特、足叶草脂和足叶草毒素。

（2）由于妊娠疣体易于增生，脆性增加，孕妇的尖锐湿疣在妊娠早期应尽早采用物理方法或手术治疗。

（3）需要告知患尖锐湿疣的孕妇，HPV6和HPV11可引起婴幼儿的呼吸道乳头瘤病，患尖锐湿疣的妇女所生新生儿有发生该病的危险。如无其他原因，不建议患尖锐湿疣的孕妇终止妊娠，人工流产可增加患盆腔炎性疾病和HPV上行感染的风险。

（4）患尖锐湿疣的孕妇，在胎儿和胎盘完全成熟后，在羊膜未破前可考虑行剖宫产，新生儿避免与HPV感染者接触。

（5）在临近分娩仍有皮损者，如阻塞产道，或阴道分娩会导致严重出血，最好在羊膜未破前行剖宫产。

2. 合并HIV感染

由于HIV感染或其他原因致免疫功能抑制的患者，常用疗法的疗效不如免疫功能正常者，治疗后易复发。

六、曹吉勋诊治经验

曹老认为肛门肛管尖锐湿疣为HPV病毒感染，主要通过性传播，常见于男性同性恋者发生性行为人群，并且常常伴有HIV感染，通常疣体大、复发率高，治疗的关键在于麻醉要好，肛门肛管松弛度好，物理方式彻底清除可见疣体，后期结合抗病毒治疗如抗 HPV 蛋白、光动力治疗是有效预防复发的关键。同时避免不洁性行为，提倡使用避孕套，对于预防肛门肛管尖锐湿疣非常重要。

第三节 肛门瘙痒症

一、概述

肛门瘙痒症（PA），是发生于肛门或生殖器部位的一种局限性瘙痒症，属于神经机能障碍性皮肤病。本病多见于中年男性，但女性也可发病，另外患蛲虫病的儿童也可罹患。瘙痒一般只限于肛门周围，有的可蔓延到会阴、外阴或阴囊后方。因经常搔抓，可使肛门周围皮肤皱襞肥厚，可有辐射状皲裂、浸渍、湿疹样变、苔藓样变或感染等继发性损害。

根据病因，本病可分为原发性瘙痒和继发性瘙痒。原发性瘙痒不伴有原发性皮肤损害，以瘙痒为主要症状。继发性瘙痒症发生于原发性疾病和各种皮肤病，伴有明显的特异性皮肤损害和原发病变，瘙痒仅仅是原发疾病的一个症状。肛门瘙痒症在中医中属于“风瘙痒”“肛门痒”“阴痒”“痒风”的范畴。

二、病因病理

（一）中医学认识

《外科心法要诀》指出“痒属风，亦各有因”，说明瘙痒症的原因不一，可以是风热、风寒或湿热之邪蕴于肌肤，不得疏泄，也可因风邪久留体内，化火生风，以致津血枯涩、肌肤失养，此外还与人体内的气血阴阳变化有关。所以，血虚生风、湿热阻滞、风胜挟湿及虫淫骚扰是肛门瘙痒症的主要病因病机。

（二）西医学认识

肛门瘙痒症多见于中年人。少数全身性皮肤瘙痒病的局部症状，则多见于老年人。局限于肛门局部的瘙痒症多与肛门及直肠疾病有关或继发于肛门直肠疾病，其中包括肛裂、肛瘘、痔疮、脱肛、肛窦炎、肛乳头肥大、肛周湿疹等。肛周分泌物增多也是引起瘙痒的一个重要原因，而引起肛周分泌物增多的原因主要有肛周化脓性感染、肛周炎性囊肿及肛周脓肿等疾病。

局部炎症充血使皮肤循环增加，温度上升，肛周又是不易散热的部位，汗液排泄增多，湿润浸渍，引起不适和瘙痒。初发病患者常以热水烫洗或较长时间外用含有皮质类固醇激素等涂敷，虽可一时缓解瘙痒症，但日久可形成瘙痒—不良刺激—更瘙痒的恶性循环，使瘙痒更加严重。嗜食辛辣食品、卫生习惯不良、不及时清洗肛门会阴、隔裤搔抓摩擦等均可使瘙痒加剧。着装不良，穿着窄小的衣裤，或穿质地不适的内裤如某些化纤织物或厚实而粗糙者，使臀部汗液不易散发及摩擦也可诱发肛门瘙痒。儿童的肛门瘙痒以蛲虫病患者居多，雌性蛲虫蠕出肛门排卵，形成机械刺激引起肛门瘙痒。

三、临床表现

本病以瘙痒为主要临床表现，体征主要为肛周皮肤发红、潮湿、散在或密集丘疹甚至水疱，有破溃、渗液、抓痕，皮肤增厚发白。同时可伴有不同程度的疼痛及排便不尽感。

四、诊断与鉴别诊断

（一）诊断依据

根据典型的肛门瘙痒史，结合临床症状、体征，本病不难诊断，但要明确病因则比较困难。一般肛门周围有原发病变则为继发性瘙痒症，否则为原发性瘙痒症。此外还应进行全身体检，有针对性地做必要的实验室检查。

（二）鉴别诊断

本病的鉴别诊断主要是鉴别继发性瘙痒症的病因。

五、治疗

（一）积极治疗原发病或合并症

如痔、肛瘘、肛周脓肿、蛲虫病等。若为合并感染，则需给予相应的抗感染药物。

（二）局限性肛门瘙痒症的药物治疗

局限性肛门瘙痒症应以局部外用治疗为主，全身治疗所用的各类药剂，如皮质类固醇激素、抗炎症介质类制剂、各种镇静剂等对肛门瘙痒并无明显止痒作用，且都有不少副作用或不利影响，在没有明确原发病变的情况下应避免应用。

对仅有局部瘙痒而肛门皮肤正常者，以3%硼酸溶液清洗，纱布或脱脂棉冷湿敷肛门，效果较佳。每日早、晚各一次，每次约10分钟，冷敷后以干毛巾拭干局部，扑以普通爽身粉，保持干燥。此型肛门瘙痒不宜外敷软膏，软膏妨碍散热，汗液增多易诱发瘙痒。宜用收敛干燥类药物，如炉甘石洗剂等。

（三）局部封闭治疗

局部封闭治疗时，在局部清洗消毒后，用泼尼松龙注射液、利多卡因、维生素 B_{12}注射液以适当比例混合后注射于皮损部位，务必使药液充分浸入皮损，再按病灶大小贴敷普通橡皮膏或含有止痒剂的软膏，也可用含有药物的成膜剂或凝胶剂作膜状包封。

（四）注射疗法

将药物注射到皮下或皮内，破坏感觉神经，使局部感觉减退，症状消失，局部损伤治愈，50%以上的病例可永久治愈。但严重瘙痒者易复发，需再次注射治疗，注射药物不仅破坏感觉神经，还可破坏运动神经，常发生轻重不同的感觉性肛门失禁和括约肌功能不良，但过一段时间可自行恢复。

1. 酒精皮下注射　酒精能溶解神经髓鞘，不损伤神经轴，使感觉神经末梢变性，皮肤失去感觉，直到神经再生，注射方法有两种。①分区皮下注射法：将肛门周围分成4区，每次注射1区。皮肤消毒后用长针皮下注射1%或2%普鲁卡因溶液5～10 ml，针留在原处，再注射95%酒精5～10 ml，注射药物应分布均匀，不可外流或有张力。也不可注射到皮内，以免皮肤坏死；更不可注射到肛管括约肌内，以防括约肌瘫痪。注射后热敷，给予镇静药止痛，间隔5～10天，再注射另1区，将4区完全注射。②多处皮下注射法：局麻后，用极细针头经多处穿刺，将95%酒精3～10 ml注射到肛门周围皮下，每处距离0.5 cm，每处注射2～3滴，避免注射到皮内或括约肌内。

2. 亚甲蓝皮内注射　将0.2%亚甲蓝溶液注射到肛门周围皮内，使其中的神经末梢感觉消失，瘙痒消退，注射溶液是0.2 g亚甲蓝和0.5 g普鲁卡因溶于100 ml蒸馏水内制成，肛门部皮肤涂以红汞溶液，用细针将溶液注射到肛门周围皮内，每处注射3～4滴，将瘙痒区全部注射。总量不超过20 ml，注射后肛门部覆盖无菌纱布，用吗啡或可待因止痛。

（五）手术疗法

自发瘙痒经过上述治疗后不见好转或多次复发的可用手术治疗。手术方式有除去肛门部神经支配皮肤和切除肛门部皮肤两种。

1. 皮下切开术　于肛门两侧，距肛缘 5 cm，各作一半圆形切口，切开皮下脂肪，将皮片向内侧分离显露外括约肌下缘，并向肛管内将皮肤由内括约肌分离到肛门瓣平面，再将肛门前后方皮肤由深部组织分离，使肛门两侧伤口交通，最后将切口外缘的皮肤向外分离 1 ~2 cm，止血后将皮片缝于原位，有时需放引流，外盖压迫敷料。效果各家报告不一，多数取得良好效果，但有复发病例及伤口感染和裂开的报告。

2. 切除缝合术　沿肛缘由前向后作一切口，在切口外侧再作一弯形切口，将有病变的皮肤包括在切口内，切口两端相连，切除 2 处切口之间的半月形皮肤，缝合伤口。对侧同法切除。切除皮肤后可止瘙痒，但伤口有时发生感染。

3. 中医中药　①局部消毒后，用烧红的火针迅速点刺局部，以达到快速止痒、治疗疾病的目的。②局部消毒后，在患处铺就一层薄棉花，迅速点燃，皮肤表面产生瞬时局部高温，随着灸热的不断渗入，使皮肤血液微循环得到改善，刺激机体免疫系统，同时调节皮下神经末梢，从而达到止痛、止痒的功效。③使用清热燥湿、杀虫止痒类中药坐浴，有较好的止痒之效。

六、曹吉勋诊治经验

曹老认为肛门瘙痒症难点在于瘙痒难耐、影响情绪、工作生活，病情反复。他认为肛门瘙痒症多由肛周其他疾病引起，如混合痔、肛周脓肿、肛瘘、肛裂等引起，所以首先要排除原发病，要先去除病因，再联合湿疹的治疗手段方能达到良好的效果。

第四节　肛门癣

一、概述

肛门癣（ATC），是由皮肤霉菌感染引起的传染性皮肤病，属皮肤浅部真菌病的范畴。根据其病理改变，一般分为两大类：侵犯表皮毛发的，称为浅部霉菌病，常见的有肛门部癣和肛门花斑癣。侵犯皮肤深部、黏膜、内脏、中枢神经和结缔组织的，称为深部霉菌病，如肛门放线菌病。另有一种念珠菌属霉菌病，对表皮、黏膜和内脏都能侵犯，如肛门部念珠菌病。肛门癣的主要症状是肛门周围皮肤皮损，常见的有淡红色丘疹、水疱，逐渐扩展成环形或多环形红斑，或伴有糜烂和渗出，或糠皮样小鳞屑和瘙痒等，时轻时重，经久难愈。

肛门癣属于体癣的特殊类型。体癣是指发生于头皮、毛发、掌跖、甲板以外皮肤上的浅表性皮肤真菌感染。股癣则为体癣在外生殖器、肛门及股部的特殊类型。本节重点介绍股癣和花斑癣。

二、病因病理

（一）中医学认识

中医学认为：本病是由于体热汗泄，忽受风寒、湿邪外侵，风湿热相搏结，蕴阻肌肤，郁于毛孔，气血凝滞，毛窍闭塞，或因营血不足，血虚生风生燥，皮肤失去濡养所致。

（二）西医学认识

股癣在我国主要由石膏样毛癣菌、红色毛癣菌、絮状表皮癣菌和羊毛状小孢子菌引起，偶见由铁锈色小孢子菌、紫色毛癣菌、石膏样小孢子菌、黄癣菌引起。癣病多通过直接接触患者和患癣动物（猫、狗、兔等）或间接接触被患者污染的衣物用具而引起，也可由于自身感染（手癣、甲癣、足癣、头癣等）而发病，长期应用糖皮质激素、免疫抑制剂及糖尿病、慢性消耗性疾病等患者易患本病。

花斑癣，又称花斑糠疹，是由嗜脂酵母菌——圆形或卵圆形糠秕孢子菌引起。它是寄生于人体皮肤的常见菌群之一，寄生于浅表角质层的细胞内外，头皮和胸背部的检出率较高，属于条件致病菌。仅在特殊条件下，如具有家族易感性、高温潮湿、不卫生、局部多脂多汗、营养不良、慢性感染等，糠秕孢子菌寄生密度增加，由腐生性酵母型转化为致病性菌丝型而致病。

三、临床表现

股癣可单侧或对称分布，原发性损害为丘疹或小水疱，逐渐向周围扩展蔓延，中心炎症减轻伴脱屑或色素沉着，边缘微高出皮面，由丘疹或水疱连接融合在一起而呈环状。但由于该部位多汗潮湿易受摩擦，故皮损炎症显著，瘙痒较重，发展也较迅速，损害多呈环形向周围扩张，边界清楚。很少波及阴囊，严重时可向后蔓延，从而累及臀部、下腹部和腰部。

花斑癣初起损害为围绕毛孔的圆形点状斑疹，以后逐渐增大至甲盖大小，边缘清楚。临近损害可融合成不规则大片形，而周围又有新的斑疹出现，表面附有少量极易剥离的灰色或褐色糠样鳞屑。皮损的颜色与患者本身的肤色和日晒程度有关，可呈肤色、灰白色、淡黄色、褐色、淡红色等，有时多种颜色混在一起，状如花斑。皮疹无炎症反应，偶有轻痒。病程慢性，冬季皮疹减轻或消失，遗留色斑，夏季可复发。

（二）特殊检查

真菌涂片、真菌培养见明显菌丝是有利的检查手段。

四、诊断与鉴别诊断

（一）诊断依据

股癣根据夏季发作，皮损向四周呈环形或多环形扩散，边界清楚，自觉瘙痒，真菌直接镜检可查到菌丝，即可诊断。

花斑癣的根据典型临床表现，刮去皮屑作直接真菌镜检，可见弯曲或弧形菌丝和簇状圆形后壁孢子，以及皮损在 Wood 灯下呈黄色荧光等，即可诊断。

（二）鉴别诊断

从临床表现和真菌学检查常可确诊。股癣应与红癣、脂溢性皮炎、天疱疮、银屑病等相鉴别。花斑癣应与红癣、白癜风、玫瑰糠疹相鉴别。

五、治疗

由于阴股部的解剖生理特点、皮肤较娇嫩，应注意勿使用过于刺激的药物，以免刺激皮肤，临床上一般选用益康唑、联苯苄唑、克霉唑、咪康唑、特比萘芬等药物外用治疗，对于面积较大的股癣单纯应用外用药物效果欠佳者可口服伊曲康唑或特比萘芬治疗。

花斑癣的治疗可选用酮康唑、二硫化硒洗剂，以及联苯苄唑、克霉唑、咪康唑、特比萘芬等药物，也可口服伊曲康唑或特比萘芬。

六、曹吉勋诊治经验

曹老认为肛门癣为真菌感染，明确诊断后予以抗真菌感染治疗。预防很重要：肥胖者可扑粉以保持会阴部干燥；保持肛门部位的清洁干爽，可每晚用温水清洁肛门；避免和其他患者，以及患有癣病的动物密切接触；讲究公共卫生，定期消毒公共场所；多吃新鲜蔬菜及水果，少食辛辣刺激性食物；避免焦虑及过度紧张的情绪；不用带有化工原料、油墨字迹的纸张及植物叶等揩擦肛门；避免肛门接触刺激性药物。

第五节 肛周皮炎

一、概述

肛周皮炎是肛周的慢性局限性皮炎，是一种神经机能障碍性皮肤病。临床特点主要为肛周及会阴部皮肤出现局部增厚，纹理加深，互相交错，表面干燥粗糙，并有少许灰白色鳞屑而呈苔藓样变，以及剧烈瘙痒。该病病程较长，慢性经过，易复发，时轻时重，多在夏季加剧，冬季缓解，是皮肤科的顽疾之一。本病多发生于青、壮年，老人与儿童少见，男性多于女性，脑力劳动者多于体力劳动者，生活不规律、卫生习惯差者易发病。

肛周神经性皮炎因病情缠绵顽固属于中医的“顽癣”“牛皮癣”的范畴。

二、病因病理

（一）中医学认识

本病始见于《诸病源候论·摄领疮候》，上面记载：“摄领疮，如癣之类，生于项上，痒痛，衣领拂着即剧，是衣领揩所作，故名摄领疮也。”形象地指出本病的临床特点及好发部位，大多数神经性皮炎患者的病灶发生在颈项部，肛周较少；顽癣病名出于外科正宗，《外科正宗·顽癣》云：“顽癣抓之则全然不痛；牛皮癣如牛项之皮，顽硬且坚，抓之如朽木。”对神经性皮炎的主要症状和体征作了明确而简洁的描述。

初起多为风湿热之邪阻滞肌肤，或多汗，衣裤摩擦等所致；病久耗伤阴液，营血不足，血虚生风生燥，肌肤失养而成；血虚肝旺，情志不遂，郁闷不舒，或紧张劳累，心火上炎，以致气血运行失职，凝滞肌肤，每易成诱发的重要因素，且致病情反复发作。总之，情志内伤、风邪侵袭是本病的诱发因素，营血失和、经脉失疏、气血凝滞则为其病机。

（二）西医学认识

本病的病因病机并不是十分清楚。首先，其发生与神经精神因素密切相关，多数神经性皮炎的患者有头晕、失眠、烦躁易怒、焦躁不安等神经系统症状，植物神经功能紊乱后大脑皮层兴奋与抑制的功能也出现紊乱，不能调节大脑与皮肤的关系因而发生肛周皮炎；其次，其他疾病也可导致发病，如内分泌异常、感染性疾病的病灶导致皮炎发生，如消化系统疾病中长期消化不良、便秘亦可诱发；再次，刺激因素，本病的发生也可能是因局部毛织品、化学物质的刺激，或局部物理性摩擦引起瘙痒而不断搔抓，最后发病。

三、临床表现

本病的自觉症状为阵发性奇痒，被裤摩擦与汗渍时更剧，夜间尤甚，搔之不知痛楚。情绪波动时，瘙痒也随之加剧。因瘙痒可影响工作和休息，患者常伴有失眠、头昏、烦躁症状。

初期表现为肛周局部皮肤阵发性瘙痒，经常搔抓后出现皮损。皮损初起为有聚集倾向的多角形扁平丘疹，皮色正常或略潮红，表面光泽或覆有菲薄的糠皮状鳞屑，以后由于不断地搔抓或摩擦，丘疹逐渐扩大，互相融合成片，继之则局部皮肤增厚，纹理加深，互相交错，表面干燥粗糙，并有少许灰白色鳞屑而呈苔藓样变，苔藓样变是表皮细胞快速增生的结果，皮肤损害可呈圆形或不规则形斑片，边界清楚，触之粗糙。由于搔抓，患部及其周围可伴有抓痕、出血点或血痂，其附近也可有新的扁平小丘疹出现。

本病病程缓慢，常数年不愈，反复发作。

本病可行组织病理学检查，可见肛周皮肤出现明显角化过度，轻度表皮增生，致密的表皮过度角化，棘层肥厚，上皮突均匀延长，偶见海绵形成和角化不全。真皮乳头内的胶原束增粗，垂直排列，可有浅表血管周围淋巴组织细胞稀疏浸润。

四、诊断与鉴别诊断

（一）诊断依据

一般根据病程，发病部位，显著的瘙痒和苔藓样硬化就可以作出诊断。

（二）鉴别诊断

1. 慢性湿疮　慢性湿疮多有皮肤潮红、丘疹、水疱、糜烂、渗出等急性湿疮的发病过程，皮损以肥厚粗糙为主，伴有出疹、水疱、糜烂、渗出，边界欠清，病变多在四肢屈侧。

2. 皮肤淀粉样变　皮肤淀粉样变多发在背部和小腿伸侧，皮肤为高粱大小的圆顶丘疹，色紫褐，质较硬，密集成群，角化粗糙。

五、治疗

（一）内治法

1. 中医辨证论治

（1）肝经郁热证：肝郁化火皮损色红，伴心烦易怒，失眠多梦，眩晕心悸，口苦咽干；舌边尖红，脉弦数。

治法：清肝泻火。

方药：龙胆泻肝汤加减。

（2）风热夹湿证：风湿蕴肤皮损呈淡褐色片状，粗糙肥厚，剧痒时作，夜间尤甚；苔薄白或白腻，脉濡而缓。

治法：疏风利湿。

方药：消风散加减。

（3）血虚风燥：血虚风燥皮损灰白，抓如枯木，肥厚粗糙似牛皮；伴心悸怔仲，失眠健忘，女子月经不调；舌淡，脉沉细。

治法：养血祛风润燥。

方药：当归饮子加减。

（4）脾虚湿盛证：病程较长，肛周皮肤起苔藓样变，肛门内常有分泌物，或经搔抓后有渗出物流出，肛周潮湿，神倦乏力，食欲不振，便溏腹泻，舌淡苔白，脉细、濡。

治法：健脾除湿。

方药：除湿胃苓汤加减。

2. 中成药　肝经郁热证可选用龙胆泻肝丸口服；风热夹湿证可服用消风散；血虚风燥可服用四物丸；脾虚湿盛证可选用参苓白术丸口服。

3. 西药　有全身疾病如消化系统、内分泌系统疾病的先去除这些病因。避免搔抓，酒、浓茶及辛辣食物的摄入。皮肤瘙痒剧烈者，给予抗组胺药或三环类抗抑郁药；对于精神紧张、失眠者给予安定、利眠宁等镇静催眠药。

（二）外治法

1. 熏洗法　用消炎止痒洗剂外洗患处，方剂如下：苦参 50 g、大黄 40 g、黄柏 30 g、荆芥 30 g、防风 30 g、白鲜皮 30 g、地肤子 30 g，水煎外洗。

2. 外敷　5% ~10% 的硫磺煤焦油软膏、5% ~10% 土槿皮酊、5% ~10% 松锱油膏局部外敷；或五倍子膏、伤湿止痛膏外敷。

3. 糖皮质激素外用　0.1% ~0.25%醋酸氟氢化可的松软膏外用，一日两次。

4. 局部封闭　皮质类固醇激素局部封闭，可选用地塞米松、强的松加盐酸普鲁卡因局部皮下封闭；1% ~2%盐酸普鲁卡因溶液或美蓝长效止痛液，10 ml，一周1 ~2次皮下封闭。

5. 针刺疗法　毫针沿着皮损周围向中心围刺10 ~30针，然后中心直刺3针，每周2次；或取足三里、曲池、大椎、血海、合谷、三阴交针刺，隔日一次。

6. 心理咨询和心理辅导　对缓解病情有一定帮助。

六、曹吉勋诊治经验

曹老认为肛门皮炎属于免疫性疾病，对症支持治疗的同时，预防与调护也很重要，如：忌摄入烟、酒、辣椒等刺激性食物，禁用手搔抓及热水烫洗；内衣宜穿棉布制品，不宜穿过硬的衣服，以免刺激皮肤；保持心情舒畅，避免精神刺激；树立战胜疾病的信心，对疾病有正确的认识；保持大便通畅，注意生活节律，保持充足的睡眠和休息。